全国中医药行业高等教育"十四五"规划教材
全国高等中医药院校规划教材（第十一版）
全国中医药研究生核心课程规划教材

中医药科研思路与方法
（中医学分册）

（供中医学类相关专业长学制本科生和研究生用）

主　编　李建生　王拥军　温成平

中国中医药出版社
·北　京·

图书在版编目（CIP）数据

中医药科研思路与方法．中医学分册 / 李建生，王拥军，温成平主编．-- 北京：中国中医药出版社，2025. 1. --（全国中医药行业高等教育“十四五”规划教材）.

ISBN 978-7-5132-9145-3

Ⅰ．R2-3

中国国家版本馆 CIP 数据核字第 20248EW119 号

融合出版数字化资源服务说明

全国中医药行业高等教育“十四五”规划教材为融合教材，各教材相关数字化资源（电子教材、PPT 课件、视频、复习思考题等）在全国中医药行业教育云平台“医开讲”发布。

资源访问说明

扫描右方二维码下载“医开讲 APP”或到“医开讲网站”（网址：www.e-lesson.cn）注册登录，输入封底“序列号”进行账号绑定后即可访问相关数字化资源（注意：序列号只可绑定一个账号，为避免不必要的损失，请您刮开序列号立即进行账号绑定激活）。

资源下载说明

本书有配套 PPT 课件，供教师下载使用，请到“医开讲网站”（网址：www.e-lesson.cn）认证教师身份后，搜索书名进入具体图书页面实现下载。

中国中医药出版社出版

北京经济技术开发区科创十三街 31 号院二区 8 号楼

邮政编码　100176

传真　010-64405721

山东临沂新华印刷物流集团有限责任公司印刷

各地新华书店经销

开本 889 × 1194　1/16　印张 14.25　字数 393 千字

2025 年 1 月第 1 版　2025 年 1 月第 1 次印刷

书号　ISBN 978-7-5132-9145-3

定价　59.00 元

网址　www.cptcm.com

服务热线　010-64405510　　微信服务号　zgzyycbs

购书热线　010-89535836　　微商城网址　https://kdt.im/LIdUGr

维权打假　010-64405753　　天猫旗舰店网址　https://zgzyycbs.tmall.com

如有印装质量问题请与本社出版部联系（010-64405510）

全国中医药行业高等教育“十四五”规划教材
全国高等中医药院校规划教材（第十一版）
全国中医药研究生核心课程规划教材

《中医药科研思路与方法（中医学分册）》

编委会

主　编

李建生（河南中医药大学）
王拥军（上海中医药大学）
温成平（浙江中医药大学）

副主编

邓常清（湖南中医药大学）
高永刚（河北中医药大学）
唐东昕（贵州中医药大学）
胡建鹏（安徽中医药大学）
樊官伟（天津中医药大学）
谢　洋（河南中医药大学）
梁倩倩（上海中医药大学）

编　委（按姓氏笔画排序）

马晓聪（广西中医药大学）
王佳佳（河南中医药大学）
刘言薇（江西中医药大学）
刘宝利（首都医科大学）
孙丽平（长春中医药大学）
吴广文（福建中医药大学）
吴巧凤（成都中医药大学）
吴丽丽（北京中医药大学）
邹　冲（南京中医药大学）
张　淼（黑龙江中医药大学）
张　慧（陕西中医药大学）
荆　秦（辽宁中医药大学）
柯　佳（湖北中医药大学）
侯政昆（广州中医药大学）
袁卓珺（云南中医药大学）
柴　智（山西中医药大学）
高　磊（南方医科大学）
唐成林（重庆中医药学院）
韩冰冰（山东中医药大学）
程彬彬（海军军医大学）
谢志军（浙江中医药大学）
靳英辉（武汉大学）
魏本君（甘肃中医药大学）

学术秘书

王佳佳（河南中医药大学）

《中医药科研思路与方法（中医学分册）》

融合出版数字化资源编创委员会

全国中医药行业高等教育“十四五”规划教材

全国高等中医药院校规划教材（第十一版）

全国中医药研究生核心课程规划教材

主　编

李建生（河南中医药大学）
王拥军（上海中医药大学）
温成平（浙江中医药大学）

副主编

邓常清（湖南中医药大学）
高永刚（河北中医药大学）
唐东昕（贵州中医药大学）
胡建鹏（安徽中医药大学）
樊官伟（天津中医药大学）
谢　洋（河南中医药大学）
梁倩倩（上海中医药大学）

编　委（按姓氏笔画排序）

马晓聪（广西中医药大学）
王佳佳（河南中医药大学）
刘言薇（江西中医药大学）
刘宝利（首都医科大学）
孙丽平（长春中医药大学）
吴广文（福建中医药大学）
吴巧凤（成都中医药大学）
吴丽丽（北京中医药大学）
邹　冲（南京中医药大学）
张　淼（黑龙江中医药大学）
张　慧（陕西中医药大学）
荆　秦（辽宁中医药大学）
柯　佳（湖北中医药大学）
侯政昆（广州中医药大学）
袁卓珺（云南中医药大学）
柴　智（山西中医药大学）
高　磊（南方医科大学）
唐成林（重庆中医药学院）
韩冰冰（山东中医药大学）
程彬彬（海军军医大学）
谢志军（浙江中医药大学）
靳英辉（武汉大学）
魏本君（甘肃中医药大学）

学术秘书

王佳佳（河南中医药大学）

专家指导委员会

彭代银（安徽中医药大学校长）
董竞成（复旦大学中西医结合研究院院长）
韩晶岩（北京大学医学部基础医学院中西医结合教研室主任）
程海波（南京中医药大学校长）
鲁海文（内蒙古医科大学副校长）
翟理祥（广东药科大学校长）

秘书长（兼）

陆建伟（国家中医药管理局人事教育司司长）
侯卫伟（中国中医药出版社有限公司董事长）

办公室主任

周景玉（国家中医药管理局人事教育司副司长）
李秀明（中国中医药出版社有限公司总编辑）

办公室成员

陈令轩（国家中医药管理局人事教育司综合协调处处长）
李占永（中国中医药出版社有限公司副总编辑）
张峘宇（中国中医药出版社有限公司副总经理）
芮立新（中国中医药出版社有限公司副总编辑）
沈承玲（中国中医药出版社有限公司教材中心主任）

编审专家组

组　长

余艳红（国家卫生健康委员会党组成员，国家中医药管理局党组书记、局长）

副组长

张伯礼（天津中医药大学教授、中国工程院院士、国医大师）
秦怀金（国家中医药管理局副局长、党组成员）

组　员

陆建伟（国家中医药管理局人事教育司司长）
严世芸（上海中医药大学教授、国医大师）
吴勉华（南京中医药大学教授）
匡海学（黑龙江中医药大学教授）
刘红宁（江西中医药大学教授）
翟双庆（北京中医药大学教授）
胡鸿毅（上海中医药大学教授）
余曙光（成都中医药大学教授）
周桂桐（天津中医药大学教授）
石　岩（辽宁中医药大学教授）
黄必胜（湖北中医药大学教授）

前 言

为全面贯彻《中共中央国务院关于促进中医药传承创新发展的意见》和全国中医药大会精神，落实《国务院办公厅关于加快医学教育创新发展的指导意见》《教育部 国家发展改革委 财政部关于加快新时代研究生教育改革发展的意见》《教育部国家卫生健康委国家中医药管理局关于深化医教协同进一步推动中医药教育改革与高质量发展的实施意见》，紧密对接新医科建设对中医药教育改革的新要求和中医药传承创新发展对人才培养的新需求，国家中医药管理局教材办公室（以下简称“教材办”）、中国中医药出版社在国家中医药管理局领导下，在教育部高等学校中医学类、中药学类、中西医结合类专业教学指导委员会，全国中医、中药、针灸专业学位研究生教育指导委员会及全国中医药行业高等教育规划教材专家指导委员会指导下，对全国中医药行业高等教育“十三五”规划教材进行综合评价，研究制定《全国中医药行业高等教育“十四五”规划教材建设方案》，并全面组织实施。鉴于全国中医药行业主管部门主持编写的全国高等中医药院校规划教材目前已出版十版，为体现其系统性和传承性，本套教材称为第十一版。

本套教材建设，坚持问题导向、目标导向、需求导向，结合“十三五”规划教材综合评价中发现的问题和收集的意见建议，对教材建设知识体系、结构安排等进行系统整体优化，进一步加强顶层设计和组织管理，坚持立德树人根本任务，力求构建适应中医药教育教学改革需求的教材体系，更好地服务院校人才培养和学科专业建设，促进中医药教育创新发展。

本套教材建设过程中，教材办聘请中医学、中药学、针灸推拿学三个专业的权威专家组成编审专家组，参与主编确定，提出指导意见，审查编写质量。特别是对核心示范教材建设加强了组织管理，成立了专门评价专家组，全程指导教材建设，确保教材质量。

本套教材具有以下特点：

1. 坚持立德树人，融入课程思政内容

将党的二十大精神进教材，把立德树人贯穿教材建设全过程、各方面，体现课程思政建设新要求，发挥中医药文化育人优势，促进中医药人文教育与专业教育有机融合，指导学生树立正确世界观、人生观、价值观，帮助学生立大志、明大德、成大才、担大任，坚定信念信心，努力成为堪当民族复兴重任的时代新人。

2. 优化知识结构，强化中医思维培养

在“十三五”规划教材知识架构基础上，进一步整合优化学科知识结构体系，减少不同学科教材间相同知识内容交叉重复，增强教材知识结构的系统性、完整性。强化中医思维培养，突出中医思维在教材编写中的主导作用，注重中医经典内容编写，在《内经》《伤寒论》等经典课程中更加突出重点，同时更加强化经典与临床的融合，增强中医经典的临床运用，

帮助学生筑牢中医经典基础，逐步形成中医思维。

3. 突出“三基五性”，注重内容严谨准确

突出教材的“三基五性”，即基本知识、基本理论、基本技能，思想性、科学性、先进性、启发性、适用性。注重名词术语统一，概念准确，表述科学严谨，知识点结合完备，内容精炼完整。教材编写综合考虑学科的分化、交叉，既充分体现不同学科自身特点，又注意各学科之间的有机衔接；注重理论与临床实践结合，与医师规范化培训、医师资格考试接轨。

4. 强化精品意识，建设行业示范教材

遴选行业权威专家，吸纳一线优秀教师，组建经验丰富、专业精湛、治学严谨、作风扎实的高水平编写团队，将精品意识和质量意识贯穿教材建设始终，严格编审把关，确保教材编写质量。特别是对32门核心示范教材建设，更加强调知识体系架构建设，紧密结合国家精品课程、一流学科、一流专业建设，提高编写标准和要求，着力推出一批高质量的核心示范教材。

5. 加强数字化建设，丰富拓展教材内容

为适应新型出版业态，充分借助现代信息技术，在纸质教材基础上，强化数字化教材开发建设，对全国中医药行业教育云平台“医开讲”进行了升级改造，融入了更多更实用的数字化教学素材，如精品视频、复习思考题、AR/VR等，对纸质教材内容进行拓展和延伸，更好地服务教师线上教学和学生线下自主学习，满足中医药教育教学需要。

本套教材的建设，凝聚了全国中医药行业高等教育工作者的集体智慧，体现了中医药行业齐心协力、求真务实、精益求精的工作作风，谨此向有关单位和个人致以衷心的感谢！

尽管所有组织者与编写者竭尽心智，精益求精，本套教材仍有进一步提升空间，敬请广大师生提出宝贵意见和建议，以便不断修订完善。

国家中医药管理局教材办公室

中国中医药出版社有限公司

2023年6月

编写说明

科学研究是指通过系统性的方法和严密的逻辑推理，运用科学的理论知识，探索自然界未知领域中的物质运动现象及其规律，寻求客观真理，创造新理论、新技术的认识活动。中医学理论指导则是中医药科学研究的主要特点。本教材是首批全国中医药研究生核心课程规划教材之一。本教材的编写坚持“立德树人”，融入课程思政元素，发挥中医药文化育人优势，促进中医药人文教育与专业教育有机融合，提升中医药文化自信；注重培养中医药研究生实践能力和创新能力，实现基础性与专业性相结合、理论与实践相结合、国际规范与中医药特色相结合；体现理论知识的系统性、完整性和实践内容的针对性、适用性，突出中医思维方式；借鉴《临床流行病学：临床科研设计、测量与评价》（第五版）、《循证中医药临床研究方法》（第二版）等代表性教材编写内容，吸纳最新研究思路、方法与技术，内容体现前沿性；结合中医学专业特点，强化病机规律、证候标准、疗效评价方法、名老中医学术经验传承等内容，凸显中医特色和优势；注重将最新科研成果凝练转化为教学内容，编写具体案例，提高实用性、可行性。

本教材共分 14 章，主要包括主题思想、理论基础、中医特色和应用等部分。主题思想主要体现于绪论中；理论基础主要体现于科研设计的要素，科研设计的原则，科研设计常用方法，临床研究实施，临床科研中的机遇、偏倚及其控制，医学文献研究等内容；中医特色主要体现于中医学科学思维方式、中医学科学研究选题与假说、中医临床研究、中医临床基础研究、中医交叉学科研究等内容；应用主要体现于学位论文开题报告与论文撰写、医学科研课题的申报与实施等内容。

本教材由来自全国 29 所高等院校的 33 名专家参与编写。第一章由王拥军编写；第二章第一、第二节由温成平编写，第三节由谢志军编写；第三章第一、第二节由袁卓珺编写，第三节由邓常清编写，第四节由柴智编写；第四章由唐成林编写；第五章由刘言薇编写；第六章第一节由荆秦编写，第二节由靳英辉、张慧编写；第七章第一节由刘宝利编写，第二至第五节由吴广文编写，第六、第七节由马晓聪编写；第八章第一至第三节由邹冲编写，第四节由柴智编写；第九章由唐东昕编写；第十章第一节由吴巧凤编写，第二、第六节由李建生编写，第三节由胡建鹏编写，第四节由谢洋编写，第五节由孙丽平编写，第七节由柯佳编写；第十一章第一、第三节由韩冰冰编写，第二节由高磊编写，第四节由樊官伟编写；第十二章第一节由高永刚编写，第二节由张森编写，第三节由魏本君编写，第四节由吴丽丽编写，第五节由侯政昆编写；第十三章由梁倩倩编写；第十四章第一、第二节由谢洋、王佳佳编写，第三、第四节由程彬彬编写。学术秘书王佳佳负责协助教材编写工作。本教材经历了编写人员认真编写与互校、副主编严格审校、主编统稿定稿等环节。本教材配套数字化资源由全体

编委会共同完成，主编审定。

本教材得到了全国中医、中药学专业学位研究生教育指导委员会指导，中国中医药出版社、河南中医药大学、上海中医药大学、浙江中医药大学及编委会专家有关院校的关心和大力支持，在此一并表示感谢！

本教材在编写过程中参考了多位专家、学者的著作和论文，因篇幅所限，仅列出主要参考书目，请有关作者谅解，并向这些文献的作者表示诚挚的谢意！

虽力求精品，但限于编者水平，不足之处在所难免，恳请广大读者及专家学者提出宝贵意见，使本教材在使用中不断完善，以便再版时修订提高。

《中医药科研思路与方法（中医学分册）》编委会

2024 年 9 月

目 录

扫一扫，查阅本书数字资源

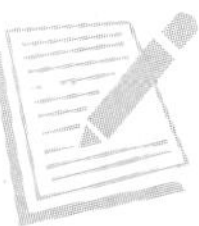

第一章
绪　论

扫一扫，查阅本章数字资源，含PPT、音视频、图片等

中医学科学研究是当代推动中医学发展的重要动力，是将中医学理论结合现代科学的技术、知识，在预防、治疗和康复等方面进行的科学研究活动。本章将首先介绍当今医学科研的定义、目标、特点、类型及基本程序等基本知识，介绍医学科研的相关知识。其次集中探讨中医学科学研究的源流，揭示其历史发展脉络、科研的特点、时代意义及其未来的挑战。

第一节　医学科学研究概述

医学科学研究是指在医学领域内有目标、系统地进行科学探索和实验，旨在加深对人体生理病理、疾病和诊断治疗、预防方法的理解。通过实验研究、临床试验和流行病学调查等方法，旨在解决医学上的各种问题并促进理论体系、医学知识、方法技术的不断进步。

医学科学研究的任务是探索健康与疾病之间互相转换的规律（基础医学）、防止健康状态向疾病状态转化（预防医学）、促进疾病向健康状态转化（临床医学）、帮助患者恢复应有的健康状态（康复医学）。在医学科学研究中，追求的不仅是身体上的健康，还有精神与心理上、个体与社会的和谐。

一、科学研究与医学科学研究的概念

科学研究简称“科研”，是指通过系统性的方法和严密的逻辑推理，运用科学的理论知识，探索自然界未知领域中的物质运动现象及其规律，寻求客观真理，创造新理论、新技术的认识活动。旨在获取新知识、验证已有理论，推动技术进步和社会发展，这是科研的出发点和归宿。科学研究包括基础研究和应用研究，基础研究专注于对自然规律和现象的深入理解，力求揭示其本质；应用研究专注于将基础研究的发现应用于特定目标而开展的实践活动，它是基础研究的继续，为基础研究的成果开辟具体的应用途径，使之转化为实用技术。

科研具有客观性、系统性、创造性、可验证性和可重复性的特点。客观性首先是指研究对象来自客观的世界，是人类在生产生活中所必需的现实需求；其次是指研究过程的客观性；最后是指研究的结论能够映射客观规律，而非主观臆断。系统性是指科研需要通过一系列规范化的行为，按照一定的步骤进行，而非随意、盲目地进行研究。创造性是科研本质的特征，具备创新性思维，才能在未知领域有新的发现。可验证性和可重复性是指在科研成果相同的实现条件下，于任何时间和地点科研都能得到相同的结果，保证科研的真实性。上述特征是相互联系的，客观性、系统性、创造性特征使得科研结果具有可靠性和普适性，可验证性和可重复性的特征体现科研的客观性。

探索与创新是科研活动的核心目标，也是区别于一般性劳动活动的关键所在。探索是科研的起点，为了获得对未知事物及现象的认识，引导科研深入未知领域，寻求对事物和现象的新认识，揭示其运动规律；创新是在获得认识的基础上，建立新的理论、发明新的技术和研制新的材料或产品。科研活动离不开对已有科学知识的继承和积累。前期积累是进行科研工作的基础，凝聚了前人的智慧和努力，为科研提供了宝贵的参考和借鉴。利用已有的基础能更好地开展科研活动，体现科研的继承性。科研活动中的创新能积累更多的知识和技术，为科学发展提供动力。医学科研与其他科研一样，也是认识客观事物、探索未知的过程，尤其是探究人体健康和疾病的变化规律，研究疾病预防、诊断和治疗及康复的实践。但医学科研比其他科研更加复杂和困难，因为人体不仅具有生物学属性，还有精神、心理活动和社会属性。这使得医学科研不仅要深入探索生物学规律，还要考虑个体差异、心理因素、社会环境等多方面因素。因此，医学科研既具有自然科学的属性，又兼有社会科学的特点，是具有综合性和交叉性的一门学科。

二、医学科研的目标

医学科研的目标在于探索人类生命现象的本质和疾病的发生、发展规律，以及探索人体健康与疾病之间的关系，旨在提高人类健康水平，预防和治疗各种疾病，推动医学知识的不断发展，为人类社会的进步和发展提供科学基础和技术支持。

（一）揭示人类生命现象的本质

医学科研旨在探索人类生命现象的本质，包括生长、发育、代谢、运动、感知等多个方面。通过对这些生命现象的研究，可以更好地理解人体的生物学特征、运作机制，为医学诊断、治疗和预防提供科学依据。例如，医学科研通过解剖学和组织学研究，深入了解人体器官系统的结构特点、组织构成和功能特征；生理实验和研究探索人体内部环境的动态平衡、生理功能的调节机制，揭示生命活动的规律；分子生物学和遗传学研究则关注生物体内基因的作用、蛋白质合成、细胞信号转导等机制。这些研究不仅帮助理解基因与生命现象的关系，还为遗传病及基因治疗等提供基础；病理学研究通过对疾病组织与细胞病理形态学和生化学特征进行研究，揭示疾病的发病机制和病理变化，对于诊断、治疗疾病和理解疾病对人体的影响具有重要意义；临床研究和医学影像学结合的临床科研，通过各种成像技术，明确疾病的临床表现、诊断方法和治疗效果。此外，医学科研还需要跨学科的合作和综合研究，结合多个学科的知识和技术来全面揭示人类生命现象的本质。

（二）研究疾病的发生、发展规律

医学科研致力于探究各类疾病的发生、发展规律，包括致病机制、病理变化过程及受内外因素的影响。通过深入研究，揭示疾病的发病机制，并提出有效的预防和治疗策略。医学科研需要综合运用多学科知识和方法，研究人员需明确问题的设想，包括研究对象和疾病类型，收集相关文献资料以建立对疾病的全面认识。制订研究计划和方法时，考虑实验设计、样本采集方式等因素，选择合适的工具和技术。实验和观察是科研的关键步骤，涉及临床观察、动物实验等形式，以探究疾病的具体机制和影响因素。数据分析和结果验证是其必要的过程，通过统计学方法处理数据并验证实验结果的可靠性。最后，对实验数据进行解读，尝试发现疾病发生、发展的规律，并将研究成果在学术界发布，为疾病的预防、诊断和治疗提供科学依据。

（三）探索人体健康与疾病之间的关系

医学科研着眼于人体健康与疾病之间的关系，以及人体与环境、生活方式等因素的相互作用，涵盖人体生理结构和功能、遗传和环境因素、免疫学和微生物学等多个学科知识。首先，通过对人体器官、组织、细胞等的深入研究，揭示人体正常生理活动的规律，为后续疾病研究奠定了基础。其次，通过遗传学研究基因与健康的关系，关注环境因素，如饮食、生活习惯等对健康的影响。免疫学和微生物学的研究探索了免疫系统和微生物与人体的相互作用，包括有益微生物的健康作用和病原微生物的致病机制。

（四）为提高人类健康水平提供支持

医学科研的最终目的是提高人类健康水平、预防和治疗各种疾病。通过科学研究和实践，为医学知识和医疗技术的发展提供支持，为社会的进步和发展作出贡献。例如，研究新药的疗效和安全性，开发新的诊断技术和治疗方法等。

医学科研的目的是增进对人类生命现象和疾病发生、发展规律的理解，为疾病的预防和治疗提供科学依据，促进人类健康水平的提高，为社会进步和发展作出贡献。医学科研需要不断探索、创新，结合多学科的知识和技术，为构建健康社会、增进人类福祉做出努力。

三、医学科研的特点

医学科研具有独特的特点，如研究对象特殊、研究方法实施困难、研究内容复杂。

（一）研究对象特殊

医学科研是探索人类的生命本质、疾病与健康关系的科学，以人和疾病为研究对象。因此，要求医学科研必须遵守伦理原则，获得受试者的知情同意，充分保障受试者的权益和安全。凡涉及人体试验，都必须在道德准则和严格的法律法规下进行。

人既有生物性，又有社会性；既有生理活动，又有精神活动。医学科研中，除生物学因素外，还要研究心理学、自然环境、社会等因素对人体的影响。

（二）研究方法实施困难

医学科研会因涉及伦理问题和潜在的健康风险，不能直接在人体进行。研究人员常常使用动物模型进行替代，如在小鼠、大鼠、犬、猪、非人灵长类等动物模型上进行实验。尽管动物模型能够提供有价值的实验数据，但由于动物与人类之间存在着生物学等的差异，可能导致该实验结果无法顺利地从模型动物复制到人体。

（三）研究内容复杂

人体是极其复杂的系统。中医学理论认为人体是由脏腑、经络、筋骨和精、气、血、津液等组成的有机整体，受外界环境因素的影响，使得中医科研的内容广博、复杂。从时间维度看，医学科研涉及人的生、老、病、死等阶段；从空间维度看，医学科研需要考虑自然环境、社会环境等因素。这种复杂性要求医学科研在设计和实施等过程中，宜采用多学科协作的方法。

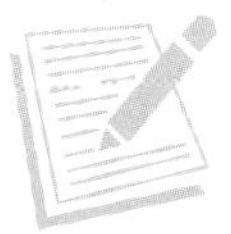

四、医学科研的类型

根据科研任务的性质，联合国教科文组织将科学研究与实验发展划分为基础研究、应用研究和开发研究三种类型。

1945 年，美国科学家万尼瓦尔・布什在《科学：无止境的前沿》一书中将科学研究的类型分为基础研究和应用研究，提出“基础研究 – 应用研究 – 产品开发”的线性科研模型。该模型后来成为全球科研的基本模式。书中特别强调基础研究的实施是不考虑实际结果的，它是技术进步的先驱，有着长远的、根本性的意义。该理论影响了“二战”后很多国家的科研创新体制，为其后几十年间的科技发展奠定了基础。之后产生了由基础科学到技术创新，再转化为开发、生产和经济发展的模式。目前，基础、应用和开发研究是最为常见的科研类型。

（一）基础研究

基础研究是指认识自然现象、揭示自然规律，获取新知识、新原理、新基础方法的科研活动。基础研究的成果往往对科学领域产生广泛的影响，并说明一般和普遍的真理，研究成果也常成为普遍的原则、理论或定律。研究未知因素较多，探索性较强，研究周期较长，对研究手段要求较高，在短期内效果未必明显，但往往从根本上影响科学的进步。

基础研究又可分为纯基础研究、定向基础研究。纯基础研究是为了推进知识的发展，不考虑长期的经济利益或社会效益，也不关注应用其成果解决实际问题或把成果转移到应用部门。定向基础研究是产生广泛的知识基础，为当前、未来可能发生的问题提供解决途径。

医学基础研究的内容主要包括维持人体健康的规律、健康指标分级的基础研究；人体功能与结构的研究；疾病发生、发展、转归全过程的规律及分子基础；人体衰老的过程及分子基础；人体生物力学、流体力学、电子学；化学药物的结构和疗效关系，植物药的亲缘与有效成分关系。例如“肾藏精”理论指导下中医学“肾精”本质的研究等。

（二）应用研究

应用研究是指为获得新知识而进行的针对性研究，它是为了实现某一特定的实际目标而进行的。区分应用研究与基础研究的主要标志是目的性。应用研究指针对一定的实际应用目的而开展的基础研究，可为达到某些特定和预先确定的目标提供新的方法或途径。此类研究针对性和特异性较强，研究周期相对较短，效益较为明显，其成果对科学技术领域的影响相对有限。

医学应用研究的内容主要包括疾病的病因、流行规律、预防及治疗效果的机制研究；为实验研究而建立新的动物模型、细胞株的研究；有关流行病学调查和药物防治效果的研究；有效药物的药理作用和药代动力学研究。例如中医“肾主骨”理论指导下对原发性骨质疏松症的流行病学研究。

（三）开发研究

开发研究又称发展研究，是指运用基础研究、应用研究所获得的知识和方法，研制新技术、新材料、新产品的科研。该研究将基础研究、应用研究的成果应用于生产实践，是科学转化为生产力的中心环节。区分开发研究与基础研究、应用研究的方法是基础研究与应用研究注重增加科学技术知识、注重创新，而开发研究则是将基础研究和应用研究的成果进行推广，以产生直接的效益。

医学开发研究的内容主要包括疾病的预防、诊断、治疗、康复的新方法和措施的研究；有关新药物、新生物制品、新仪器设备、新试剂、新医用材料及实验室样品的研制；有关药物的资源调查、植物药的引种试验等。例如，中医慢性筋骨病的药物治疗及手术的指征；中医“四诊仪”的研制和改进。

基础研究、应用研究、开发研究三者既有区别又有联系。例如对基因本质及其结构的探索是属于基础理论研究，而探索基因重组、基因调控、基因移植达到改变遗传性状则属于应用研究。把基因工程技术引入不同的学科领域，应用于动物、植物品种的改良则属于开发研究。

医学科研根据不同标准还可以存在不同的分类：根据研究的时间跨度，医学科学研究分为回顾性、前瞻性研究；根据研究方式，医学科学研究分为实验研究、临床研究和调查研究；根据是否进行人为干预，医学科学研究可划分为观察性、实验性研究。

五、医学科研的基本程序

医学科研是一项系统、复杂、严谨且具有创新性的工作，虽然不同的医学科学研究之间性质不同、目的各异，但都具有基本的工作程序。该过程涉及选题立题、课题设计、研究实施、资料整理与数据分析、理性概括，以及论文撰写与发表等环节。每个环节都承载着不同的任务，必须符合不同的要求。

（一）选题立题

选题立题是医学科学研究的起点，是确定本次研究要解决的科学问题，确立研究目标和方向。选题需要根据当前医学领域的热点、未解决的问题、临床需求及自身的研究兴趣和专长，来确定研究方向和题目。选题应具有创新性、科学性和实用性，通过细致的文献研究，了解所研究问题的理论意义和价值，清楚相关领域的研究进展和存在的问题，从而发现研究问题的切入点，还需要考虑研究的可行性和实用性，确保所选题目的应用价值。在前期基础上，将所提问题系统化，为立题提供理论和实践方面的依据，提出明确的研究问题和科学假设，明确研究的目的和意义，阐述研究背景和研究现状，提出研究的创新点和预期目标。立题是指在进行学术研究或写作时确定研究或探讨的主题，是在已确定的研究主题的基础上，选择具体的研究对象和内容。

（二）课题设计

课题设计是医学科研的核心环节，围绕着课题选题进行构思、计划，设计课题研究方案，包括课题研究的科学假说、目的意义、技术路线、研究指标、方法步骤、时间安排、人员分工和经费预算等一整套研究方案。课题设计的目的是制定出一套科学、合理、可行的研究方案，以确保研究的顺利进行和结果的可靠性。在课题设计过程中，研究人员需要根据研究问题和假设，选择适当的研究方法，包括实验设计、样本选择、数据采集和处理等。实验设计需要考虑到实验的可行性、有效性和重复性，样本选择时需要确保样本的代表性和可比性，数据采集和处理则需要保证数据的准确性和可靠性。良好的科研设计可以运用较少的人力、物力和时间，获得较多的研究成果。课题设计还需要考虑到研究的伦理、安全和规范性，研究人员需要遵守相关的法律法规和伦理规范，还需要考虑到研究中可能出现的风险和问题，并制定相应的预防措施。

（三）研究实施

科研课题立项后，就要根据前期的课题设计将医学科研付诸行动，这一阶段包括观察、实验

和调查等多种基础性的研究方法。观察是指通过对研究对象的行为、生理指标等进行系统的观察和记录，来获取相关的数据和信息。实验则是通过人为干预研究对象，观察其产生的效应和变化，从而验证研究假设。调查则是通过问卷、访谈等方式，收集目标人群的相关信息，以了解某一现象或问题的分布、特征和影响因素等。观察时应当坚持全面、客观、实事求是的原则，认真细致地做好观察记录，切勿带有主观倾向，更不能伪造数据，记录时不仅要记录好常规的数据，也应当注意全面记录各种现象。实验时应当设计好实验方案，在预实验的基础上进行正式实验，保证实验过程的规范，注意实验过程中的偏差，并采取相应的措施进行纠正和调整。调查能够揭示疾病的人群现象、流行规律，是评价一个国家、地区居民健康水平的重要研究方法；调查有现场、前瞻性、回顾性、追踪等不同类型，应注意遵照客观事实，全面充分地做好记录，切忌主观性和片面性。

（四）资料整理与数据分析

通过前期的观察、实验及调查等方法收集的资料和数据，需要经过整理与分析，包括对原始数据整理和分析。资料整理是对原始数据进行初步处理的过程，包括数据的清洗、分类、编码和存储等。通过资料整理，可以将杂乱无章的数据变得有序和易于分析。数据分析则是运用统计学和其他数据分析方法，对整理后的数据进行深入分析，以揭示数据背后的规律。通过统计学分析，揭示各因素之间的相互作用，排除偶然因素，透过现象看本质。因此，在数据分析过程中，需要选择合适的统计方法和分析软件，对数据进行描述性统计、推断性统计或因果分析等。

此外，数据整理和分析中需要甄别前期收集数据的可靠性和有效性，避免因为数据问题导致分析结果的偏差。

（五）理性概括

理性概括涉及对研究结果解读、结论提炼和理论构建等多个方面。需要对研究结果进行深入的思考和总结，以形成对研究问题的全面认识和理解。需要运用分析、综合、归纳和抽象概括等理论认识方法，将研究成果进行理论的提升。首先，通过研究数据的分析和解释对结果进行解读，它需要将数据转化为有意义的信息，并回答研究问题。其次，从研究结果中总结出结论，明确回答研究问题，并提出新的观点。最后，在研究结果的基础上，构建或完善相关的医学理论，为未来的研究提供指导和借鉴。在理性概括过程中，研究人员需要保持客观、公正和严谨的态度，避免主观臆断；同时，还需要将研究结果与现有的医学理论和临床实践相结合，形成具有应用价值的成果。

第二节　中医学科学研究概述

中医学是中华民族几千年文明积淀的结晶。从远古时期神农尝百草的药物实验，到《黄帝内经》（简称《内经》）等著作的问世，再到现代中医学与现代科学技术的融合，中医学经历了不断传承创新发展。

一、中医学科研的萌芽与起源

中医学的起源可追溯到中国远古时期，朴素的中医学科研意识在此时萌芽。如最早的医学科研活动体现为医生主动对自然界中药物资源的探索和临床疗效的观察。神农氏被誉为中药学的鼻祖，传说他尝遍百草以区分药性，为后世留下宝贵的药学实践经验。《内经》系统总结了当时的医学经验和理论，包括阴阳五行学说、脏腑经络学说等，奠定了中医学发展的基础。后世的《伤寒论》《金匮要略》等著作，逐步丰富和完善中医的理论与实践，形成了辨证论治的体系。

（一）中医学临床科研实践与医案记录

中医学历来重视临床实践和个案研究，医案记录成为积累临床经验和传承医学知识的重要方式。如宋代苏颂等编撰《本草图经》，记载了系列医案。明清时期各类医案集的集中涌现，不仅体现了中医学治疗的个体化特点，也展示了中医学临床实践的丰富多样性。明清时期许多医家积累了丰富的临床经验，编纂的著作记载了大量的医案。叶天士的《临证指南医案》、徐灵胎的《洄溪医案》等医学著作均有大量医案的记载，体现了当时临床实践的发展水平。

（二）中医学科研中动物实验与解剖的探索

中医学十分重视对生命科学领域的探索，包括对动物实验和人体解剖的研究。《本草纲目》中可见关于药物的详细记载，还有利用动物实验来验证药效的案例。中医学对人体解剖的了解虽不及现代解剖学系统和详细，但是通过对战场尸体、刑场尸体的解剖和观察，积累了对人体结构和器官功能的众多知识。如宋代法医学家宋慈的《洗冤集录》、王清任的《医林改错》等，详细介绍了法医检验、尸体解剖、脏腑结构等解剖学的知识。

（三）中医学科研发展与西医学的融合

近代来，中医学面临着传承与创新、传统化与现代化的双重挑战。尤其是20世纪中叶以来，中医学界积极探索中医学的现代化道路。通过引入现代科学技术，如系统生物学、人工智能技术等，对中医药物质基础和作用机制进行深入研究，提高了中医药研究的科学性和准确性，促进中医药学的创新发展。中医学采用现代临床研究方法，如随机对照试验、双盲试验等，验证中医学的有效性和安全性。中医学教育体系的完善和中医法规的建立也为中医学科研的标准化和国际化奠定了基础。面向未来，通过与现代前沿科技领域的交流合作，中医学科研将有更大的发展与进步。

二、中医学科研的特点

医学科研的研究对象是人体，研究的是人类生、老、病、死的规律及其防治疾病的方法。中医学科研的特色体现为，以阴阳五行理论所指导的脏腑经络学说、天人相应学说等为理论依据；在临床实践方面，以辨证、辨病论治为核心的理、法、方、药（针）体系为指导原则。

（一）复杂性

自然科学的众多学科研究中，医学研究比其他学科要复杂得多。与西医学比较，中医学注重个体差异、整体性，重视人与自然的关系。因此，中医学更突显自然科学与社会科学相结合的特征，由此使中医科研的复杂性得到重视。

1. 研究对象非常庞大 中医学研究对象范围广博，涉及人、外界自然条件与社会环境变化；重视致病因素及其对全生命周期的变化和影响；认识到人体五脏六腑之间的复杂联系；采用综合性、心理性和社会性的防治疾病手段和经验。

2. 研究主体具有生物和社会属性 中医学认为人体及其活动具有生物和社会属性，中医学科

研中体现上述特性。研究主体需要牢记人的生命活动受到精神心理、社会环境等因素的影响，如在群体与环境之间、群体与群体之间、群体与个体之间、个体与个体之间都存在着十分复杂的联系。治疗过程中，人体、致病因素与治疗措施间，存在着复杂的作用。如针灸某些穴位时，其治疗效应与机体所处的功能状态密切相关。

3. 伦理学限制 医学研究中对患者的研究受到伦理学的限制，中医学也不例外。有些试验严禁在人体进行，如不允许将获得性免疫缺陷病毒接种于人体。有些试验未经患者同意也不能在患者身上进行。采取动物实验的方法进行研究时，模式动物与人体存在很大的差异，使得将模式动物的实验结论应用到人体时会有一定困难。

4. 研究人员的思维受两种医学体系影响 中医学理论具有自然哲学的特性。在自然科学迅速发展的今天，各学科的关系越来越密切。在当今的中医学科研过程中，研究人员受中医学理论和现代科学理论的指导，并常接受西医理论的认知，需要用两套知识体系来思考、提出和回答问题，给研究带来一定的挑战。

（二）综合性

1. 医学是高度综合的应用性学科 医学知识涉及现代自然科学的多个领域。由于研究客体的复杂性，即便目前各个学科所创造的最新成果全部用于医学研究，也只能解决当前医学面临的部分问题。在中医学科研中，必须根据研究目标和内容而采用适合的方法，如采用自然哲学的思维模式结合文献整理等方法研究中医学，通过整合中医经典文献、临床经验、医案等大量数据资源，利用自然语言处理和知识图谱技术，实现中医学理论体系的智能化管理和应用；采用直观观察法结合客观量化设备研究中医诊疗技术的效果；依靠人工智能算法、电子医学病历数据库和中药大数据平台，建立病证结合的疾病风险预测模型，预测病情发展趋势。中医学科研是系统工程，必须结合现代科技进行研究，促进科研方法技术的现代化。

2. 中医学科研的传承与创新 传承是保持中医特色的基础，创新是中医学发展的关键。只有将继承和创新有机地结合，才能使中医学科研在保持特色的基础上高质量发展。

（1）中医学科研的传承性 各学科都有其明确的传承性。对学科而言，传承工作通过科学教育就可基本完成，其余工作可由科学史学者完善。中医学的传承工作仅靠科学教育难以完成，需要发掘、整理、传承甚或抢救中医学的历史遗产，这与中医学的特点有关。

1）理论与经验诞生的相对独立：中医学的理论和经验是在长期的历史时期内，由众多医学家们在相对封闭的环境中形成的。由于历史上医学传播手段的限制，加上战乱等因素的干扰，不少理论知识和治疗经验已经遗失，目前尚有散落于民间或古籍者。尽快发掘、收集和整理是避免损失的重要方法。

2）古今概念的差异：中医学概念的内涵及其表述词语和语境，古今已有很大差异，不进行校注将给中医学教育和科研带来困难甚至误解。

3）理论的流派差异：中医学发展过程中多以师徒相授方式传承，长期以来，其理论形成了不同的流派。这些流派都是中医学体系的一部分，但其科学术语等不统一，需要对此进行整理和规范，以利于学术交流和传播。

4）部分结论缺乏科学证据：中医学著作中的一些论点以结论性陈述为主，缺乏科学资料的支持。有必要对古人的学说，通过临床研究或基础研究的方法，进行验证性研究。

中医学的传承性研究具有必要性、迫切性。传承性研究包括传统中医学理论的整理、临床治疗经验的继承、单验方的收集和整理、古医籍的整理和医史人物及其学说的研究等。

（2）中医学科研的创新性　中医学研究的创新，应从以下几点思考。

1）通过概念建立联系：各个学科之间具有复杂的联系。对于同一对象，不同学科从不同角度进行不同的观察和归纳，这一共同对象是不同学科相互联系的基础，需要通过多种途径和方法，促进中医学理论与现代科学内涵之间构建联系的网络，为中医学的发展奠定良好的基础。

2）建立新假说新概念：中医学还存在许多未知领域，需要开发新的认识领域，提出新的学说，以新假说新概念推动中医学的研究和发展。如基于中医学与现代表型组学的交叉研究，进而提出“中医表型组学”的尝试。

3）对传统方法改进和提高：中医学中难以掌握或使用不便的技术，亟须改进和提高。中医学治疗讲究简、便、效、廉，很多卓有成效的疗法至今只掌握在少数医生手中，缺少规范技术性因素是传播受限的原因之一。

中医学传播受限的因素还包括：适应证选择指标不够明确；诊断指标等过于笼统，缺乏量化和标准化；治疗过程中变化因素较多，不易掌握；剂型及给药途径局限。这些不足可通过创新性研究予以解决和弥补。

（3）传承性与创新性的关系　传承性与创新性研究是密切相关的。传承可以使中医学得到继承并服务于临床，传承是创新的基础，而创新是传承的目的。

传承应与时俱进，不同时代的传承均为创新研究奠定了基础。随着时代进程，及时吸纳并应用多学科的知识结构和思维模式，在传承中创新。

（三）跨学科性

根据研究内容的差异，中医学科研可采用不同的方案。临床研究常用物理学、生物化学、数学统计等学科的知识；实验研究则采用实验模式动物学、解剖学、组织形态学、生物化学等学科的知识。中医学研究具有明显的交叉学科的特性，采用不同学科之间的方法和技术，加强学科间综合与融合。如中西医结合治疗新型冠状病毒感染的临床疗效观察和机制研究等，涉及传染病学、临床流行病学、中药学、药理学、分子生物学、免疫学等学科的方法技术；经穴－脏腑相关性的研究，涉及经络理论、神经生理学等方法技术。

（四）双重性

双重性是指中医科研开展常需要将两种学科、方法、思维和技术进行有机结合。首先，中医学科研需要结合理论与临床实践；其次，研究方法需要中医药方法技术与当代科学包括西医学的方法技术结合；再次，研究中需要注意中医思维与现代科学思维方法的交叉；最后，中医药理论、诊疗方法技术内涵需要借助于现代科学技术进行阐释。

中医学临床研究中，遵循辨证论治的思维模式是重要的研究思路。如可对新的疾病进行中医学的认识和分类，再按照传统中药的性味、功效、主治来选药组方，从而获得新的疗效。

从方法论的角度来看，一般要采用传统与现代相结合的方法来研究中医学理论，实现中医学科研的现代化。

双重性体现了中医学继承和创新的特征，也是中医科研能够推动中医学发展的双重动力。

三、中医学科研的意义

中医学持续传承发展的根本原因在于疗效明显的长期临床实践。中医学通过综合运用中药、针灸、推拿等多种治疗方法技术，在保障人类健康和繁衍方面发挥了重要的作用。

（一）提高健康水平

随着社会的变革和疾病谱的变化，医学研究仍面临未解决的难题，如药品的不良反应、药源性疾病和耐药性等问题。中医学在解决这些问题方面具有独特的优势，开展中医科研能进一步提升预防、诊断和治疗疾病的能力。

（二）保护和传承中医药文化

通过中医科研可以系统地整理、记录和传承中医药文化，包括医药文献、方剂、诊断技术等。通过对中药的系统研究，指导中药材的种植、采集、加工和储存，促进对中药资源的保护和利用。

（三）推动中医学的现代化发展

任何一门学科都需要不断发展和完善，中医学理论有其自身的特色和优势，也有其自身的局限性，需要不断完善。通过科研深化以促进中医学理论的发展，推动中医学理论体系不断完善。科学评价中医的疗效并揭示科学内涵及机制，提供高质量的科学证据，促进中医学的发展及推广应用。通过临床研究、药理学和分子生物学研究等，提高中药的疗效。加强中医与中药的协同研究，促进中医药系统、整体的传承创新发展，推动中药的现代化、中医疗效的提高及理论的创新。

中医学认为人体是一个有机的整体，机体各脏腑、组织相互协调，相互影响，维持人体生命活动的动态平衡，以保持健康的状态。科研有助于揭示人体的生理、病理活动，以及自然和社会因素对其造成的影响，有助于揭示中医学治疗的机制。

（四）促进中医学的人才培养

科研对促进中医学科学教育和人才培养具有重要意义。通过科研能够促进中医学传承创新，培养具备中医学思维的人才。科研能够提高中医学人才的综合素质和科学水平，为中医学发展的现代化国际化提供人才支撑。加强中医研究的国际合作与交流，推动中医学更广泛的发展和推广应用。

四、中医学科研注意事项

中医学科研涉及中医理论、诊疗方法、作用机制、应用伦理等多个方面。在从事科研时需要注意以下事项。

（一）重视中医学理论的指导

中医学科学研究的目的是利用现代科学技术揭示中医学理论的内涵，提高中医临床诊疗水平等。只有在全面、正确地理解并接受中医学理论指导的前提下，才能保证中医科研的正确方向。

（二）正确处理中医学与西医学理论的关系

中医学和西医学都是研究人的生命现象和疾病现象的科学，两者的理论存在明显差异，进行中医学研究需要处理好中医学与西医学理论的关系。在中医学理论指导下丰富和发展中医学理论，既要充分借鉴和吸收西医学的方法技术，又要保持中医学的特色和优势，避免简单套用或牵强使用西医学理论和方法。

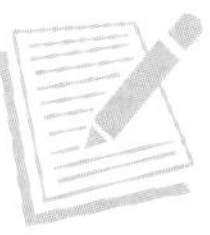

（三）避免中医学临床研究西医化和医药分离

中医学科研当前存在西医化的倾向，如有的过于追求与现代科学包括西医学的接轨，忽视中医学基本理论和优势。在中医学临床研究中应该遵循中医学理论及其指导的诊疗原则、方法等，结合科研实际制定符合中医学特点的研究方案。加强中医与中药的协同研究，促进中医药的系统、整体发展。

（四）注重伦理和安全问题

中医药科研需要注重伦理和安全问题。在开展中医药研究时，必须遵守伦理规范，保护受试者的权益和安全。研究人员应该制订详细的研究计划，明确研究目的、方法和步骤，确保研究的科学性和可靠性。注意对中药毒性和副作用的研究，确保无安全隐患。

思考题

1. 简述兴趣和研究方向对未来医学科学研究可能的贡献。
2. 简述医学科学研究的基本类型及不同类型的特点。
3. 在课题研究实施阶段，观察、实验和调查等研究方法各自具有哪些优势和局限？如何选择最适合的研究方法，并举例说明。
4. 中医学科学研究的综合性体现在哪些方面？
5. 在进行中医学科学研究时，为什么强调以中医学理论为指导？结合实例说明。

第二章

中医学科学思维方式

扫一扫，查阅本章数字资源，含PPT、音视频、图片等

医学研究过程既是物质过程也是精神活动过程，既包括实验研究，也需要理论思考，因而思维方式在医学科学研究中起到重要的作用。中医思维特色鲜明，相较于以还原分析为主的现代科学思维，中医思维方式包括取象思维、经验思维、系统思维与辨证思维等。中医学科学研究的开展必须在保持与发扬中医思维的基础上，建立现代中医思维体系。因此，认识思维方式及其在中医科学研究过程中的作用，对于提高中医研究水平，促进中医的传承与创新，培养和造就高层次中医人才，促进中医药事业的可持续发展具有深远的意义。

第一节　取象思维与经验思维

一、取象思维

“象”是中国传统文化中的一个重要概念，在中医学中被广泛应用。象是客体整体信息及其在人大脑中的反映与创造，贯穿思维的全过程。取象思维是象思维的最基本模式，它是在观物取象的基础上，发现不同现象或事物之间的相似性，进而采用比喻、象征的方法以说明问题。相较于现象或事物本身，取象思维更加关注事物之间通过联想建立起的本质联系。以五行之火为例，火曰炎上，指火具有温热、向上的特征，引申为具有温热、升腾性质或作用的事物都归属于火，例如夏天、南方、五脏之心等，这是通过事物的相似属性进行规律推理。取象类推是探究和认识人体生命活动的重要方法。

（一）中国哲学与取象思维

哲学是一门探究世界观与方法论的学科，对自然科学、社会科学乃至思维方式都具有深远的影响。正如马克思所言：“哲学是文化的活灵魂。”取象思维是中国哲学的一种重要思维方式，在《周易》中，“象”居于核心地位，它不仅代表了卦象，也包含了通过卦象所映射的自然界和社会生活的具体形象。《周易·系辞传》中记载：“易者，象也。象也者，像也。”这反映了中国哲学在表达上的直观形象性。而取象思维则是一种建立在“象”基础上的思维方式，是通过观察和模拟自然界和社会生活中的具体形象，来深入领悟抽象的哲学原则和宇宙规律。这种思维方式在中国古代得到了广泛的发展和应用，它是对原始思维的一种综合与升华，体现了对自然界和社会现象的深刻洞察与抽象思维的结合。

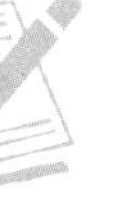

比类思维作为与取象思维密切相关的思维方式，两者紧密相连而又各有侧重，共同构建了中国古代哲学与医学的深厚底蕴。“远取诸物，近取诸身”，人们认识到事物及其性质总是具有一定

的“象”，通过观察来把握事物及其性质的象；选取共性的“象”作为推论的基础，在此基础进行比类，“援物类推，引而伸之，触类而长之，则天下之能事毕矣”。这种方法使用已知的“象”来推导未知的义理，触类旁通，有助于启发思路，获得新的认识，由具体事物推知抽象事理。取象与比类，取和比是主观的，象和类是客观的；寓意于象，以言明象，又望象生义，举一反三，达到解疑释难的目的。在中国古代长期的医疗实践中，取象思维逐渐渗透到医学领域，体现于中医经典著作《内经》中，成为中医学的主要思维方式之一。

（二）取象思维方式与中医学的形成及发展

取象思维在中国古代哲学和中医学的交融中扮演着核心角色，对中医学理论基础的形成、临床诊断与治疗等方面都起到了重要作用。中医学的基本理论和概念，如阴阳学说、五行学说、精气学说等，都蕴含了取象思维的元素。

在中医学中，“气一元论”正是这种思维方式的典型体现。在中国哲学中，“气”被视为万象的本质或基础，正如吴澄在《道德真经注》中所言：“气之可见者，成象。”这一观点认为“气”是客观存在的物质世界，通过气的物质性、运动性及无限性来解释天地万物的形成和人体的各种生理病理现象的变化。

在经络的发现与构建过程中，取象思维同样扮演着关键角色。古人常将日月运行的规律运用到经络腧穴中，认为人体与天地是相互对应的。《黄帝内经太素・十二水》载：“一州之内，凡有十二大水，自外小山、小水不可胜数。人身亦尔，大脉总有十二，以外大络、小络亦不可数。”可见对经络系统中经脉、络脉和孙络的划分都取象于水系大小的划分方式。同样，在中医学的藏象理论、病因病机学说、诊法及疾病防治学说的形成中，取象思维也发挥着重要的作用。藏象理论是中医学基础理论体系中的核心内容之一，它运用中国传统哲学中的取象思维对人体生理结构与功能、疾病的发生发展变化进行阐述。以“心主血脉”为例，古人并未借助现代科技，而是凭借敏锐的洞察力和深厚的哲学素养，通过观察自然界与人体现象的相似之处，进行深入的取象思考。他们注意到，人体之血液如同江河之水，源源不断地从心脏这个“源头”泵出，流经全身血脉，滋养万物。于是，古人便创立了“心主血脉”的理论，认为心脏是主宰血液循环的中心，这一理论或许可视为世界上最早的关于体循环系统的医学洞见。后世医家在治疗心脏疾病时，无不先审视心的脏腑功能，以辨证施治，这正是取象思维在医学实践中的生动体现。同样，在“肺朝百脉”理论的创立过程中，古人亦运用了观物取象的方法。其观察到血液在人体内并非孤立存在，而是与气息紧密相连，共同维系着生命的活力；当血液流经肺部时，与空气中的氧气进行交换，仿佛百川汇聚于海，完成了一次生命的洗礼。于是，古人便创立了“肺朝百脉”的理论，认为肺是血液与气息交会的重要场所，这一理论与近现代医学中的人体肺循环系统不谋而合。这种思维方式从远古至近代已被应用数千年，为古时尚未掌握现代科技的人们提供了解释自然现象和记录诸多学科信息的平台，也是中医学理论体系的架构基础。

二、经验思维

经验思维是经验的延伸，是基于观察的经验与实践相结合，高度总结概括而产生的思维过程。经验思维包含理性认识的成分，是人们在长期实践中学习和形成的，因而成为人们思维活动的重要方式。中医经验思维还包括直觉领悟思维的内涵。直觉领悟是以广博深厚的知识及长期实践为基础，这种直觉领悟通常因人而异，是一种非概念、非逻辑性的感性启示，在中医学术流派形成与发展中发挥着重要的作用。

（一）经验思维的特征

经验思维会在人类大脑中形成一个信息库，当出现信息库里相关的问题时，人们会自动输出相应的解决方式。虽然经验是人类日积月累所产生发展而来，但其有局限性，一旦经验形成，会使人们出现思维的固化，机械地重复借鉴相类似的经验知识，而少去思考其是否与现实适用。所以在遇到新的问题时，要更新脑中的信息库，使其“与时俱进”。经验思维是经验认识的延伸和拓展，是一种从实际经验出发思考和解决问题、比较初级的思维类型，它是人把握自身与世界关系最普遍、基本的方式。

（二）经验思维在中医学中的应用及发展

经验思维从个人经验出发，运用以往生活和工作的亲身感受、活动的直接体验，将中医学与自然、生活融会贯通，其对中医学的应用与发展影响深远，举例如下。

1. 经验思维促进对生命活动的认识　《素问·上古天真论》以深邃的洞察力，对人类生、长、壮、老这一自然演变过程进行了细致的划分，展现了生命从蓬勃到衰退的完整画卷。这一过程大致可归纳为三个阶段：首为生长发育期，女性自七岁至二七之年，男性则从八岁延至二八之龄。此阶段，肾中精气充盈，如同春日之苗，茁壮成长。齿更发长，天癸（生殖之精）渐至，女子月事以时下，标志着生育能力的初步觉醒。“精气溢泻，阴阳和”，生命之树在此期开始绽放生机。继而为壮盛生育期，女性跨越三七至四七之岁，男性则历经三八至四八之年。此间，肾中精气达到鼎盛，如同夏日之阳，炽热而充满活力。真牙生出，筋骨坚韧，身体壮盛，发长至极，生命之舟在此期乘风破浪，满载希望与活力。终为渐衰期，女性步入五七至七七之岁，男性则迈入五八至八八之年。此阶段，肾中精气逐渐衰退，如同秋日之叶，渐黄而落。面憔发白，甚至发脱齿落，天癸枯竭，生育能力随之消逝。生命之轮在此期缓缓转动，步入宁静的黄昏。《素问·上古天真论》中的这一划分，不仅基于古代医家对人体生长发育及生殖规律的长期观察与总结，更蕴含着对生命生长壮老规律的深刻洞察。其中，七、八之数，不仅是年龄段的划分，更是生命节奏与韵律的体现。在病理情况下，肾气的盛衰直接影响着人体的健康状态。如“肾气热，则腰脊不举，骨枯而髓减，发为骨痿……肾热者，色黑而齿槁”，揭示了肾气异常对人体造成的损害。生殖之精藏于肾，为个体发育之根基，是生命之始的源泉。所谓“两神相搏，合而成形，常先身生，是谓精”，道出了生命诞生的奥秘。

2. 经验思维促进自然对人体生理和病理影响的认识　如月相的盈亏变化是人们很容易观察的现象，《内经》就将人体、月相和潮汐现象联系起来加以考察，提出人体气血随着月相的盈亏变化而有盛衰变化的节律。《灵枢·岁露论》明确指出：“人与天地相参也，与日月相应也。故月满则海水西盛，人血气积，肌肉充，皮肤致，毛发坚，腠理郄，烟垢著。当是之时，虽遇贼风，其入浅不深。至其月郭空，则海水东盛，人气血虚，其卫气去，形独居，肌肉减，皮肤纵，腠理开，毛发残，膲理薄，烟垢落。当是之时，遇贼风则其入深，其病人也卒暴。”人体气血的盛衰、对疾病的反应性，以及对治疗的敏感性和耐受性，都随月节律而变化。由此《素问·八正神明论》提出了根据气血盛衰的月节律来确定补泻的治疗原则：“月生无泻，月满无补，月郭空无治，是谓得时而调之。因天之序，盛虚之时，移光定位，正立而待之。故曰月生而泻，是谓脏虚；月满而补，血气扬溢，络有留血，命曰重实；月郭空而治，是谓乱经。”强调治疗疾病，必须“以日之寒温，月之虚盛，四时气之浮沉，参伍相合而调之”。《素问·缪刺论》则论述了针刺治疗行痹时，必须以月相的盈亏、人体气血的盛衰为依据来确定针刺取穴的多少。可见，日、月、四时

节律对于疾病的治疗同样具有重要的意义。

3. 经验思维促进对四时阴阳与人体生理病理联系的认识 《素问·四气调神大论》明确指出“夫四时阴阳者，万物之根本也”“故阴阳四时者，万物之终始也，死生之本也”。其认为随着阴阳之气的消长盛衰变化，而呈现出春温、夏热、秋凉、冬寒的四时节律变化。人体阴阳与自然界四时阴阳的变化具有同步性。若表现在脉象上，则如《素问·脉要精微论》所说：“四变之动，脉与之上下。”《素问·阴阳应象大论》指出：“冬伤于寒，春必病温；春伤于风，夏生飧泄；夏伤于暑，秋必痎疟；秋伤于湿，冬生咳嗽。”喻嘉言《医门法律》则云：“风也，湿也，二者无定体而随时变易者也，湿在冬为寒湿，在夏为湿热。风在冬为寒风，在春为温风，在夏为暑风，在秋为凉风。”其说明六淫邪气可因时令阴阳消长的影响而变化。《灵枢·四时气》则根据此规律提出具体的针刺治疗方法：“四时之气，各有所在，灸刺之道，得气穴为定。故春取经、血脉、分肉之间，甚者深刺之，间者浅刺之。夏取盛经孙络，取分间绝皮肤。秋取经腧，邪在腑，取之合。冬取井、荥，必深以留之。”其明确指出必须根据四时之气升降出入所在的不同部位而针刺。反之，“逆四时则生乱气”，发生一系列的病变。《素问·六元正纪大论》则提出了“用寒远寒，用凉远凉，用温远温，用热远热，食宜同法”的治疗，体现了四时阴阳消长节律对临床的指导意义。

金元时期的学术争鸣，诸多医学家在各自丰富临床实践的基础上，发前人之未发，形成了以火热病机为中心的河间学派，侧重脏腑病机研究的易水学派，以祛邪为主的攻邪学派，以研究内伤火热病证为中心的丹溪学派；明清时期则形成了温补学派、温病学派等。在经验思维基础上形成的学派理论不断丰富中医理论，并积累了丰富、宝贵的临床经验。因此，经验思维是中医学传承发展、学术流派形成的基础之一。

取象思维和经验思维是中医的原创性思维，中医的传承发展离不开坚守中医思维，培养中医人才一定要注重中医思维培养。回归取象思维、经验思维并创新发展，是中医药理论体系发展的重要举措。

第二节　系统思维与辨证思维

中医学是在古代唯物论辩证法的思想指导下，从“天人合一”的整体角度观察生命、健康、疾病等问题。在临床诊治疾病的过程中，通过四诊收集临床资料，探求病因病机，确立治则治法，这种辨证思维的过程就是辨证论治。因此，中医学理论体系具有两个基本特征，即整体观念、辨证论治，这也是中医学中传统的系统思维与辨证思维。

一、系统思维

（一）系统思维的概念

系统思维是指以系统论为思维基本模式，它不同于创造性思维或形象思维等本能思维形态，是把研究对象看成系统，将系统的元素、元素之间的连接、功能或目标进行综合研究的思维方式。系统思维概念的提出最早出现于20世纪60年代，主要是指把思维对象作为系统来认识事物的思维方式，是伴随着复杂性问题的出现和系统学的诞生而出现的。系统思维是解决复杂性问题的重要思维方式，其基本原理包括整体性原理、动态性原理、有序性原理、自组织原理等。

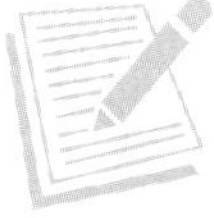

所谓系统，就是一组相互连接的事物，在一定的时间内以特定的行为模式相互影响，以达到特定的功能或目标的结构。系统是由元素、连接、功能或目标组成。对待系统问题，要采用整体的全局思维，而非仅关注个体的局部思维。因为系统的涌现性，系统的整体表现很难通过研究系统中的元素来直接获得。整体不是各个部分的简单累加，而是把由各个要素组成的有机整体作为对象，研究整体的结构及其发展规律，这是系统思维的基本出发点。

系统方法是把研究对象作为一个整体来对待，重点研究该系统的整体功能，从物质、能量和信息三个方面来认知和控制系统运行，使系统达到人们期待的最佳状态。在思维方式上，系统思维方法把综合作为出发点和归宿，并把分析和综合贯穿过程中。系统思维能极大地简化人们对事物的认知，呈现为整体观。可见，系统思维是一种逻辑抽象能力，也可以称为整体观、全局观的体现。

（二）系统思维的特点

系统思维的客观依据，就是系统乃是物质存在的普遍方式和属性，思维的系统性与客体的系统性是一致的。系统思维方式有整体性、层次性、目的性、相关性、动态性等特点。

1. 整体性 系统思维方式的整体性由客观事物的整体性所决定。整体性是系统思维方式的基本特征，它存在于系统思维运动的始终。整体性是建立在整体与部分之间关系基础上的，整体的属性和功能是部分按一定方式相互作用、相互联系所形成的。整体也正是根据这种相互联系、相互作用的方式实行对部分的支配，所以，联系的观念即整体的观念。

2. 层次性 系统的层次性是指任何系统均可分成若干分系统或要素，而这个系统又是它所从属的一个更大系统的分系统或要素。系统思维方式的层次性，就是把系统科学的结构理论作为思维方式的指导，强调从系统的诸多层次去认识系统的整体功能，进而获得最佳系统功能。

3. 目的性 任何被研究的系统都是为了实现某个目标或具有某种功能。例如研究人体这个系统，就是为了使医学知识建立在科学的基础上，对医学的发展有重要意义。正是系统独特的目的性特点，推动了系统思维的发展，使得人们更深入认识系统思维。

4. 相关性 相关性是指系统的各组成要素之间是相互制约、相互依赖的，每个要素的性质或行为，以及它对系统整体功能的影响，依赖于其他要素的性质或行为。

5. 动态性 系统的稳定是相对的。任何系统都有自己的生成、发展和灭亡的过程，系统内部各要素之间的联系及系统与外部环境之间的联系都不是静态的，始终处于动态之中，处在不断演化之中。系统思维方式的动态性正是系统动态性的反映。例如人体系统在各种因素的影响下会出现相应的动态变化，大自然的四时交替、昼夜轮回、六淫戾气，人体自身的内伤七情、饮食失宜、劳逸失度等，都会对人体的病理生理产生种种影响。

（三）中医学的系统思维

系统思维是在系统论指导下进行事物研究的一种思维方式，系统论是专门研究以系统方式存在的事物的普遍特性和规律。人体结构是世界上最高级、复杂的系统，其系统特征和系统规律也最为典型。系统的思维方式古代已有，中医学以人为研究对象，其具有的整体观念、天人合一的思想已经具有了朴素系统思维的内涵。虽然没有现代意义上的系统概念，但蕴含了朴素的系统思想和系统方法，这种朴素的系统观被称为中医整体观。它是中医学认识健康与疾病间复杂关系的根本思维方式。

系统思维乃中国传统思维方式的主干。《内经》对人体及疾病的认识，蕴含着丰富的系统观和系统方法，或者可以说，它认识天地自然系统、人体生理系统所运用的辩证联系思维方法，本质上就是现代系统论方法。《内经》中的系统包括天人系统、阴阳五行系统、藏象经络系统。各个系统既有层次上的区别，又相互包含与联结，需要从整体上进行把握，不可孤立与割裂。

整体观念是中医学认识自身，以及人与环境联系性和统一性的学术思想。所谓整体，即完整性和统一性，是指事物是一个整体，事物内部是相互联系密不可分的，事物和事物之间是密切联系的。整体观念主要体现在两个方面：一是人体是一个有机整体；二是人与自然、社会环境存在统一性。这种整体观念贯穿中医学的生理、病理、诊断、辨证、养生、防治等各个方面，在中医学基础理论和临床实践中发挥着重要的指导作用。

1. 人体自身是一个整体 人是由若干脏腑、形体、官窍构成的有机整体，在生理上相互协调，在病理上相互影响，因此，诊断和治疗疾病时也必须从整体出发来考虑问题。《内经》将人体系统作为母系统，为了探讨脏腑生理病理的特殊相关性，形成了藏象系统。人体由五脏（心、肝、脾、肺、肾）、六腑（胆、胃、小肠、大肠、膀胱、三焦）、形体（皮、脉、肉、筋、骨）、官窍（目、舌、口、鼻、耳、前阴、后阴）构成。每一脏、一腑、一体、一窍等，通过经络系统“内属于脏腑，外络于肢节”的连接作用，构成了心、肝、脾、肺、肾五个生理系统，亦称为五脏系统。这五大系统各有不同的生理功能，但相互联系，协调合作，共同完成人体的生理活动过程。在阴阳五行学说的指导下，以五脏为中心，将人体各脏腑的生理活动与变化联系起来，将五脏运动与天地四时联系起来，体现了局部与整体、“有诸内必形诸外”的辩证法则。

中医学强调在生命活动过程中的“形神一体观”。“形”是“神”进行功能活动的物质基础，“神”具有统驭“形”的作用。“形神一体观”强调结构和功能的一体、物质和能量的一体，二者相互依存，不可分离，是生命的保证。无“神”则“形”无以存，无“形”则“神”无以生，只有“形神一体”，相辅相成，生命活动才能旺盛。

2. 人体与外部环境是一个整体 人体内部是一个有机整体，同时人体与外部环境也是一个大整体。《内经》认为，人是天地之气交合的生成物，处于天地这个大的系统之中，人的形态结构、生理功能是长期适应自然界环境变化的结果。将人与自然联系起来，形成了天人合一的天人系统观。这种“天人相应”的整体系统观，强调人与自然处于一个统一的系统中，同时又把人看作一个子系统，把自然界看作母系统，从而把客体对象放在所在系统中加以考察，符合万物相关的科学自然观，昭示出“天人一体”系统观的科学本质及丰富内涵。

生活在自然界中，自然环境的各种变化可直接或间接地影响人体，人体也发生着相应的变化，同时人又是社会的组成部分，社会因素对人体的影响也不容忽视。人体脏腑功能系统各要素与天地阴阳、四时、方位等要素相统一，五行生克制化关系也与人体五脏生理关系有着密不可分的内在联系。人体五脏各要素肝、心、脾、肺、肾与具有生、长、化、收、藏功能的春、夏、长夏、秋、冬五时，东、南、中、西、北五个方位及五行阴阳属性的关系统一起来，体现了系统论方法的要素与整体功能的关系。《内经》还将人体的生理病理变化和自然界的变化联系起来，以此说明自然界对人体的影响，从而使其思维深入自然与人的系统结构的层面。

二、辨证思维

中医辨证思维是中医诊断学的核心思维方法，指医生在诊察疾病过程中，通过四诊（望、闻、问、切）收集病情资料，根据中医学理论对病情资料进行综合分析和判断，从而确定疾病的证候类型和治疗方法。

（一）辨证思维的概念

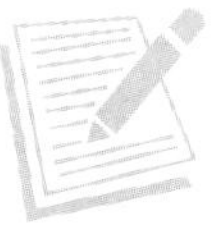

所谓辨证，就是根据四诊（望、闻、问、切）结合现代医学的各种检查反馈，将所收集的症

状和体征资料，通过分析、综合，辨清疾病的病因、病性、病位，以及邪正之间的关系，从而概括、判断为某种性质的证候。病，即疾病，指有特定的致病因素、发病规律和病机演变的一个完整的异常生命过程，常常有较固定的临床症状和体征、诊断要点、与相似疾病的鉴别点等。证，是对疾病过程中一定阶段的病因、病位、病性、病势等病机本质的概括。症即症状和体征，是机体发病而表现出来的异常表现，包括患者所诉的异常感觉与医生所诊查的各种体征。症与证虽然与病有密切关系，但疾病不单是一个突出的症状，也不单是一个证候。每一种病都有它的发病原因和病理变化，其不同阶段的病理变化，可产生不同的证候。每种病所表现出来的证候又因人、因时、因地而异，各种不同的证候又有相应的治疗原则。可见疾病与单一的证候和症状是不同的，病、证、症三者既有密切联系，又有严格区别。中医临床认识和治疗疾病，重点是放在“证”的区别上，通过辨证而进一步认识疾病。

（二）中医辨证思维的特点

中国传统辩证思维是一种对立统一的思维方式，通过对事物的矛盾运动和发展规律的全面把握，揭示事物的本质和发展趋势。传统的辩证思维具有十分丰富的内容，但亦有过于抽象等的不足。相比之下，中医辨证思维既是中国传统辩证思维的典型体现，又蕴含着丰富的实用性智慧，可弥补中国传统辩证思维之不足。作为中国传统辩证思维的有机组成部分，中医辨证思维的特色与优势主要表现在以下几个方面。

1. 阴阳学说是中医辨证思维的核心　辩证法是关于联系和发展的思维方法，其实质是对立统一规律（矛盾规律）。在中国哲学里，阴阳观念则是中国式的对立统一观。阴阳学说认为，阴阳是事物的两个方面，它们相互制约、相互转化、相互协调，从而维持着事物的平衡和变化。《素问·阴阳应象大论》：“阴阳者，天地之道也，万物之纲纪，变化之父母，生杀之本始，神明之府也，治病必求本。”此论述精辟地阐明了阴阳是自然界的普遍规律，是自然界一切变化的根源，这就是将阴阳从一切事物中抽象出来的对立统一的哲学概念，即所谓“阴阳者，有名而无形”（《灵枢·阴阳系日月》）。张介宾注《内经》曰：“道者，阴阳之理也，阴阳者，一分为二也。”“本，致病之源也。人之疾病或在表，或在里，或为寒，或为热，或感于五运六气，或伤于脏腑经络，皆不外阴阳二气。必有所本，或本于阴，或本于阳，病变虽多，其本则一。”即人体生理病理的变化同样是阴阳两方面相互联系、相互作用、动态变化的结果，所以从阴阳变化、对立统一的观点去分析和处理疾病的问题，是抓住了根本。

2. 气一元论是中医辨证思维的一个基本要素　天地万物皆本于气，人亦因气而生，气是构成自然万物的基本要素，万物运动变化的本质是气的运动变化，人之生死、物之盛衰，都是气聚散变化的结果，天地自然万物通过气相互联系在一起。在中医学里，气除了具有物质属性，还有非物质的属性，如阳气与阴气，其中的气并不能当作物质来理解，更多的是一种抽象的辩证法意义上的概念。气的运动变化造成一切事物和现象的发生、发展和变化。张载在《正蒙·太和》中云：“太虚无形，气之本体；其聚其散，变化之客形尔。”这里说的“本体”“客形”，不仅有气本论的本体论意义，也说明了气的运动变化是造成一切事物和现象发生、发展和变化的基础。这样的观点是符合辩证法的。中医把气的升降出入的运动形式称为气机，由气的运动产生的各种变化称为气化。中医“气论”本身就富含阴阳思维，符合辩证法。吴澄《吴文正公集·答人问性理》云：“本是一气，分而言之则曰阴阳，又就阴阳中细分之则为五行。五气即二气，二气即一气。”

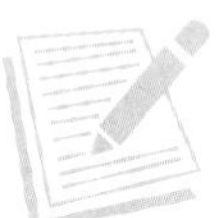

如从气的性质而言，清气为阳，浊气为阴；从气机而言，升、出者为阳，降、入者为阴；从生理病理而言，顺畅者为阳，郁滞者为阴。再如阳气的收藏则成阴气，阴气的释放则为阳气。这体现了中医关于“气”的辨证思维。

（三）中医辨证体系

中医辨证体系的形成和发展源远流长，历代医家在探索的道路上不断推动着该体系的发展和完善。最早在《内经》中就记载了丰富的辨证内容，为后世各种辨证方法的形成奠定了基础。东汉张仲景创立了“六经辨证”，并在《金匮要略》中奠定了“脏腑辨证”的基础，确立了中医辨证论治体系。此后，历代医家在此基础上又逐渐创立了“卫气营血”“三焦”“气血津液”等辨证方法。

1. 八纲辨证　八纲辨证是指运用八纲对四诊所收集的各种病情资料进行分析、归纳，从而辨别疾病现阶段病变部位深浅、疾病性质寒热、邪正斗争盛衰和病证类别阴阳的方法。八纲，是指表、里、寒、热、虚、实、阴、阳八个纲领。八纲是从各种具体证的个性中抽象出来的具有普遍规律的共性纲领。表、里是用以辨别病位浅深的基本纲领；寒、热、虚、实是用以辨别病性的基本纲领；阴阳是区分类别、归纳病证的总纲，可涵盖表、里、寒、热、虚、实六纲。各种疾病出现的症状虽然错综复杂，但都可用八纲进行分析、归纳，以探求疾病的属性、病变的部位、病势的轻重、个体反应的强弱，从而作出判断，为临床诊断和施治提供依据。《内经》虽无八纲之名，但已有八纲相关内容的散在性描述。张仲景在《伤寒杂病论》中已具体运用八纲对疾病进行辨证论治。到了明代，八纲辨证的概念与内容已为许多医家所接受和重视。张三锡在《医学六要》中说：“古人治病大法有八，曰阴、曰阳、曰表、曰里、曰寒、曰热、曰虚、曰实。”张介宾在《景岳全书·传忠录》中专设“阴阳篇”“六变篇”，对八纲做了进一步论述，并以二纲统六变，其曰：“阴阳既明，则表与里对，虚与实对，寒与热对，明此六变，明此阴阳，则天下之病固不能出此八者。”其明确地将二纲六变作为辨证的纲领。因此，将表、里、寒、热、虚、实、阴、阳八者作为辨证的纲领，实际上形成于明代。近人祝味菊正式提出了“八纲”的名称，其在《伤寒质难》中说：“所谓八纲者，阴阳、表里、寒热、虚实是也。古昔医工，观察各种疾病之证候，就其性能之不同，归纳于八种纲要，执简驭繁，以应无穷之变。”

2. 六经辨证　六经辨证是东汉张仲景在《素问·热论》六经分证理论的基础上，根据外感病的发生发展、证候特点和传变规律总结而创立出来的一种辨证方法。《素问·热论》曰：“伤寒一日，巨阳受之，故头项痛，腰脊强。二日，阳明受之，阳明主肉，其脉侠鼻，络于目，故身热目痛而鼻干，不得卧也。三日少阳受之……”六经辨证基本概括了脏腑和十二经的病变，阐述了外感病不同阶段的病理特点并有效地指导临床治疗，为中医临床辨证之首创，为后世各种辨证方法的形成奠定了基础，在中医学发展史上起到重要作用。

3. 卫气营血辨证　卫气营血辨证是清代医家叶天士创立的一种辨治外感温热病的方法。温热病是一类由温热病邪所引起的热象偏重、具有一定季节性和传染性的外感疾病。《温热论》原文第八条提到：“在卫汗之可也，到气才宜清气，入营犹可透热转气……入血就恐耗血动血，直须凉血散血……否则前后不循缓急之法，虑其动手便错，反致慌张矣。”卫气营血辨证是在六经辨证的基础上发展起来的，是外感温病的辨证纲领。它弥补了六经辨证的不足，完善并丰富了中医学对外感病的辨证方法和内容。

4. 三焦辨证　三焦辨证是清代著名医家吴鞠通创立的一种辨治温热病的方法。理论渊源可以上溯到《内经》，如《灵枢·营卫生会》记载“上焦如雾，中焦如沤，下焦如渎”，形象地说明了三焦的部位划分。《中藏经》曰：“三焦者，人之三元之气也，号曰中清之腑，总领五脏六腑。荣卫经络、内外上下之气也。”对三焦的功能进行了阐述。东汉时期，张仲景已将“部位之三焦”

作为诊断疾病的重要方法，但尚未构成完整的辨证体系。至清代，吴鞠通总结前人的经验，在六经辨证和卫气营血辨证的基础上，结合温病发生、发展的传变规律及病变累及三焦所属脏腑的不同表现，以上焦、中焦、下焦为纲，以温病病名为目，最终创立了三焦辨证。三焦辨证的创立，使温病辨证得到进一步发展。

5. 气血津液辨证 气血津液辨证是通过分析气、血、津液各方面的病理变化，辨识其所反映的不同证候的一种辨证方法。《金匮要略》就已将气血津液的变化作为诊断疾病的依据。《金匮要略・惊悸吐衄下血胸满瘀血病脉证治》载："病者如热状，烦满，口干燥而渴，其脉反无热，此为阴伏，是瘀血也，当下之。"《景岳全书》言："夫百病皆生于气，正以气之为用，无所不至，一有不调，则无所不病……欲求其本，则只一气字足以尽之。"气血津液是人体维持生命活动所必需的营养物质和动力，因此，其不足和运行输布失常是疾病基本病机的重要组成部分。气血津液辨证是八纲辨证在气血津液不同层面的深化和具体化，也是对病因辨证不可或缺的补充。

除了上述中医辨证方法，还有脏腑辨证、病因辨证、病位辨证及经络辨证等辨证方法，共同构成了中医辨证体系。中医辨证方法从不同角度总结了病证的演变规律，为指导临床实践作出了重要贡献。

随着现代科学技术手段的迅速发展及中医理论的不断完善，现代医家对中医辨证体系进行了更深入的研究，提出了诸多辨证方法，如病机辨证、证素辨证、方证辨证、微观辨证、病证结合等，丰富和完善了中医辨证体系。

第三节 医学科研的其他思维方式

医学科研思维具有多维度、多层次、多形式的特点，除上述思维方式外，还包括创新思维、直觉思维、归纳与演绎、想象与验证、求异思维、因果推理等思维方式。各种科研思维方式有其独特的模式，具有独特的思维过程，并最终导向不尽相同的思维结果。

一、创新思维

创新思维，是指极富创造力而能达到推陈出新效果的思维。这一思维通常能开拓新的领域，在旧的道路或者既有结果上发现新的构思和设想，并能承上启下继续前进，获得崭新的结果。创新思维是一种具有开创性的思维活动，即开拓人类认识新领域，开创人类认识新成果的思维活动。创新思维是一种要求多种高级思维能力融会贯通的综合性思维能力，包括创造力、联想与想象力、思维发散能力等，将其融会贯通，集于大成。创造性思维的成果往往需要前期大量的知识积累并不断总结经验，然后通过长期艰苦的摸索与探寻，甚至经历挫折失败，才能获得。

（一）创新思维的内容及特点

独创性或首发性是创新思维的鲜明标志。独创性首先要求思维的独立性，与众不同，独具匠心。其主要表现为敢于质疑已有的知识或权威，勇于挑战旧的传统和认知，善于从旧的经验中总结新的观念和方法并开拓道路。独创性包含了"首发"的内涵，创新性思维要求创造和创新，即与别人或前人相比较，在实践中有首次的发明发现。创新性思维在扬弃"旧"的基础上，谋求出"新"。在探索和创新的过程中，往往伴随着风险、困难与不确定性，创新性思维的成果往往需要否定之否定，道路的曲折性和前进性相统一，呈现螺旋式上升的特点。

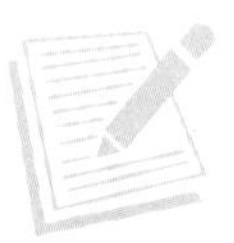

（二）如何培养创新思维

首先，敢于质疑，大胆探索。不迷信学术权威，不盲从既有学说，敢于大胆质疑，认真试验。培养创新思维，就是要有敢为天下先的锐气和勇气，打破惯性思维，以满腔热忱和宛若初生的视角对待一切事物，敢于说前人没有说过的话，敢于干前人没有干过的事情，实现思想认识的新飞跃。其次，坚持实践是检验真理的唯一标准。跟着问题走、奔着问题去，准确认识变化的缘由，科学应对、主动求变，才能在把握规律的基础上实现创新，不断推动事物向前发展。以实践为基础的创新思维始终坚持问题导向，强调直面现实。再次，善于承上启下、推陈出新，善于归纳总结、借鉴前人经验，使旧的事物、方法有机融合为新的事物、方法。最后，要把创新思维落实到行动中，提高创新能力和进行创新实践。没有创新思维，难以有创新的行动和实践。此外，创新应遵循客观规律，实事求是，运用科学的思维方法才能获得科学的结果。

二、直觉思维

直觉思维，是指对一个问题未经逐步的理性分析，不受某种固定的逻辑约束，仅依据感知迅速地对问题答案做出判断或设想，是非常迅速且直接的，不经过复杂思维过程和逻辑推理而直接领悟事物本质的一种思维方式。

（一）直觉思维的定义和内涵

直觉就是直接地觉察，广义的理解包括人类所有的心理现象，比如人们的感知觉和想象力，都在直觉思维的范畴之内，灵感、顿悟、预感等都是直觉思维的一部分。狭义的理解，直觉就是人类单纯的一种思维方式，与分析思维（或逻辑思维）是相对的，主要包括直觉的判断甄别、想象和启发等。

直觉思维具有迅捷性、直接性、本能意识等特征，其内涵包括判断和启发两个方面。直觉性的判断，即人脑对客观存在的事物及其相互关系的一种迅速的识别、直接的理解，也即用想象力去理解和连贯看似毫无联系的两个或两个以上的独立事物；直觉的启发，即对于现存某一事物或者问题，无法做出判断或联想，然而看似与其毫无关联的另一事物或问题，却可以从此得到启发或指导，这种启发往往跨越时间和空间的维度。

（二）直觉思维的意义和应用

直觉思维的产生，来源于心理功能中的感知和想象力。科研中需要运用直觉思维去解决问题，形成良好的直觉思维能力，与逻辑思维、分析思维相互结合促进。直觉思维是一种创造性的思维，能有效地突破认识的程式化，为思维的发挥提供灵活的想象空间。所以说，直觉思维是创造力的来源之一。

直觉思维不进行逻辑论证就直接得出结论，具有直接性、自发性、非逻辑性等特点。因此，必须正视直觉思维的缺陷，如思维模糊、不严密，不利于思维向形式化、定量化发展等。由直觉思维获得的认识，还必须进行逻辑的加工和整理，并接受实践的反复检验，才能得到较为坚实的结论。

培养直觉思维，需要对问题的相关知识有着大量储备并能够灵活运用这些知识。当遇到问题时，直觉思维通过快速对眼前事物的理解和总结，调动过往的经验和知识，发挥想象，洞察新事物的本质并检索到适用的信息块来处理当前的情境。所以，培养直觉思维，首先便是要不断学

习；其次，善于逻辑性思考，具备多角度分析事物和问题的能力，善于洞察其本质；最后，需要反复练习，获取经验，积累自信。直觉思维迅速、灵活，面对问题往往需要第一时间调动，因此，需要积累较多的经历经验，经历过困难挫折，解决各种复杂的问题，获得熟练度和自信心。

三、归纳与演绎

归纳与演绎都属于逻辑思维，是两种基本的思维方法，两者既有联系又有区别。认识过程的普遍程序是由特殊到一般，再由一般到特殊。归纳，指从大量的实验结果中构造出新的模型、新的知识，从而总结出新的规律，继而凝练出新的原理，是从个别到一般的推理过程。归纳法可分完全归纳法（考察分析对象的全部个体和要素）和不完全归纳法（很多时候不能穷尽所有具体事实，只能抽样选取部分个体和要素）。不完全归纳法又分简单枚举法和科学归纳法，后者指通过分析部分对象的本质和内在联系从而推出该事物的一般性结论。演绎则是以一定反映客观规律的理论认识为依据，从服从该逻辑的已知部分，推理得到事物的未知部分的思维方法，即是从一般到个别的推理过程。

（一）归纳与演绎的区别

1. 思考和推理的顺序不同 两者发生发展的顺序和过程正好相反。归纳的本质是从认清事实或事物开始的，通过认清现状，从得到的结果中找出共有的属性，继而得出普遍适用的一般规则、规律。演绎的本质则是从规则、规律开始，由一般规则出发，得出可能出现的结果。

2. 已知条件与结论之间的关系不同 归纳是对现状的总结，是对一些现象的高度凝练从而得出一般规律，而非把所有现状都进行举证，一些特殊的情况可能会被忽视。所以尽管前提是真实的，推理过程也是正确的，但结论不一定完全真实；归纳得出的结论超出了已知条件所能反推的范围，其结论不一定能保证完全正确。演绎是由一般规律出发，得出的结论不超出前提所断定的范围，所以只要前提真实并且推理形式正确，那么演绎得到的结论就必然真实。

（二）归纳与演绎的联系

归纳的结论为演绎提供了前提和基础，为演绎准备了条件，提供了指导，指明了方向，没有归纳也就没有演绎。归纳的结论是否正确，需要经过演绎来证明才能确认，演绎为归纳提供了理论依据，人们总是在一般规律的基础上进行经验的概括和总结。此外，同一事件包含多种一般规律的可能性，这也说明演绎为归纳提供了多种可能。

演绎与归纳的关系具有不可替代性，主要体现在两者基于各自的优势和特征，在不同的认知和逻辑推理中发挥着不可替代的作用。演绎法从一般到个别，注重抽象理性思维的应用、强调逻辑的严谨和缜密；归纳法从个别到一般，强调实践、经验的普适性和对大样本信息的归纳能力。两者相同的价值在于均可实现在关键节点进行知识的突破和创新。

归纳演绎是科学研究基本的思维方法，熟练掌握有助于深度理解事物或现象的本质并提高研究效率。应注意归纳和演绎各自的特点及局限性，充分注重二者的辩证统一关系。

四、想象与验证

想象是人脑对已储存的表象进行加工、改造或重组而形成新形象的思维过程，是形象思维的具体化，具有假设、猜测、幻想的特质。想象超越经验事实，富有创造性，是人类进行创新及其活动的具体思维形式。想象分为再造想象思维（对客观物质表象的脑内复现）和创造想象思维

（进一步加工创造全新形象），是人类创造的内在源泉。验证是通过实践提供客观证据，得到对预设程序或路线的证实。在研究过程中，需要保留客观证据的记录。验证有前验证、回顾性验证和再验证三种类型。人类基于已有经验的想象，需要通过人类的实践活动得到验证，想象—验证是人类认知和探索世界的重要思维方式。

在中医学中，想象与证实的思维也随处可见。古人在观察大自然的过程中，发现湿润物品在风的作用下可变得干燥，就提出了风可胜湿的治疗观点，在临床治疗中对于湿盛的患者，加入风药往往能取得比较好的疗效。无独有偶，在针灸领域也有此种思维的应用，如针灸治疗痛证时，对于某些不适合直接局部治疗的患者，可以采用一种基于整体观的想象方法。此方法将患者的上肢视作一个缩影，其中从指至腕、肘、肩，分别对应于人体的头颈、胸腰腹、四肢，治疗时根据疾病实际所在部位，在相应的想象部位进行针灸。这种策略常常能够带来令人满意的治疗效果。例如，“头项寻列缺，面口合谷收”这一简易取穴规律，便源自此种思维方法。

五、求异思维

求异思维是在思维中打破已有的常规思维、思维习惯或以往的思维成果，在事物的各种巨大差异之间建立中介，突破经验思维束缚的思维方法。求异思维又称逆向思维，它着重研究事物的多样性与差异性，具有普遍、批判和新颖的特点。求异思维是发散思维的一种，是在传统或已有的问题解决方案之外，突破传统，别出心裁，从已有思路相逆或相异的方面，寻求新的最优解决方案，以获得对现有传统理论或方案的突破和创新。求异思维常用的构思方式有逆向构思、侧向构思和缺点逆用构思。

（一）逆向构思

逆向思维是从与传统方法相反的方面思考去解决问题，根据事物之间的依存关系，变换解决问题的形式，获得与传统方法一致的结局。如《素问·阴阳应象大论》曰：“善用针者，从阴引阳，从阳引阴。”

（二）侧向构思

侧向构思又称转换构思，是根据不同方案的重叠区域，多个措施结果取交集，将传统思路作某种侧向性变换，来获得问题的解决。有时侧向构思可巧妙地弥补现有方法的不足。这种思维方式在《伤寒论》中就得到了很好的体现。《伤寒论》第209条中阳明病，已经“不大便六七，恐有燥屎”，按照常规的思路，如果肠道内已经有燥屎堆积，那么直接以大承气汤通下来治疗，但如果没有燥结，予大承气汤只会伤正而引邪深入，在没有直接的查体等证据支持的情况下，古人以“少与小承气汤，汤入腹中，转矢气者，此有燥屎也，乃可攻之；若不转矢气者，此但初头硬，后必溏，不可攻之”之法，试探性给药，结合病机，先以轻药，得到了侧面结果，再根据病机进行后续治疗，可谓是侧向构思的完美运用。

（三）缺点逆用构思

缺点逆用构思是将某些不利的理化性质或者效应巧用在矛盾双方，予以解决问题的思维。在中医治疗中，脾胃气虚、虚不受补的患者在运用补益剂时临床疗效欠佳，运用补气药，如人参，脾胃大虚，运化不利，反而会出现腹胀的情况；人参恶莱菔子，二者同用，人参的补气作用会被莱菔子削弱，补益的力量弱了，反而适宜在脾胃大虚的患者中补益使用。同样，对于外科脓疡溃

破性疾病，腐肉不去，新肉难长，临床局部外用烈性毒物汞制作的白升丹，可起到拔毒提脓、去腐生肌的奇效。医学中其他妙用“毒物”治疗难治性疾病的案例，也属于这种构思方式。

六、因果推理

因果推理是根据客观事物之间具有的普遍和必然因果联系的规律性，执因索果或执果索因的思维过程。因果推理思维是逻辑推断的具体应用，因果关系是必然性的，但得出因果关系的推理是偶然性的。因果推理分为一果多因、一因多果、同因异果、异因同果和互为因果等类型。与传统的概率推理不同，因果推理思维的实现需要严密的实验验证。

因果推理基于已知的原因或者结果，运用已有信息及逻辑规律，推断出未知事物结果或原因。在医学科研中，因果推理是一种重要的思维方式，它更关注于探究疾病、健康状况或医学现象之间的因果关系。这种思维方式帮助研究人员理解一个事件（即“因”）如何导致另一个事件（即“果”）的发生，从而揭示出潜在的疾病机制、治疗效果或预防策略。在医学科研中，因果推理可以帮助理解疾病的发生、发展和转归过程，揭示疾病与各种因素之间的内在联系，从而为疾病的预防和治疗提供科学依据。如卫生条件较为落后的患者出现腹泻、呕吐等消化系统症状，结合当地卫生条件，问诊得知患者腹泻、呕吐前饮用过污水，可以推断出生饮污水是腹泻呕吐的原因。这一推断可以通过化验污水中病原体及患者排泄物中的病原体得到验证。若患者有过疾病暴露史，出现相应的临床症状，可以十分准确清晰地推断出现该症状的具体原因，采用相应的检验检测手段可以证实该因果关系。

因果推理具有确定性、时序性、关联性及排除性等特性。因果关系的确定性，即因果关系必须是明确且可验证的，不能存在模棱两可的情况。时序性，即因必须在果之前出现，果不能出现在因之前。关联性，即因和果之间必须存在某种关联或联系，不能是孤立的。排除性，即通过排除其他可能的因素来确定某一因素是否为因。

因果推理的方法包括观察性研究、实验性研究和统计分析等。观察性研究是通过观察不同人群或个体之间的疾病发生情况，探究各种因素与疾病之间的关联，如中医学中对于戾气的认知，即通过观察大量的临床病例，发现其具有“皆相染易”的特点，根据此推理出疫病的特点。实验性研究是通过实验设计、干预措施和数据分析等手段，探究某一因素是否为疾病的因。统计分析是通过收集大量数据，运用统计学方法进行分析，探究各种因素与疾病之间的因果关系。

因果推理是中医学科研中一种重要的思维方式，帮助人类认知疾病的发生、发展和转归等，揭示疾病与各种因素之间的内在联系。通过深入研究和应用因果推理，有助于中医学科研。

思考题

1. 中医取象思维与整体辨证思维的关系是什么？
2. 经验思维对现代临床医学发展起到哪些作用？
3. 中医学中的系统思维体现在哪些方面？
4. 简述直觉思维和经验主义的区别。
5. 举例说明归纳和演绎在中医药领域的具体运用。

第三章
中医学科学研究选题与假说

扫一扫，查阅本章数字资源，含PPT、音视频、图片等

研究选题是科研活动的第一步，科研假说是科研工作的灵魂。科研选题是指在科研活动过程中提出并选择将要研究或解决的问题。提出问题是科研工作的起点，解决问题是科研工作的目的。爱因斯坦曾经说过："提出一个问题往往比解决一个问题更重要，因为解决一个问题也许仅是一个数学上或实验上的技巧而已，而提出新的问题，新的可能性，从新的角度看旧问题，却需要有创造性的想象力，而且标志着科学的真正进步。"所以选题在科研中具有重要的地位和作用。在中医学科研实践过程中，选题决定研究的主攻方向和目的，关系到科研成果的大小和成败等。

第一节　选题原则

选题就是确立研究目标和方向，提出研究问题，并且对问题可能的答案做出猜想与假设。科研选题是科学研究的首要步骤，它决定着该项研究的设计及研究的全过程。中医药科研的范围很广，其选题的基本要求是要有利于中医药学的发展。科研选题必须遵循一定的原则对所列举出来的问题进行比较、分析和筛选，择优选取，包括科学性、创新性、实用性、可行性、效能性、连续性、特色性、兴趣性。

一、科学性

选题的依据必须符合自然科学和社会科学的基本原理，有公认而准确的科学理论或可靠而充分的科学事实作为立题的基础。中医药科研选题的科学性是指其选题要有充分的中医药理论基础和客观依据，既要在中医药理论指导下进行选题，又要从实际出发，实事求是，符合自然科学基本原则，切忌凭主观臆测，要应用科学方法对客观事物进行分析、判断和推理。

二、创新性

创新是科学研究的灵魂，是科学研究的第一要义，是衡量研究水平高低的主要标准。科学研究不能总是一味重复前人的工作，缺乏创新精神，否则中医学科研工作将难以获得突破。因此，要实现创新，就必须重视培养和挖掘自己的创新性思维和潜能，找准突破口和新的生长点。理论性研究课题需建立新概念，提出新见解，对前人的研究有所发展或补充；应用性研究课题则需把基础性研究的成果转化为新技术、新发明，促使成果的实用化。中医药科学研究中既要继承，又要创新。继承是保持中医特色的基础，创新是促使中医药发展的关键。中医药研究只有将继承和创新有机地结合，才能使中医药学科在保持特色的基础上快速发展。

三、实用性

实用性是指选题应结合中医药研究中亟待解决的问题，并从国家、社会、学科发展的需要出发，结合国民经济发展的需要来进行。一个优秀的选题绝不是闭门造车，也不是纸上谈兵，而是在理论上具有学术价值，在实践上具有应用价值，既要注重经济效益，又要注重社会效益。

四、可行性

可行性是指实施科研选题必须具备的客观条件和主观条件。主观条件包括研究者的知识结构、研究经验及科研思维能力；客观条件包括实验场地、实验仪器设备、经费支持和研究时间等。选题要从实际出发，充分考虑是否具备完成课题的主观和客观条件。确保从研究内容到研究方法都要具有可行性，保证研究者对该选题的设计和实施能力。只有人员、技术、设备、经费、信息等条件均得到满足，投入与产出才符合现实意义。无论是理论探讨还是技术应用，只有在现实可能的条件下才能进行研究和解决，如果课题根本没有实现的可能，选题工作就失去了意义。因此，选题时必须从研究者本身实际出发，结合现有水平和技术条件选择可以实现的课题。

五、效能性

效能性原则是指预期研究成果可能产生的效益，效益包括经济效益、社会效益和生态效益。效益可通过发表论文、科研奖项、培养人才、经济增长等形式表现出来，要求以最小的人、财、物、时间的投入，获得最理想的科研成果，即最大的效益。对于不同的研究类型，其效能性也是不同的。基础性课题要求具有揭示机理、机制的理论发现，具有远期应用价值；应用性课题要求具有显著的经济或社会效益；开发性研究要求具有明显的经济效益。一般说来，人们更加注重显在性的、看得见的效益。所以，选题时一方面要突出显在效益数据化，将科研项目产出效益用数据描述出来，例如具体发表论文、论著数量及创造经济效益数额等；另一方面，选题时也要注重潜在效益显在化，兼顾中长期可继续性发展的潜在效益的研究。培养人才既是社会效益的具体体现，也是所有科研投入中，产出潜在价值最高的投入。即便如此，也应该将潜在效益显在化，例如将培养研究生、人才骨干、职称晋升人数等作为预期研究成果。因此，效能性原则一般体现在研究的预期结果和研究的意义方面。

六、连续性

科研具有连续性，只有不断地发展科研，重视科研，才能创造出更多的成果，推动学术事业的发展和进步。科研的连续性包括研究的延续性、知识的积累性、成果的累积性、学术的传承性四个方面。

1. 研究的延续性 一个好的科研项目往往不是一次性完成的，而是需要经过多个阶段，每个阶段都有不同的目标和任务。因此，在选题时需要考虑如何使研究工作在一个长期的时间跨度内保持连贯和持续。

2. 知识的积累性 随着研究的深入，新的发现和知识不断涌现，这需要研究者不断积累和更新知识。只有保持连续性，才能使研究工作不断深入，不断接近真理。

3. 成果的累积性 科研成果的累积是科研水平提升的重要标志。只有不断有新的成果涌现，才能使研究工作得到认可和应用。因此，在选题时需要考虑如何使研究成果能够不断积累，形成有影响的系列成果。

4. 学术的传承性　传承是中医药学术发展的重要方式，中医学研究就是在继承和借鉴前辈学术流派或重要学术思想的基础上进行新的探索的过程。只有保持学术的传承性，才能使学术事业获得新的发展与突破。因此，在选题时需要考虑如何使研究工作能够传承下去，为后来的研究者提供有价值的基础和参考。

七、特色性

科研选题的特色性是指选题应具有独特性和差异性，充分体现中医药的特色，注重从中医药基础理论、中西医临床问题中进行选题；突出以整体观为主体的辨证论治体系，围绕中医理、法、方、药等中医药特色去研究，符合实际需求和应用前景，以确保研究工作的针对性和有效性。

八、兴趣性

在科研选题时，兴趣性也是一个重要因素。如果研究者对一个课题没有足够的兴趣，很难有足够的动力去完成。因此，在选题时，研究者应首先考虑自己的兴趣和专业方向，然后针对性地去寻找符合这些条件的课题。此外，一个有趣的课题往往能够引起其他人的兴趣和关注，从而有助于研究成果的传播和应用。在选择课题时，可尽量选择一些有趣、新颖、有创意的课题，这样不仅可以激发自己的研究热情，更好地发挥自己的优势和潜力，还可以吸引更多的同行关注和参与。

第二节　选题步骤

科研选题是科研工作的起点，既是一项严肃的研究工作，又是一种灵活的研究艺术。除了要从实际情况出发，科研选题时还要选择合适的选题步骤和方法，步骤包括提出问题、查阅资料、建立假说、确定选题。

一、提出问题

在科研选题中，提出问题是非常关键的一步。一个好的问题不仅能够引发深入的思考和研究，还能为科研工作提供明确的方向和目标。在提出问题的过程中，可以借鉴前人的研究成果，了解相关领域的研究现状和发展趋势，还需要通过深入思考、观察和交流来发现和挖掘新的研究问题。提出问题时需要研究者对已有的知识、观察到的现象或遇到的问题进行深入思考，并尝试从中提炼出具有研究价值的课题。在形成初始概念时，需要对问题进行清晰、准确的界定，为后续的研究提供明确的方向和目标；还需要对问题进行初步的分析和评估，探讨其研究的可行性和研究价值。初始概念的有效形成常采取以下策略：广泛阅读相关文献以了解研究领域的前沿动态和已有成果，为自己研究的问题提供理论支撑和借鉴；积极参与同行间学术交流讨论以便思考研究的问题是否具有创新性和实际意义；将研究问题进行多个角度审视，以思考与其他领域的联系和交叉点，拓宽研究的思路和视野；对研究问题进行反复深入思考和推敲，以明确问题的本质和关键要素，为后续的研究打下坚实的基础。通过以上步骤，逐渐形成具有研究价值的初始概念，为后续的科研工作提供清晰、准确的方向和目标。一个好的初始概念的提出能为后续的科研工作提供坚实的基础和明确的指导。实际工作中可以从以下角度提出新的问题。

1. 从理论结合临床实践提出问题　孙思邈有云："世有愚者，读方三年，便谓天下无病可治；

及治病三年，乃知天下无方可用。”中医药的临床实践绝不是照本宣科地照搬理论那样简单，临床工作远比理论分析复杂。现阶段的临床实践中仍然有大量难以解决的问题，如恶性肿瘤、心脑血管疾病、内分泌代谢疾病、慢性呼吸疾病等。这些问题都有相当的难度与深度，若能解决这些问题，不仅会提高人民群众的健康水平，也会极大推动中医学的发展。

2. 从中医学结合现代科学方法技术提出问题　科学技术发展具有整体化趋势，现代中医药研究也不仅限于传统诊法的望闻问切及治疗的理法方药等。中医学与现代科学方法技术相结合诞生了新的诊疗方法，如电子技术与中医针灸技术结合形成了电针技术、电子计算机与中医诊断技术结合形成了电子舌脉象诊断技术等，充分利用现代科学方法技术探索中医药中的科学问题，将有利于推动中医学的发展。

3. 从临床实践机遇中提出问题　贝弗里奇曾提出："也许绝大部分生物学和医学上的新发现，都是意外做出的或至少含有机遇的成分，特别是那些最重要和最革命性的发现。"很多中医单验方是临床实践中机遇的产物。所以平时应善于观察、善于思考、善于分析，特别是不要轻易放过临床实践中遇到的每一个异常现象，从而发现和提出科学问题。

4. 从治疗性价比中提出问题　尽管现代科学技术带来了先进的诊疗方法，但是部分存在诊疗费用高或疗效不理想等。以现代辅助生殖技术为例，它虽然解决了很多不孕不育患者的临床问题，但是其成功率仍难以满足患者需求且费用较高。中医药在不孕不育治疗中具备有效、简便、价廉的优势，能有效提高胚胎移植成功率及活产率。如何将中医有效的治疗方式与现代治疗方法结合，优势互补，这是值得深入研究的问题。

二、查阅资料

在科研过程中，查阅资料是提出问题的重要步骤之一。通过查阅资料，可以了解研究领域的前沿动态、已有研究成果和存在的问题，为自己的研究问题提供理论支撑和借鉴。通过查阅资料，可以给予科研工作者一些灵感与启发，不仅可以帮助我们历史地、客观地评价和论证选题的科学性、实用性和可行性，以完善所提出的问题，也可以从一些失败性案例中获得一些反思与思考，以形成新的思路。在查阅资料时，要特别注意资料的来源、目的、筛选及分析。

1. 选择合适的资料来源　选择权威的学术期刊、专业数据库、学术会议论文集等可靠的资料来源，确保所获取信息的准确性和可靠性。

2. 明确资料查阅目的　在查阅资料前，要明确自己的研究问题和目的，有针对性地寻找相关资料进行大量查阅，避免浪费时间和精力。

3. 掌握资料筛选技巧　在查阅过程中，需要具备一定的资料筛选技巧，如查找关键词等，能够快速筛选出与自己研究的问题相关的有价值的信息。

4. 注重资料分析　经过对资料进行分析和整理，提炼出有用的信息和观点，为自己研究的问题提供有力的支持。了解该研究领域的情况，更好地为自己研究的问题提供更加全面和深入的背景和支撑。还可以发现已有研究成果中存在的不足和缺陷，查找研究领域的新思路和新方法。因此，在科研过程中，查阅资料是提出问题的重要步骤之一，对于科研选题和研究的成功与否具有至关重要的作用。

三、建立假说

建立假说是科学研究中的重要步骤，需要科研人员具备扎实的知识基础、敏锐的观察力和严谨的逻辑思维。假说应具有科学性，建立假说需要遵循科学的方法和原则，确保其合理性和可验

证性；假说应具有创新性，科研人员基于已有资料和观察结果，形成新的假说，在继承的基础上进行创新，而不是凭空创造和发明；假说应具有可测试性，提出假说时需要考虑其逻辑性和合理性，以及是否符合已有证据和事实，才能有相对明确的目的和预测结果。掌握以上假说的特点对假说进行比较分类、分析、归纳，形成一个新的研究理论框架，再通过假说论证，使之成为比较完整的、有价值的假说。科研假说也会有不完善的过程，甚至是错误的，所以在建立假说过程中可以从多维度去建立假说。

四、确定选题

确定选题是科研工作的关键步骤，需要充分考虑该领域的动态、研究问题的可行性、价值和意义等方面。一个好的选题是科研成功的前提，能够为后续的研究工作打下坚实的基础。在科研假说建立后，就应该围绕该假说进行科学构思，确定科研方向，从而选定课题的题目。在对假说验证的具体实施过程中，要充分利用有关技术资源，多学科交叉，提高验证手段的水平和广度。验证方案一旦确定，则选题基本可以确立。题目即研究课题的名称，它是研究的核心，至少应包括处理因素、研究对象和干预效应三个要素，并且能够反映三者之间的关系。处理因素必须是主因素，必须能表明进行研究的目的与意义，是科研工作者根据研究目的所决定欲施加或欲观察的，能作用于受试对象并引起直接或间接效应的因素。研究对象是处理因素作用的客体。干预效应是指处理因素作用于研究对象后所表现出来的效果，这种结果常以观察指标为载体客观地表现出来，有定量指标和定性指标。确定科研选题是一个迭代的过程，需要多次修改和完善。确定一个好的选题重要的是不断地学习和改进。

第三节　选题方法

中医药学有其自身的科学内涵和独特的思维方式、理论、方法，这就要求中医药科研选题既要有生物医学的共性，又要有中医药特色，还要有科研选题的一般特点和要求。因此，中医药科研选题必须突出中医药特色，以中医药理论为指导，充分利用现代科学方法技术，以保证选题的科学性和先进性；以临床疗效为依据，基础研究和临床研究相结合，以保证研究方案的可行性；以继承和发扬提高中医药学为目的，在继承的基础上创新，以保证研究方案的创新性和前瞻性。

中医药科研课题大多通过研究者的勤奋实践、刻苦学习、反复思考而确立。中医药科研选题的来源和方法较多，主要有以下几种。

一、从项目指南中选题

科研项目指南是指纳入国家、部、省、市等科研主管部门科研计划的选题，并有经费等方面的资助，其方向明确，目标清楚，要求在一定期限内完成。从项目指南中去挖掘课题，可起到事半功倍的效果。2015 年，国家将我国原有的科研项目整合成五大类科技计划：①国家自然科学基金项目：这类项目的特点是资助基础研究和科学前沿探索，以及支持人才和团队建设，增强我国的源头创新能力。国家自然科学基金作为我国支持基础研究的主渠道之一，面向全国，重点资助具有良好研究条件、研究实力的高等院校和科研机构的研究人员。该类项目每年年初发布当年度项目指南，按照资助类别可分为面上项目、青年基金项目、重点项目、重大项目、地区基金项目等。②国家科技重大专项：本类专项聚焦国家重大战略产品和产业化目标，解决“卡脖子”问题，突出重大战略产品和产业目标。③国家重点研发计划：本类项目主要针对事关国计民生的农

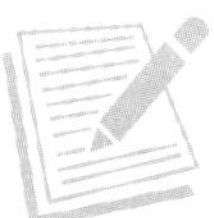

业、能源资源、生态环境、健康等领域中需要长期演进的重大社会公益性研究，以及事关产业核心竞争力、整体自主创新能力和国家安全的战略性、基础性、前瞻性重大科学问题及重大共性关键技术和产品等开展研究。④技术创新引导专项（基金）：按照企业技术创新活动不同阶段的需求，对发改委、财政部、科技部等四部委共同管理的中小企业发展专项基金中支持科技创新的部分，以及其他支持企业技术创新的专项资金（基金）进行分类整合而设立的项目。⑤基地和人才专项：主要支持国家重点实验室、国家工程技术研究中心、科研基地建设、创新人才和优秀团队建设等。

除国家五大类科技计划项目外，各省、自治区、直辖市科技厅设立了省级项目，各省厅局（如卫健委、中医药管理局）及各市科技局也设立了相关的科研项目，主要包括两大类：①应用基础研究项目：主要资助具有应用前景的应用基础性研究，如省级自然科学基金项目。②重点研究项目：主要资助对本省社会经济发展有重大影响的关键技术、优势资源综合开发利用、传统产业改造的关键技术和新技术等研究项目。

科研人员可根据国家和各省市发布的各类项目指南，根据自己的工作基础、研究特长、本单位优势等，自由申请具有竞争力的科研课题。应当指出，各类指南中的项目相对宏观和笼统，申请者应在指南范围内再将选题具体化，明确解决的科学问题和研究目标，制订具体的研究方案和计划。如 2023 年国家自然科学基金项目指南中，将“补益类中药调节神经 – 内分泌 – 免疫网络的机制（H32）”列为重点项目的立项资助领域，申请者可根据自己的工作基础、专业特长等，选择明确的补益类中药和相关疾病，从“神经 – 内分泌 – 免疫调节网络”来研究其防治相关疾病的作用及机制，可自由申请该相关领域的科研课题。

二、从临床实践或科研实践中选题

大量的医疗或科研实践为科研工作者提供了丰富的科学问题，临床或科研实践中尚未解决的问题和不断出现的新问题是科学问题的主要来源。临床工作中经常会面临无法用现有的知识和技术解释、解决的新问题，这些往往就是科研选题的重要来源。这就要求科研工作者在日常研究或临床实践中细心观察，捕捉信息，观察到以往没有观察到的现象，发现以往没有发现的问题，进行分析，追根溯源，这样就可能产生重要的原始意念，进而找出适合自己的研究课题。在临床实践中，要以提高临床疗效为核心，临床工作中发现某些治疗方法具有确切疗效，但作用特点、机制尚不明确等，就可以进行相关的研究并促进临床疗效的提高和学术发展。如慢性肝病中医药治疗有一定优势，在中医药治疗慢性肝病中，是以祛邪为主还是以扶正为主？如何从中医药中筛选高效的保肝中药或中药活性成分？这些都是值得研究的科研课题。

此外，在科研实践中，要善于捕捉和发现偶然出现的问题或现象，通过对这些偶然现象的研究，发现必然性。例如，1928 年英国细菌学家亚历山大・弗莱明正在研究金黄色葡萄球菌的致病作用及其杀菌药物，由于培养皿的盖子没有盖好，他发觉培养葡萄球菌的琼脂上长了一层青绿色霉菌，这是从楼上一位研究青霉菌的学者的窗口飘落进来的。弗莱明进一步仔细观察，发现了一个奇特的现象：在葡萄球菌周围出现一圈空白，他立即意识到可能出现了某种了不起的现象，迅速从培养器皿中刮取霉菌，放在显微镜下观察，发现这种能杀死葡萄球菌的青绿色霉菌是青霉菌。随后，他进一步研究，发现青霉菌还能杀灭白喉菌、炭疽菌、链球菌和肺炎球菌等，具有高效而广泛的杀菌作用。弗莱明据此发明了青霉素而获得 1945 年的诺贝尔生理学或医学奖。

三、从原有课题延伸中选题

科学的发展离不开前人的创造性成果。因此，可以在前人或自己完成的科研课题或研究成果的基础上寻找新的研究方向，选择新的前沿性课题；也可以在前人的研究思路中发现新问题，拓宽研究领域，凝练新的科研课题。任何一项科研课题都有一定的范围和层次，可以从横向联系、纵向交叉和相互渗透中，从广度和深度进一步延伸，形成不同的科研课题。此外，一项已完成的科研课题，由于有新的实验手段或发现某些新的事实，便可以以此为基础确立一项新的选题。例如，补阳还五汤为中医治疗脑梗死的重要方剂，而脑梗死与血栓形成有密切关系，以往研究发现该方治疗脑梗死的作用与改善血液流变性、抗血小板活化、抗凝血和促纤溶等有关。而血管内皮细胞是血管壁的重要组成单位，在血栓形成中具有重要作用，可通过调节血流动力学、血小板活化、凝血、纤溶等影响血栓形成。因此，基于血管内皮细胞在血栓形成中的重要地位，推测补阳还五汤可能通过保护血管内皮细胞来发挥治疗脑梗死的作用，开展补阳还五汤保护血管内皮细胞的研究，就可以形成新的课题。另外，在原有课题中发现的一些阴性或相互矛盾的结果，也可以作为研究的可拓展课题。

四、从医学文献中选题

医学文献是前人科学研究和临床实践经验的总结和概括，蕴藏了大量的信息，是科研选题的重要来源。科研工作者可根据自己的学科领域，结合自己的专业特长和专业知识，查阅古今中外的相关文献，通过对文献资料的分析，可以了解到某一领域的研究现状、前人的研究成果及研究中存在的空白点和缺陷，从中获得启发，找出尚未被重视但具有探索价值的课题作为自己的选题。该类课题具有良好的先进性和科学性，有可能在前人或他人研究的基础上提出新观点和新方法。例如，20 世纪 60 年代，在氯喹抗疟失效、人类饱受疟疾之害的情况下，中国科学家屠呦呦先生接受了国家疟疾防治研究项目的抗疟研究任务，在 1969 年担任中国中医研究院（现中国中医科学院）中药抗疟研究组组长，从事中药的抗疟疾研究。通过整理中医药典籍、走访名老中医，她汇集编写了 640 余种治疗疟疾的中药单秘验方集，从中选定青蒿的抗疟作用进行研究。当时，在对青蒿提取物进行研究时，虽经多次研究，但发现青蒿提取物实验药效不稳定。屠呦呦先生进一步查阅文献，发现东晋葛洪在《肘后备急方》中对青蒿截疟的作用及服用方法进行了记载："青蒿一握，以水二升渍，绞取汁，尽服之。"这个记载给了屠呦呦先生新的灵感，根据这条线索，她改进了提取方法，采用乙醚冷浸法进行提取，所得青蒿提取物对鼠疟效价有了显著提高；接着采用低沸点溶剂提取，使提取物的抗鼠疟效价更高，而且趋于稳定，最终于 1972 年发现了青蒿素。屠呦呦先生因此获得了 2015 年诺贝尔生理学或医学奖。

应当注意的是，在医学文献调研中，要广泛查阅文献，跟踪某一领域的国内外现状，掌握研究的深度与广度，进行分析、综合、比较，这样才能发现空白点，为进行科学思维提供有力的证据。在选题中要注意不要重复别人的研究，验证别人的研究结果，而应当综合分析文献资料，找出前人研究中的不足之处，从而使自己的研究在前人的基础上有所超越和创新。

五、从名老中医经验中选题

名老中医是中医药学术思想和临床高水平的代表，是中医药学术创新发展的源泉。传承、研究名老中医的临床经验和学术思想，是继承中医药理论体系，发扬其独特临床经验或诊疗技术，提高中医药临床诊疗水平的需要，是推动中医药学术进步和理论创新的需要。当前，对名老中医

临床经验、学术思想的传承和研究，主要包括名老中医药专家的经验传承和数字化研究、名老中医临床经验应用与评价研究、名老中医养生医疗保健经验挖掘整理与推广应用研究、名老中医学术流派分析和整理研究、名老中医经验传承规律与传承方法研究、名老中医学术思想和临床经验现代分析挖掘研究、民间医药的挖掘整理及评价研究等。这些名老中医的学术思想和临床经验是科研选题的重要途径和有效方法。例如，陈可冀院士团队以清代宫廷医案为依据，分析了清宫名医治疗胸痹（冠心病）的用药和组方规律，发现清宫名医治疗胸痹的用药以理气为主，配伍清热、化痰及活血法，这为现代冠心病的中医药治疗研究提供了很好的线索。此外，名老中医经验方是他们在临床实践中形成的确有疗效的方剂，体现了中医对疾病发生发展规律和核心病机的认识及组方用药规律，是新药研发和科技创新的主要源头。传承名老中医的学术思想和临床经验，挖掘、整理名老中医经验方，开发出中药新药，具有重要的现实意义。基于名老中医经验方的中药新药研发是国家重点鼓励研发的方向。因此，应充分发挥名老中医经验方在临床研究、中药新药研发中的独特优势，开展诊疗方法、中药新药等研究。

六、从民间特色疗法中选题

中医药学经历了几千年的发展，在民间积累了丰富的治疗经验，形成了大量的单方、验方、非药物疗法等。但这些民间治疗方法尚处于经验阶段，缺乏严格的科学评价，人们往往对其科学性认识不足。因此，可以以这些民间独特疗法为依据进行选题，挖掘其特点，总结其规律，提炼其学术观点，开展这些方法的临床研究和理论创新探索，从而发现新事物和新规律，使民间独特疗法得到科学验证和理论升华。例如，急性早幼粒细胞白血病（acute promyelocytic leukimia，APL）曾被认为是白血病中非常凶险且极易致死的一种，由于病因不明确、发病急，很难得到有效治疗，患者往往在半年内死亡。1971 年，哈尔滨医科大学张亭栋教授得知黑龙江省林甸县的民主公社有一位老中医用一个偏方治愈了母亲的皮肤癌，并由此开始，用肌内注射该药治愈了一些癌症患者。因此，他带领一个小组进行了现场调查，发现这个验方的确可使一位食管癌患者肿块缩小，虽然没有完全治愈，但患者的生理状态和生活质量得到了明显改善，说明这个验方确实有效。他们获得了这位老中医的处方，改制为水针剂，命名为“癌灵”注射液（后称“癌灵 1 号”），用于各种癌症的治疗，但毒性太大。从事血液病研究的张亭栋思考这个药是否可以用于白血病的治疗，他们检测了“癌灵 1 号”的组分，发现只要有砒霜就有效，轻粉和蟾酥无治疗作用，而且轻粉有肾脏毒性，蟾酥有升压的副作用。他们用“癌灵 1 号”治疗 6 例白血病患者，全部患者的病情都得到了缓解，并明确了其疗效来源于砒霜的化学成分三氧化二砷。后来他们从 1973 年至 1978 年用该药治疗 APL 共 55 例，缓解率达 70%，其中 12 例完全缓解，且毒副作用小。在此之后直至 20 世纪 90 年代末，中国学者不断进行临床试验，证明了三氧化二砷对 APL 的治疗作用。1997 年 *Blood* 杂志发表了上海血液学研究所沈志祥等人的论文，用三氧化二砷治疗 15 例 APL，其中 10 例只用三氧化二砷，取得了 90% 的完全缓解率。1998 年 *The New England Journal of Medicine* 发表了美国纽约的 Sloan–Kettering 癌症纪念医院和康奈尔医学院的 Soignet 等人的论文，给常规化疗后复发的 12 例 APL 患者使用三氧化二砷，观察到 11 例完全缓解，其机制可能和细胞分化及细胞凋亡有关。这个例子说明从民间疗法中选题是一个很好的途径。

七、从学术争论中选题

由于科技的进步，出现了很多新知识、新发现与旧理论的矛盾，这也是科学的发展与发现暴露了原有理论的局限性。为此，可通过学术争论，从中选择科学问题，作出新的阐述，提出新的

观点或见解，形成新的研究课题。这就要求研究者除了平时多查阅文献资料，还要尽可能多参加一些相关学术会议、专题研讨会、讲座、疑难病例讨论会等，获得新的医学信息、研究进展，从学术争论中发现新的问题。例如，过去医学界普遍公认，胃内是一个高酸性环境，任何细菌都无法在酸性的胃液中生长，人的消化性溃疡与胃酸有关。尽管早在 1940 年美国科学家费里德伯格（Freedberg）就在 40% 的溃疡病和胃癌患者的胃内发现有细菌存在，但他没有坚持研究下去，致使自己的早期发现被长期湮没。1979 年病理学家沃伦（Warren）在慢性胃炎患者的胃窦黏膜组织切片中观察到有一种弯曲状细菌样物质存在，并且发现这种物质邻近的胃黏膜总是有炎症存在，因而意识到这种物质可能是一种细菌，与慢性胃炎有密切关系。这种观点在当时并不被学术界广泛接受。1981 年马歇尔（Marshall）与 Warren 合作，通过胃镜检查和活检研究了 100 例患者，证明了这种物质确实是一种细菌，与胃炎有关。1982 年 4 月，Marshall 终于从胃黏膜活检样本中成功分离培养了这种细菌，发现了幽门螺杆菌。2005 年度诺贝尔生理学或医学奖授予这两位科学家，以表彰他们发现了幽门螺杆菌及这种细菌在胃炎和胃溃疡等疾病中的作用。

八、从学科交叉中选题

科学的发展既使学科内部基础理论与应用之间的联系紧密，又使各学科之间的横向渗透与纵向交叉更加密切。跨学科的理论和方法技术的结合，常会收获新发现。医学的发展在很大程度上依赖于其他学科理论和技术的发展和应用，借鉴其他学科的新成果、新技术、新方法是医学科研选题的重要途径。例如，将计算机技术与 X 线技术结合，创造出计算机断层显像技术，可用于疾病的诊断，这就是医学与其他学科的有机结合。

在中医药科研中，有目的地引进其他学科的理论和方法解决中医药理论或临床中的问题，将具有重要的现实意义。当前，中医药科研较多地采用生物学、物理学、化学和西医学等的理论和方法，以推动中医药的发展。特别是将中医学与西医学理论和方法技术结合，为中医药科研提供了许多选题思路。例如，中医辨证为肾阳虚的患者，其本质部分与下丘脑 – 垂体 – 靶腺轴（HPT）功能异常有关，沈自尹院士选择肾阳虚证与机体 HPT 轴功能的关系作为研究课题，其研究成果为肾阳虚证提供了客观的实验诊断依据，也为下丘脑 – 垂体 – 靶腺轴功能低下类疾病患者提供了补肾阳的中医药治疗方法。

九、从想象和灵感中选题

想象和灵感常常出现于无意间或精神放松状态下，这是科研工作者长期思考和实践积累的结果，灵感的火花往往会选择在一个不经意的时机突然降临。这就要求研究者要有敏锐的洞察力，善于从一时的思想火花中捕捉到有用的信息，进一步通过思维凝练出科学问题，使之成为研究选题。例如，1951 年英国生物学家克里克在剑桥大学从事研究工作时与美国科学家沃森相遇，都有着一致的研究兴趣，都对“基因到底是什么”感兴趣，深信一旦解读了 DNA 的结构，对搞清遗传的真相将很有帮助。1953 年 2 月，沃森、克里克通过威尔金斯看到了富兰克林在 1951 年 11 月拍摄的一张十分漂亮的 DNA 晶体 X 射线衍射照片，这一下激发了他们的灵感，认为 DNA 一定是螺旋结构。然后，根据富兰克林和威尔金斯的研究结果进行研究，不仅确认了 DNA 的双螺旋结构，而且分析得出了螺旋参数，证明磷酸根在螺旋的外侧构成两条多核苷酸链的骨架，方向相反；碱基在螺旋内侧，两两对应。1953 年 2 月 28 日，第一个 DNA 双螺旋结构的分子模型终于诞生了。二人也因此与威尔金斯共同获得了 1962 年的诺贝尔生理学或医学奖。

十、借助工具选题

随着科学技术的发展，出现了很多有用的工具，可以帮助选题。这些工具主要是利用计算机技术和数理技术，从已有的研究成果和资料中去发现科学问题，从而形成科研课题。借助工具进行科研选题主要有：①通过文献计量学分析等方法，了解当前某一领域的研究热点是什么，有哪些问题没有解决，可以通过哪些途径来解决这些问题，由此来提出科研选题。②利用网络药理学方法进行科研选题。网络药理学是利用疾病－基因－靶点－药物相互作用的网络，系统综合地观察药物对疾病网络的影响，从而揭示药物作用于人体的奥秘。该研究策略的整体性、系统性特点与中医学从整体的角度去诊治疾病的理论及中药的多成分、多途径、多靶点协同作用的原理殊途同归。网络药理学反映了大数据时代生物医药系统性研究的新趋势，适应了中医药对系统性研究方法的需求。因此，网络药理学近年来已成为医药领域尤其是中医药研究领域的一个前沿和热点。利用网络药理学技术可以发现药物作用的环节和靶点，为科研选题提供帮助。例如，芪参益气滴丸是治疗心肌缺血的有效中药，基于“成分－靶点”“药材－通路”的网络药理学分析，发现该方中的药物成分可作用于磷脂酰肌醇3激酶（PI3K）/蛋白激酶B（AKT）信号通路，调控细胞存活和促血管新生。因此，根据网络药理学分析结果，可以从PI3K/AKT信号通路与心肌缺血后心肌细胞存活和血管新生角度来进一步研究该方及其有效成分的作用机制，形成科研课题。③利用分子对接技术来进行选题。分子对接技术是药物虚拟筛选设计的方法，依赖化学信息学和生物信息学中大量的靶点、小分子及靶点－小分子之间的相互作用，将小分子配体对接到受体活性位点并搜寻其合理的取向和构象，使得配体与受体的形状和相互作用的匹配最佳，从而发现药物的先导化合物。作为一种结合理化原理和科学计算算法的研究方法，提供了一种探索中药药效物质基础和机制的新思路。分子对接技术需要利用数据库信息探寻具有活性的单体化合物，目前的中药数据库、基因组、核酸或蛋白质序列信息的数据库、活性化合物信息及其生物活性测试结果的数据库、化合物药代动力学、代谢性质和毒性数据的数据库等提供了有用的工具。例如，以往研究发现，抑制内源性凝血途径的接触激活因子凝血因子Ⅻ（FⅫ）、Ⅺ（FⅪ）具有显著的抗血栓效应且无明显的出血副作用，提示抑制内源性凝血途径的活化是抗血栓的重要靶点。通过分子对接技术，从天然产物数据库中对中药活性成分进行筛选，得到了一些中药活性成分和激活的凝血因子Ⅻ（FⅫa）蛋白靶向对接良好，进而用家兔血浆进行体外实验，发现其中药根碱能显著延长部分活化凝血酶原时间（APTT），而不延长凝血酶原时间（PT）和凝血酶时间（TT），提示药根碱可能作用于内源性凝血途径，通过抑制内源性凝血途径的接触激活而抑制血栓形成。因此，提出了“药根碱通过抑制内源性凝血途径抗血栓作用的研究”课题。

第四节　假说形成

科学研究的任务在于发现和揭示新的自然现象的本质，而现象的本质往往被某些复杂的表象所掩盖，人们对科学的认识必然是一个由表及里、由浅入深、由未知到已知的过程。因此，在科学研究的过程中，要获得高水平的研究成果和理论创新，首先以客观事实和科学理论为依据，通过科学的思维方式，提出合理的科学假说，并在实践中加以验证和修正，最终获得研究的成功。实践是验证和修正假说的途径，科研假说又称为工作假说，建立工作假说是科研选题的核心环节，正确提出科学假说是科研工作者的一项基本功。

一、假说的定义

假说是按预先的设定，对某种现象进行解释，是根据已知的科学事实和科学原理，对所研究的自然现象及其规律提出的推测性的解释和说明。

假说是自然科学理论思维的一种重要形式，任何一种科学理论在未得到实验证实之前均表现为假说。假说的形式是一个暂定的理论框架，其构成要素包括前提、相关概念及论述。假说是以已知的科学事实或科学理论为前提，对未知事物及其规律、结果进行推测、推断的暂时性的假定，是一种带有推测性、假设性、未被证实性的理论思维。假说是由已知到未知，再将未知转化为已知的桥梁，是继承与创新的纽带，是科学创新的一种思维方式。在科学研究过程中，为了探索事物的本质，常常需要根据已知的事实、知识、理论对新事物的产生原因、发展规律给予合理解释，提出假说。针对某一具体干预性研究选题来说，假说是在观察事实和研读文献的基础上，以客观事实和科学理论为前提，对研究对象、处理因素、干预效应三者之间将要发生的变化的合理推测。

二、假说的特征

科学假说不是主观臆断，它的前提是客观事实或科学理论，并以此为基础，对新的未知事物推断，因此科学假说具有科学性、推测性、易变性和可验性四个特征。

1. 科学性　科学假说的形成是人们对已有认识过程的扩大和深化，它应当遵循和应用已有的科学理论。科学假说是研究者在分析、观察客观事物的基础上，利用已知的科学理论或事实，对拟解决问题或现象给出的推测性的解释，它是以客观事实与科学理论为依据的。假说立足于既有的科学知识和科学事实，这就决定了科学性是假说的必然条件，即假说的科学性。假说应具备原则上的可检验性，如果不具备原则上的可检验性，有关陈述就不能称之为科学假说。例如牛痘的开发与应用，就是建立在假说基础上的成功案例，1798 年英国科学家琴纳发现挤牛奶的工人不会感染天花，由此提出致敏假说，因为挤牛奶的工人在工作中小量感染过天花病毒，体内产生了抵御天花病毒的抗体，所以不会感染天花。以此为假说，成功研制了预防天花的疫苗——牛痘。

2. 推测性　假说的提出不仅可以解释已知的事实，更重要的是还可以对未知的或对未来的事实做出推论。假说来自客观观察、科学知识，但又不等同于已知的客观事物和科学原理，它是对多种科学知识综合分析、归纳演绎后，形成的新的观点、新的认识。因此，假说具有一定的推测性。如在席尔的精神压力学说研究案例中，他开始推测这些患者的血液中可能存在某种相同的激素，相同的激素导致了相同的症状、体征，经反复实验，除了肾上腺皮质激素升高，并没有发现新的激素。于是，他推翻了自己的假说，基于这个新的客观事实，提出了“精神压力”学说。假说具有一定的推测性，是在反复研究中逐渐被完善的。即便假说为伪，对科学的发展也有一定的影响作用。

3. 易变性　对同一自然现象，由于人们占有的材料不同，看问题的角度、知识结构不同等原因，可以提出多种不同的假说。对同一自然现象提出的假说，还会随着实践过程中的新发现而变化，随着争论的发展而修改或完善，这就是假说的易变性。各种假说争鸣可能出现不同的结果：两个对立的假说中一个驳倒另一个，新假说战胜旧假说，如“日心说”代替“地心说”。两个对立的假说都包含部分真理，两者互补构成更为完整的假说，如“光的波粒二象性”假说统一了光的“波动说”和“微粒说”。两个对立的假说都是客观事实歪曲的反映，随着科学的发展而被淘汰，如生物学中的“精原说”和“卵原说”。各种假说都有一定根据，也能说明一些自然现象，但都不够完满，从而形成争论不休、长期共存的局面，如关于星系起源的“弥漫说”“超密说”

和“宇宙大爆炸”学说。

4. 可验性　假说必须包含可在实践中检验的结论，特别是关于未知事实的推断，否则就不是科学的假说而是空谈。比如达尔文的进化论认为，人类是由类人猿进化而来的，这是描述人类史前已发生的事，而且是不再重演的事，但进化论曾推断出地层里存在着类人猿的遗骸，这是可以在实践中检验的。1881 年荷兰医生杜步亚果然在爪哇岛的地层中，发现了类人猿的一副头盖骨、大腿骨和几枚牙齿的化石，证实了达尔文关于类人猿遗骸的推断。由于实践活动的历史局限性，有些理论虽是可检验的，但当时却难以实现，它们的检验将在历史的过程中完成。所以应当把是否可检验的问题与检验条件是否具备的问题区别开，也就是说，如果提出一个假说不是可检验的，那就是不合理的，如果提出一个假说是可检验的但暂时还不具备检验的条件，那还是合理的。

三、假说建立的方法与步骤

在科学研究中，建立假说是非常重要的一步。假说是科学研究的基础，是科学家进行实验和观察的前提。

（一）假说建立的方法

建立假说必须综合运用逻辑思维的方法，假说建立的方法有很多，主要用以下几种。

1. 类推法　类推法是指由一类事物所具有的某种属性，可以推测与其类似的事物也应具有这种属性的推理方法，是根据不同事物之间所具有的类似性，通过模拟比较来进行推理，从而发现事物的某些规律，属平行式的推理，应该在同层次之间进行。运用类推法必须注意不同事物之间所具有的类似性，证明其内在的联系，不能把两个或几个互不相干的事物勉强地进行模拟比较，从而把一个事物所具有的性质、规律强加于另外的事物；也不能通过个别的、偶然的事例来类推所有的事物，否则就会得到一些错误的结论。类推的结果还要通过实验来加以验证。中医学理论中取类比象的方法，就是类推的思维方法，《内经》称为“援物比类”。如病因学说，从风、寒、暑、湿、燥、火六气变化对自然界的影响结果来推论其对人体的影响。中医学的五行学说，就是根据自然界金、木、水、火、土五者之间相互生成、相互制约的关系，来类推人体的五脏六腑之间具有类似的相互生成、相互制约的关系。中医学理论中许多观点、认识的形成，是通过大量的实践活动所观察到的现象，运用类推的思维方法加以表述的，这种类推的观点和认识，是中医科研课题假说的重要来源。

2. 演绎法　演绎法是把一般事物的现象或规律推理到个别事物。在中医学理论中，对演绎法的运用也是很广泛的。如中医学中有“不通则痛”之说，故凡是出现疼痛的病证，都要考虑到用疏通的方法，在治疗痹证、胃脘痛、腹痛、头痛、痛经等病证时，都是按这一理论，或理气，或活血，或化痰等。在用演绎法认识事物时，只是为假说提供了一种思维方法，并不意味着通过演绎法所得出的结论都是可靠的。事物既存在着共性，又具有个性，不同的事物即使具有某些共性，但也各具个性。如中医学认为春季以风为主令，故春季多风而风病较多，但冬季也多风，而且风寒之病当以冬季为多，所以不能单凭季节来确立风病的好发季节。运用演绎法也应从临床实际出发，符合临床实际的就可以保留推理的结论，并可以作为科学研究的假说进行科学的验证。

3. 对比法　对比法是用已知事物的现象或规律与未知事物做比较，从而得出未知事物的现象或规律；也可以把几个研究对象做对比，从中发现它们的异同点。此方法的特点就是根据过去的或其他的事实和理论，通过对比来了解未知事物的现象或规律。对比法既是提出假说的思维方法，也是进行实验研究的重要方法。

如在研制中医病证的动物模型时，需要把动物的外在表现、相关检测指标的变化与患者的临床表现、实验室检查相比较，若所复制的动物模型与同一病证患者的临床表现、实验室检查有较大或较主要的相似，这一动物模型的复制就是成功的。这就要求在进行课题研究时应当采用对比的方法提出假说，设计研究方案。

4. 归纳法 归纳法是把大量零星的、分散的事实和现象进行综合化、系统化，从中找出共同点或内在的规律，从而揭示事物的本质。归纳法在中医学理论的形成过程中占有重要的地位，古人正是在大量的生活和临床实践中，通过对无数事实的观察，从中发现人体生理、病理和诊断的共性规律，从而形成了相关的理论。如中药的四气五味理论，就是根据药物对疾病所发生的作用而总结出来的；根据药物能改善人体的阳热状态，把这类药物的药性定为寒性。可见，中医学理论中的许多内容都是运用归纳的思维方法而得出的。

（二）假说建立的步骤

不同性质的假说，所形成的步骤虽然有所区别，但一般包括以下过程。

1. 初始意念 在建立初步假设之前，要掌握事实，进行细致严谨的观察和总结，全面查阅相关的文献资料，认真阅读和分析，提出问题，找出主要矛盾和解决矛盾的切入点及思路方法，在此基础上产生的灵感、直觉，称为初始意念或思想火花，这既是开始形成假说的基础，也是认识进一步发展的前提。这种演绎推理，一般是根据已知的知识去设想未知事物，而不是去纯粹地虚构，往往要尝试提出多种假设，然后进行比较、取舍、修改，经过反复周密的思考，选择依据较充足的假设。

2. 建立假说 在初步假设的基础上，经过对所掌握的事实和资料以及已知的科学理论进行广泛的论证，运用类比、归纳和演绎的推理方法形成初步假说。一旦建立假说，就要以广泛的事实材料为基础，对其进行解释，要用充分的资料和多方面的知识来做演绎推理的论证，充实假说的内容。初步假设只有在经过论证补充和完善的基础上肯定了它的理论内容后，才会发展成为相对合理的科学假说。需要强调的是，中医学有着深厚的中国文化底蕴，天人合一、形神统一、以平为期等人文哲学思想指导中医基础理论，在建立假说过程当中应予充分重视，以更深刻突出中医学特色和优势。

3. 完善假说 初步建立假说之后，一般能够用于说明和解释已知的事实和现象。假说的完善主要以其能否推测未知的事实或新的现象为依据。不仅考核假说的科学内涵及其应用前景，也为下一步验证假说提供条件。如果假说都得到实验证实，那么所建立的假说的正确性就得到了肯定。按上述方法建立的假说，虽然只是一种猜测，但必须能够解释已有的现象和事实，并且能够预言或得出结论。当然，这些预言和结论必须能够在实践中得到检验。

四、假说的作用

假说贯穿整个科学研究过程，在科学研究中发挥着至关重要的作用。

（一）假说能激发、推动科研活动

假说使科学研究成为能动的自觉的活动。既然假说是对未知的自然现象及其规律的一种科学的推测，那么可以根据这种推测确定自己的研究方向，进行有目的、有计划的观察和实验，以发现和认识事物内部规律，建立新的科学理论。因此，假说为观察、实验等科研活动指明了方向，避免了盲目性，激发科研人员为验证假说而设计研究方案，从事观察、实验。观察、实验的结果

无论是验证假说或是推翻假说都能直接或间接地推动科学发展，当假说被验证时，暂定的理论框架上升为科学理论，当假说被否定时也能起到重要的借鉴作用。

（二）假说是创新的桥梁

继承和创新是现代科学的重要使命，而假说正是从继承到创新的桥梁。没有假说就没有创新，没有假说就不可能创新，没有假说创新就失去了科学依据。假说的一端连接着被客观事实和科学理论验证过的过去，而另一端连接着有待创新的未来。科学发展史是一部继承和创新不断更迭的历史，当既有的科学理论难以解释新的事物时，假说就产生了，当假说被科学研究所证实时，昨日的假说就被证实为科学新理论，这种新的科学理论即成为继承的对象，成为新假说的基础。自然科学就是沿着假说、理论、新假说、新理论的途径不断向前发展的。可见，假说的提出和完善需要经历几个阶段：①出现新问题、新事物，利用现有的理论无法对其做出圆满的解释。②以已知的科学理论为前提，建立假说。③用观察、实验等科学手段，收集验证假说的数据。④用数理统计等方法验证假说，假说为真，则假说上升为科学理论。

假说是逼近客观真理的通路。人们对自然界客观事物的认识，由于受到种种条件的限制，科学假说不可能一下子达到对客观规律的真理性认识，而往往要借助于提出假说这种方法，运用已知的科学原理和事实去探索未知的客观规律，不断地积累实验证据，增加假说中科学性的内容，减少假定性的成分，逐步建立起正确反映客观规律的理论，假说就成为科学理论的预制品，成为达到理性认识的桥梁，成为逼近客观真理的通路。正如恩格斯指出的那样："对各种相互联系作系统了解的需要，总是一再迫使我们在最后的、终极的真理的周围造起茂密的假说之林。"

（三）假说是科研活动的主线

科学研究就是提出问题、建立假说、验证假说而展开的一系列活动，假说是科研的主线。一般来说，科研活动可分为五个阶段、十个步骤：①初始意念、提出问题；②文献查阅；③假说形成；④问题的陈述；⑤实验设计；⑥实验观察；⑦数据积累；⑧数据处理；⑨统计分析；⑩得出结论。其中，假说贯穿整个科研过程。前4个步骤为构思阶段，是选题的过程，其主要任务是明确研究问题，寻找既有的科学依据，以此为前提，提出科学假说。步骤⑤属于设计阶段，其主要任务是对假说进行可验证性设计，为假说的验证提供一个科学、合理的技术路线。步骤⑥、⑦是研究的实施阶段，该阶段的任务是收集、积累检验假说的数据或证据。步骤⑧、⑨属于研究的分析阶段，该阶段的主要任务是整理、分析数据，用统计方法检验假说，验证假说的真或伪。步骤⑩是研究的知识传播阶段，其主要任务是上升为科学理论，或对假说进行修正、补充，或对假说进行否定。可见，科学研究的每一个阶段都与假说密切相关。因此，假说是科学研究的主线。

思考题

1. 科研选题的基本原则是什么？中医科研选题时如何在注重传承性的同时把握创新性？

2. 科研选题的步骤有哪些？在科研选题中如何体现中医药特色？

3. 了解国家各类科研课题的项目指南，以国家自然科学基金项目为例，熟悉科研项目申报的程序和方法。

4. 科研选题的方法主要有哪些？如何从科技文献、名老中医学术经验、学科交叉中发现科学问题，确定科研选题？

5. 什么是科学假说？有何主要属性？建立假说的主要方法有哪些？

第四章
科研设计的要素

扫一扫，查阅本章数字资源，含PPT、音视频、图片等

研究对象、处理因素和试验效应是科研设计的三个基本要素，简称三要素。三要素在整个科研设计中的安排与处理应当科学、合理、完善。在科研论文的材料和方法中，必须充分阐明科研三要素，这是决定论文质量的重要标志之一。

第一节　研究对象

在医药科研中，研究对象主要有人、动物、植物及微生物等材料。在研究工作中，可以采用整体作为研究对象，即在完整的机体内进行试验（整体试验）；也可以采用器官、组织、细胞、亚细胞甚至分子作为研究对象，即体外试验（离体试验）或者先体内后体外的试验（半体内试验）。

一、研究对象的确定

研究对象的确定主要取决于试验目的。医学研究一般需要先进行动物试验，在确定无严重毒副作用且具有较好疗效和安全性的前提下，再进行以人为研究对象的临床试验。

1. 人　选择以人为研究对象时，所获得的研究结果及所得的结论可直接应用于临床。但也存在许多不足之处，如研究方法易受到限制，不能随意施加处理因素；试验条件难以控制，医患双方主观因素产生的偏倚难以避免；易受心理、精神、社会和经济等多种因素的影响等。因此，需结合具体情况，制定相应的纳入标准、排除标准。

2. 试验动物　动物试验应根据试验目的和要求，结合动物的习性、解剖学、生理学及病理学等特点，并参考已有的经验和资料合理地选择动物种类。一般应遵循以下四个原则：第一，根据国家标准，选用质量合格的试验动物。第二，选用解剖、生理特点符合试验目的的动物。第三，选择与人类功能、代谢和疾病特点相似的试验动物。第四，选择对试验因素、药理作用最敏感的动物。另外，还要注意动物的个体差异，如年龄、性别、窝别、体重、营养和健康状况等。

3. 药物或取材　使用药物作为研究对象时，要注意品种、批号、有效期、用量等因素的影响。以离体器官、活体组织、分泌物、体液等作为研究对象时，应考虑取材条件、部位、新鲜程度和保存、培养情况等。以微生物或细胞作为试验对象时，应明确描述微生物或细胞的种、型、株、系及其来源，培养条件以及实验室条件等。

二、研究对象的条件

选择研究对象时应着重考虑下列基本条件：①敏感性：受试对象对被施加的处理因素应有较

高的敏感性，容易显示效应；②稳定性：受试对象对被施加的处理因素的反应有较大的稳定性，以减少误差；③特异性：受试对象对被施加的处理因素应有较强的特异性，排除非处理因素干扰；④同质性：研究对象的种属、生物学特性及其他条件保持均衡；⑤依从性：受试对象接受处理因素的合作程度；⑥经济性：指受试对象易得，降低研究费用。其中敏感性、稳定性是研究对象必须同时满足的两个基本条件，作为研究对象必须对处理因素敏感，且反应必须稳定。

在研究条件的确定方面，还应该考虑研究对象的纯化，即应考虑对象构成的均匀性，减少个体差异，提高样本的同质性。首先，研究对象的具体指标应是明确的，且不受其他因素的影响。其次，疾病病史明确（尤其是传染性疾病），符合流行病学规律（如某病的潜伏期、隐性感染，预防接种史等）。再次，疾病诊断与病情分级的标准务必按照有关规定，且表现具有典型性，非典型的特殊病例不宜作为受试对象，因为特殊病例提示机体或致病因素与一般病例存在差异。最后，研究对象要有可靠的依从性，中途不可间断。

三、研究对象影响因素的控制

不同性别、年龄的人，其激素、代谢与器官功能等均有一定的差异，对许多疾病的疗效会有一定的影响。因此，试验组与对照组的性别、年龄等要均衡。一般试验首先选择成年人作为研究对象，在肯定疗效以后，再扩大到儿童或老年人。此外，生活习惯、个人嗜好、社会因素等会对试验结果产生影响。因此，选择受试对象时必须控制影响研究对象试验效应的非被试因素。

不仅在临床试验中需要严格控制非被试因素，在动物试验中也需充分考虑对试验动物产生影响的非被试因素并加以控制。动物自身的窝别、性别、体重、年龄等，环境中的光照、温度、湿度、噪声、摄食、饮水等因素都应当尽可能控制，避免这些因素对科研结果造成影响。在药物研究中，药物的种类、剂量、给药途径、服用时间等均应严格规定。

四、研究对象的依从性

研究对象的依从性是指研究对象按预定计划接受处理因素的合作程度。研究对象如不能按照科研设计的要求，或部分按照科研设计的要求进行试验，那么得到的数据将会有很大的偏倚，使最终的研究结果不可靠或缺少价值。无论是动物试验还是临床试验的研究对象都有可能出现依从性不高的问题，绝对的依从只有在麻醉动物试验中才能做到。临床试验中依从程度与很多因素有关，个体差异、受教育程度的不同等均可对依从性产生不同程度的影响，且研究对象对试验过程的不了解，对药物疗效的不信任，药物的效果不明显，不良反应较多，方案设计不合理，给药不舒适等因素均可对依从性产生影响。例如，每日用药的次数越多，或疗程越长，不依从的发生率也越高。可采取相应措施提高研究对象的依从性，首先，在研究开始前，让研究对象对试验药物和治疗过程做到充分知情，增加研究对象完成该试验的信心。其次，优化设计方案，尽量选择简单、易行的研究方案和给药方式，使研究方案与研究对象的日常生活相适应。最后，研究过程中应详尽地告诉研究对象有关服药的注意事项、可能出现的药物不良反应及药物合用时可能出现的变化等一切信息，并告知不良反应的处理办法。

第二节　处理因素

处理因素是指有目的地作用于研究对象的因素，又称被试因素、研究因素，是根据不同的研究目的而给研究对象施加的各种干预措施。将处理因素作用于研究对象后，会产生一定的直接或

间接试验效应。处理因素通常包括生物因素、化学因素、物理因素及内外环境因素。如寄生虫、真菌、细菌、病毒及生物制品等属于生物因素；电、磁、光、声、温度、射线、微波、超声波等均属于物理因素；药物、营养素、激素、各种有机物和无机物等属于化学因素。研究对象自身的性别、年龄、血型、体重、职业、遗传特性、心理因素、健康状况等某些特征也可以作为处理因素来研究。此外，针灸、手术、注射、检查等治疗手段都可视为有目的施加的处理因素。

在医学科研中，处理因素必须是试验中的主要因素，对于其他影响因素可具体分析，视为非处理因素，并在试验中作为误差来源严格控制。一项研究中处理因素往往不止一个，每个因素还有不同的剂量或强度等，可分为若干等级或水平。水平选取得过于密集，试验次数就会增多，许多相邻的水平对结果的影响十分接近，不仅不利于研究目的的实现，而且会浪费人力、物力和时间；反之，水平选取得过于稀疏，该因素的不同水平对结果的影响规律则不能真实地反映出来，易于得出错误的结论。根据试验的需要选取合适的处理因素，并在研究中合理安排处理因素的数量、水平和强度等，是科研设计的重要内容。

一、处理因素的选择

处理因素取决于试验目的，在施加处理因素前应明确处理因素的性质是否能表明开展本课题研究的目的与意义，如不能或无说服力，最好另选其他因素作为处理因素。选择处理因素应遵循以下基本原则：①抓住试验中的主要因素，正确选择处理因素的数量、水平和强度；②分清处理因素和非处理因素，及时排除非处理因素；③处理因素必须经过标准化处理。

二、处理因素的数量、水平和强度

处理因素作用于研究对象引起的效应与处理因素的数量和水平有关。处理因素数量和水平的选择，取决于试验目的。一般来说，一项科研的处理因素不宜过多，单个处理因素设计目标明确、简单易行。如果处理因素过多，不仅使科研设计复杂化和工作负担重，还可能对研究结果产生影响且对结果分析带来一定的困难。处理因素的水平和强度也不宜过大，过大可能引起损害或中毒，过小则不可能观察到应有的效应。

依照处理因素的数量与水平的多少，可产生四个不同类型组合，实际也就是四类不同的试验。①单因素单水平：这类试验的条件较易控制，相对简单易行，试验目的也较为明确，但试验结果有局限性。②单因素多水平：属单因素多群组的试验。常用于珍稀药物、毒性较大的药物或新药最佳剂量的选择试验。③多因素单水平：对问题的阐明较单因素单水平试验更为深刻与全面，适用于同时比较不同药物或不同疗法对同一疾病的疗效作用。④多因素多水平：常用于研究酶学试验的最佳反应条件、探索联合用药方案、研究中药复方等。

设计处理因素时，还应注意处理因素的强度问题。如初步研究某种药物量效关系时，如何确定试验动物的最大和最小给药量？过大会引起试验动物中毒或死亡，过小又会导致不能发挥出药物应有的治疗作用。依据不同的研究目的，正确选取处理因素的数量、水平及强度，优化试验设计才能正确反映出研究者欲考察的试验内容。

三、处理因素的标准化

科研设计中，在选取处理因素的数量、水平及强度的同时，还应注意处理因素的标准化。如选择处理因素的强度、频率、持续时间与施加方法等，都要通过查询文献和做预试验找出各自的最适条件，然后制订明确、细致、具体的规定，使处理因素在整个研究过程中保持一致和稳定，

否则会影响试验结果的评价。试验过程中由于特殊原因，某些处理因素确需改变，一般应将处理因素试验条件改变前后的试验结果分别予以处理。此外，试验中的给药剂量、药物批号、剂型、加工方法与给药途径等都应明确规定，施加方式、条件、时间等应标准规范。

四、排除非处理因素

科研设计应注意区分处理因素与非处理因素。非处理因素是指研究中非研究者有意施加于研究对象，而在研究中可能起干扰作用的因素。非处理因素虽不是欲研究的因素，但可能会对试验结果造成重大影响。如用两种疗法治疗同一种疾病的患者时，患者的年龄、身体状况及病情的轻重等都是非处理因素，在这些非处理因素中，有的也可能会对疗效产生影响，使研究者难以判别是这些因素的作用，还是治疗方法本身的作用。因此，在科研设计之初，就应考虑如何排除或者最大限度地减少非处理因素对试验的干扰。试验组与对照组除处理因素不同以外，所有非处理因素都应当保持一致，目的是消除非处理因素的影响，使处理因素的特异性作用显现出来。

第三节 试验效应

试验效应是处理因素作用于研究对象所产生的相应效应或反应，而效应的有无或强弱必须通过具体评价指标来体现，这些反映试验效应的评价指标称为效应指标，也称为研究指标、观察指标等。如果指标选择不恰当，未能准确反映处理因素的效应，获得的研究结果就缺乏科学性。选择效应指标应具有关联性、客观性、精确性、特异性和灵敏性，避免带有偏性或偏倚。

一、效应指标的分类

根据指标的性质，可将效应指标分为定量指标和定性指标。定量指标是指可以用各种仪器测量的客观指标，如血压、心率、血糖、白细胞数、各种蛋白质和核酸的测量值等。定量指标均可以用具体的度量衡单位来表示，如人体的血压用毫米汞柱（mmHg）表示，脉搏用每分钟的次数（次/分）来表示。定量指标可以根据具体指标的要求，精确到小数点后面若干位，所以能在数量上反映变化特点，较为客观、准确、精确，统计学分析的效率较高，科研设计中应当尽可能多地采用此类指标。定性指标是指指标的数值不能以定量的方法获得，仅能根据某种反应的出现与否作为指标，这类指标的检测结果常用“是”或“否”、“阴性”或“阳性”来表示，如症状的有与无、有效与无效等。这类指标只能反映某些性质的变化，难以判断反应的程度。

在科研设计中，除定性指标、定量指标外，有时也会采用半定量指标。半定量指标是为了弥补定性指标的不足而采用的指标，常用于研究形态学上各种复杂病理形态变化的程度；也用于有些精神状态、心理症状等的评价。采用半定量指标，需要将不同程度的变化分成不同等级或分数，一定要制定和掌握严格的评分标准，或者采用国际国内公认的评分标准或量表。

定量指标、定性指标的划分也并不绝对，有时两者之间可以相互转换。例如，根据相关研究结果、专家共识等，对其观测指标的有效性设定一个界值，将定量指标数据划定分界线，把计量资料转化成等级资料，高于或低于该分界线确定为有效或无效，这样可以使效应判断更为简洁和明确；也可以将定性指标的百分率或等级（分数）作为相对定量指标进行各种比较，如不同干预措施治疗后的痊愈数、显效数、好转数转化为有效率进行组间比较。

二、效应指标的选择

效应指标选用最基本的要求是与试验目的有本质上的联系，试验的目的不同，选用的指标亦不同，除关联性以外，选择效应指标时还应符合以下基本特征。

1. 客观性　科研设计时尽可能选择客观指标，避免选择笼统的、不确切的指标。指标数据来源决定了它的主观、客观性质。客观指标的数据是借助仪器等手段进行测量来反映研究结果，如血糖、白细胞计数等。客观指标能真实显示试验效应的大小或性质，最大程度上排除人为因素的干扰。主观指标的数据来自研究者或受试者通过自身感受判断而得出的研究结果，易受心理与暗示的影响，且感觉器官的感受往往随主观意识和周围环境的改变发生较大的波动，如受试者主诉的疼痛、反酸、头晕等症状，疼痛虽然可用“是”或“否”来回答，但结果可因环境因素有所差异，可因其他人的安慰而减轻，也可随受试对象耐受性的降低而加重，还会因研究对象个体痛阈值的不同而产生差异。故科研设计中，应尽量避免选用主观指标。如无法避免主观指标的选择，应尽量使主观指标客观化，如为了克服研究人员主观因素的影响使对照组服安慰剂，观察时可采用盲法；使用等级指标时，为了减少观察人员主观因素的影响，并使其有章可循，研究人员应对每个等级制定具体、明确的判定标准。此外，如X线、CT、B超的诊断结论等，虽测定方法本身是客观的，但描述与取值则是主观的，故仍属主观指标，对于这种情况，须制定明确的判断标准，从而消除主观因素的影响。

2. 特异性　效应指标应有特异性，即指标的排他性，易于揭示问题的本质，具有不受其他因素干扰的特点，能够准确地反映处理因素的作用效果。特异性与关联性密切相关，而有关联性的指标并不一定有特异性，如在诊断流感时，发热、头痛、咳嗽等症状在其他疾病中都有可能出现，所以均为非特异性指标，只有流感病毒的检测才是唯一的效应指标。指标特异性的重要意义还表现在多个非特异指标也代替不了它，如在有机磷毒理学研究上，必须选择胆碱酯酶活性测定为效应指标，是其他指标不能代替的。

3. 精确性　选用的效应指标应尽量精准。精准性包括效应指标的准确度和精密度。准确度是指观察值与标准值（真值）的接近程度，属系统误差，准确度越高，测量值越接近真值，误差则越小，指标的可靠性越高。精密度是指重复观察时观察值与其平均值的接近程度，属随机误差，精密度越高，说明重复的测量值越接近，证明检测设备或手段的稳定性越好。在设计时应首选既准确而又精密的方法，但应以准确度为主。

4. 灵敏度　灵敏度是指各种检测手段和方法能够检测出试验效应微小变化的能力，由指标所能正确反映效应变化的最小数量级或水平来确定。灵敏度低的方法难以检出细微的变化，改进检测方法和研制新的仪器是提高指标灵敏性的主要途径；随着科技的快速发展，检测的灵敏性越来越高，但过于灵敏的方法往往受干扰程度较大，应当根据研究目的选择适当的灵敏度，一般要求其灵敏度能正确反映处理因素对研究对象所引起的反应，并非灵敏度越高越好。

三、选择效应指标的注意事项

除上述要求外，效应指标的选择还需注意以下问题。

首先，应注意标本的采集、贮运及试验方法等必须进行标准化与固定化处理。在科学研究实施过程中，采集标本的取样方法、部位、时间、试验方法、仪器设备、操作人员等均应统一，要求科学、严密，以免造成偏性，影响结果的准确性。同时，还应密切关注试验过程中是否有对效应指标有干扰的其他因素，做到及时发现、及时处理和清除。

其次，应注意多因素、多指标相互配合。无论哪种指标，都会在不同程度上被其他因素所影响，灵敏度越高的效应指标，其影响因素可能越多，越易出现假阳性（或假阴性）结果。因此，在科研中应选用多项效应指标和（或）指标的多种检测方法，以相互验证。只有多方法、多途径全面观察，才有可能准确地了解事物的全貌。需要注意的是，多指标综合分析并不是指标越多越好，而是根据试验本身的实际需要选取彼此间能相互补充、相互验证的效应指标。

思考题

1. 科研设计的基本要素有哪些？
2. 研究对象的选择应具备哪些基本条件？
3. 选择处理因素应遵循的基本原则是什么？
4. 科研设计中为什么要排除非处理因素？

第五章
科研设计的原则

扫一扫，查阅本章数字资源，含PPT、音视频、图片等

科研设计是医学科研工作中关键的开始，是对科研课题研究内容、研究方法、实施过程、预期结果等的具体考虑与计划安排。合理的科研设计是科研工作顺利进行的有力保证。在实际科研工作中，处理因素容易受到其他混杂因素（如年龄、性别等）的影响，这会导致效应指标无法真实、完整地呈现出来。为了保证科研工作的顺利进行，进行科学合理的设计，可使科研试验误差最小化，以较短的试验周期和较低的试验成本，得出科学的结论。一般科研设计需遵循随机、对照、均衡、重复和盲法原则，以保证研究结果的可靠性和重复性。

第一节　随机化原则

随机原则是医学试验的重要原则，是保证组间均衡可比的重要手段，应贯穿试验设计和实施的全过程。

一、随机的定义

随机又称为随机化，是指每个受试对象均有同等的机会被抽到样本中或有均等的机会被分配到不同的组别（试验组或对照组）。随机化应贯穿研究设计和实施的全过程，可以体现在抽样随机化、分组随机化和试验顺序随机化三个方面。

随机化的意义在于使被抽取的观察对象能更好地代表其所来源的总体，并使各比较组间具有最大限度的可比性，从而避免由于主观因素或其他非处理因素造成的偏倚，使结果的真实性受到影响。在医学科研中，一方面要求样本要有很好的代表性；另一方面要求对照组与试验组除研究因素（如服用某种药物）不同外，其他非研究因素（如年龄、性别、病情轻重、疾病分期等）应尽量一致，这是比较的前提。随机化是达到上述目的的主要手段之一。

二、随机的方法

随机的方法较多，常用的有随机数字表、随机排列表和计算机随机。

1. 随机数字表　随机数字表（章末，附表 5-1）常用于抽样研究、受试对象顺序随机及对患者、实验动物、标本的随机分组，可以说适合于各种情况。表内数字相互独立，无论从横行、纵列或斜向等各种顺序均是随机的。使用时可以从任何一行、任何一列开始，可以选 1 位数、2 位数或多位数。

2. 随机排列表　随机排列表（章末，附表 5-2）尤其适用于随机分组。下面提供了一个 $n \leqslant 20$ 的随机排列表（如果 $n > 20$ 可以参考其他书籍提供的随机排列表）。表内每一行的 0 ～ 20

的前后顺序均是随机排列的，可以选择任意一行使用。

3. 计算机随机 利用计算机内设的随机分配系统进行随机分配，也可实施随机分组。如预设随机号为 0 ～ 99，预设随机号在 0 ～ 50 区间为试验组，随机号在 51 ～ 99 区间为对照组，每次纳入患者根据系统生成的随机号，按照不同区间分到不同组别。

三、随机分组的方法

在医学科研中随机化包括抽样随机化、分组随机化和试验顺序随机化三个方面，常用的随机化分组方法有以下几种。

1. 完全随机 完全随机（complete randomization）利用随机数字表、随机排列表和计算机等方法将受试对象按一定特征编号，然后对每位受试对象进行随机数按单双号、余数、随机数的大小等（可以 1 位、2 位或多位，最好与受试对象的位数相同）进行查找，遇到相同的随机数字，可以保留也可舍去，按事先规定分组的方法将受试对象分配到各组。如果分配不均，再采用随机数进行调整。

完全随机化简便易行，是所有随机化的基础，但由于该方法需要对每个受试对象编号，故当受试对象数量较大时，则难以做到。

2. 区组随机 区组随机（block randomization）也称为配伍组设计，是配对设计的扩大，是指当采用简单随机化分组时，有时可能出现试验组与对照组的例数相差悬殊，这时可将研究对象分成例数相等的若干区组，在每个区组中再进行简单随机化分组，既可以使组间样本数相等，又达到了随机化的目的。

3. 分层随机 分层随机（stratified randomization）是指按照研究对象的某个（些）特征分成不同的类别（即所谓的层），然后在不同层别中按随机化方法将其分配到试验组与对照组，提高两组的可比性。

4. 整群随机 整群随机（cluster randomization）是以某一个整体为单位随机分组。如在医院里可以单个病房为单位随机分组，即先将病房编号，然后查随机数，按规定的要求分组，其余基本同简单随机化，但它是以病房或某一整体为单位，而不是个体。

整群随机化要求各群内的变异和整个研究对象的变异尽可能相同，而各群间的变异越小越好，以提高研究对象的代表性与两组的可比性。

5. 半随机 半随机（half randomization）是指在临床研究中，按照患者的入院日期、门诊号、住院号、受试者生日的单双数安排组别。当进行大样本研究时，如社区人群的试验，半随机化分配受试者较为简便，同时也能较好地达到组间均衡。临床试验常因研究对象数量较少，半随机化难以达到组间均衡，因而其使用受到限制。而按照患者就诊顺序的单数或双数分组，难以做到随机，因在确定第 1 例患者的组别后，就完全可以预知其余研究对象的分组，与随机事件的不确定性相差甚远。

第二节 对照原则

对照是实验设计的首要原则，没有比较也就没有鉴别，任何事物间的差异都是需要比较出来的，比较的基准就是对照。

一、对照的定义

对照是指在研究的过程中，为了说明处理因素的效应而确立的可供比较的组别。在研究处理因素（研究因素）效应时，直接观察到的往往是多种因素交织在一起的综合效应，要想回答处理因素是否有效，效果如何，只有通过合理的对比鉴别才能确定。

在医学科研中，尤其是以人为研究对象时，人不仅具有生物属性，还具有一定的社会属性，当某个（些）因素作用于机体时，其产生的效应可能更具复杂性，常受到下列因素的影响：①不能预知的结局：由于个体生物学差异的客观存在，往往导致同一种疾病在不同个体中的表现不同，不同证型的患者对治疗的反应也不同；②霍桑效应：是指人们因为成了研究中受关注的对象而改变了其行为的一种倾向，与处理因素的作用无关，是患者的一种心理、生理效应；③安慰剂效应：是指某些患者由于过度依赖医药而表现出的一种正向心理效应。

鉴于上述，为了避免偏倚，必须设立对照。要求对照组除与实验组接受的处理因素不同外，其他方面应尽可能相同。

二、对照的分类

根据研究目的的不同，可以选择不同类型的对照。设立对照应满足均衡性，即对照组除与实验组接受的处理因素不同外，其他方面应尽可能相同。因对照组是用来为实验组作参照的，一般还要求：①对照组在样本数量上与实验组对等；②设同期对照，尽量不要借用文献记载或以往的历史对照。常用的对照形式有以下几种。

1. 安慰剂对照　安慰剂是指其外形、颜色、大小均与试验药物相近，但不含任何有效成分的制剂，通常用乳糖、淀粉、注射用水等制成。设置安慰剂对照的目的在于克服研究者、受试对象、评价者等由于心理因素所引起的偏倚。安慰剂对照还可以消除试验新药时疾病自愈和安慰剂效应问题，排除试验药物以外因素的干扰，常与盲法结合使用，便于保密。安慰剂对照只在研究的疾病尚无有效药物治疗或使用安慰剂后对病情、临床经过、预后影响较小的情况下使用，反之慎用，其使用应以不损害患者健康为前提。

2. 空白对照　空白对照是指对照组不施加任何处理因素。常用于动物实验和实验室研究，尤其是实验室研究中处理因素较强，而非处理因素较弱时，可以观察实验是否处于正常状态，这种对照形式在于反映观察对象在研究过程中的自身变化情况。在临床试验中，因涉及伦理道德问题，不宜用空白对照。

3. 实验对照　实验对照是指对照组不施加处理因素，但施加某种与处理因素有关的实验因素。如观察赖氨酸对儿童发育的影响，实验组儿童课间加食含赖氨酸的面包，对照组儿童课间加食不含赖氨酸的面包。在研究中，处理因素是赖氨酸，面包是与处理有关的因素，两组儿童除是否添加赖氨酸外，其他条件基本一致，包括与处理有关的因素——面包的量，这样才能显示赖氨酸的作用。

4. 标准对照　标准对照是采用目前标准的方法或常规方法做对照，即与目前的参考值、理论值或标准值等比较。这是临床试验中最常用的一种形式，可用于新的检验方法代替传统检验方法、新的治疗手段代替常规治疗手段的研究。

5. 阳性对照　阳性对照是指在对某新药的疗效与安全性研究时，可采用已知有效药物做对比。如进行抗心绞痛药物研究时，常以硝酸甘油作为对照组药物，因其效果是临床公认的。

6. 自身对照　自身对照是指对照与实验在同一受试对象身上进行，可分为自身左右与自身前

后对照。如观察新的抗高血压药物的疗效，可以选择一组新发高血压患者，进行用药前与用药后血压的测量、比较，以说明药物的降压效果。

7. 配对对照　配对对照是根据研究目的，将可能对研究结果有影响的因素（年龄、性别、病情等）作为配比的条件，将两个条件相同的受试对象配成对子，然后将每对受试对象随机地分配到不同处理组中去，以观察不同处理因素的作用。

8. 交叉对照　交叉对照是一种特殊的自身对照，先将受试对象随机分为两组，分别给予 A、B 两种处理，一定时间后，两种因素在两组中交换使用，观察其结果。交叉试验中受试对象先后要接受两种不同的处理，两阶段之间应有一个洗脱期，以消除第一阶段治疗药物对第二阶段治疗带来的影响。这种对照的优势在于节省样本。

9. 相互对照　相互对照是指不另设对照，几个实验组互相对照。可以比较几种药物治疗同一疾病的疗效；也可用于筛选不同药物，比较不同的剂量、剂型等的效应差异；或者同一种药物对不同疾病治疗效应的差异。

10. 历史对照　历史对照又称文献对照、潜在对照，是指以过去的研究结果作对照。如将现在的某项研究结果与本人或他人以往的同类研究结果比较。除非处理因素影响较小的少数疾病外，一般不宜使用这种对照。如对一些目前尚不可治愈的先天性痴呆等，因这类疾病过去从未治愈过，做试验治疗时可不设对照。

第三节　盲法原则

盲法（blind）原则主要应用于临床试验，为降低主观因素对实验结果的影响，尽量避免参与人员知道具体分组和治疗等情况。

一、盲法的定义

盲法是指研究者（包括试验设计者、操作者、疗效测量与判定者）和研究对象（正常人、患者及其家属）的一方或多方均不知道研究分组的情况，也不知道接受的是试验措施还是对照措施。尤其在临床试验中，如果研究对象知道自己的分组和治疗情况，可能会由于心理因素导致药物效果的加强或减弱；另外，如果研究者知道研究对象的分组情况，可能会导致对试验组和对照组的观察标准不一致。盲法是为了避免来自受试者和研究者的心理或主观因素对结果的影响，以保证研究结果的真实可靠。

二、盲法的分类

在临床科研中，常用的盲法有单盲（single blind）、双盲（double blind）、三盲法（triple blind）和开放试验（open trial）。

1. 单盲法　单盲是指在研究中，只有研究对象单方面不知道试验的分组情况，而研究者清楚，从而避免了来自研究对象的心理和主观因素的影响。由于研究者了解分组情况，必要时可以及时恰当地处理研究对象发生的意外问题，保证研究对象在试验过程中的安全，并决定是否终止试验或改变方案。但此法不能避免研究人员主观因素所带来的信息偏倚，可能对疗效判断带来一定影响。

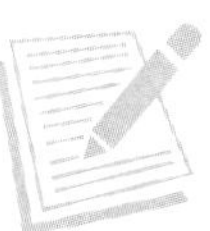

2. 双盲法　双盲是指在研究中，研究观察者和受试的研究对象双方都不知道谁属于治疗组、谁属于对照组，也不知晓所接受的药物是试验药物还是对照剂，两者的制剂外观和疗法均一致。

这样的优点是可以避免来自研究对象和观察者双方面的主观因素所带来的偏倚，缺点是方法复杂，较难实行，且一旦有意外，由于观察者不清楚研究对象的分组情况，较难及时处理。因此，实施双盲要有另外的监督人员负责监督试验的全过程，包括毒副反应的检查，以保证研究对象的安全。

3. 三盲法　三盲是指研究对象、观察者和资料分析者均不知道研究对象的分组和处理情况。理论上这种设计不仅可以减少或消除来自研究对象和观察者的主观偏性，也可以减少或消除来自资料分析者的主观偏性，但实际实施起来非常困难。这种方法可以看作是有高度科学性的理想化的设计，但缺乏满意的可行性。

4. 开放试验　开放试验又称非盲法试验，即研究对象和研究者均知道试验组和对照组的分组和接受处理的情况，试验公开进行。盲法是试验性研究设计的基本原则之一，但不是所有研究都必须采用或都能实行，如大多数的外科手术治疗、行为疗法等。这类设计多适用于有客观观察指标且难以实现盲法的试验，如改变生活习惯（包括饮食、锻炼、吸烟、饮酒等）的干预措施，应以客观的健康或疾病指标为评价效果。该法的优点是易于设计和实施，研究者了解分组情况，便于对研究对象及时做出处理，其主要缺点是容易产生信息偏倚。

第四节　重复原则

为了保证研究样本中所获取的信息和研究结论能外推至具有同一性质的其他患者，要求研究样本应具有相应的总体代表性且样本量要足够大。重复（replication）原则是保证科研成果可靠性的重要措施之一。

一、重复的定义

重复是指在相同条件下进行多次研究或多次观察，以提高实验结果的可靠性和科学性。重复包括以下三种情况。

其一，整个实验的重复。它可以确保实验的重现性，从而提高实验的可靠性。经不起重复的研究是不可靠的，是没有科学性的。

其二，用多个受试对象进行重复。它避免了把个别情况误认为是普遍情况，把偶然性或巧合的现象当成必然的规律，以至将实验结果错误地推广到群体。

其三，同一受试对象的重复观察与测量。它保证了观察结果的精度。如血压一般要求进行3次测量取其平均值作为最终结果；其他实验室数据的测量也有同样的要求。

重复的主要作用一方面是估计误差，因误差是客观存在的，只有在同一实验条件下对同一观测指标进行多次重复测定，才能估计出误差的大小；另一方面是控制误差，只有在实验单位足够多时才能获得较小的误差。

一般整个实验的重复可以由不同的学者在不同的地方采用同样的方法来验证，也可自行验证，以说明该实验的可靠性；而后两种情况的重复，则要求从事研究时，必须选择足够数量的样本，以提高可靠性与说服力。因为，当处理因素作用于受试对象时，由于其个体差异的不同，即对同一受试对象进行反复多次的测量或对不同受试对象接受同一处理因素的观察结果依然有变化，但可以通过选择样本含量来估计甚至控制其误差的大小。重复并非越多越好，太多的样本量会导致伦理学和经济问题，还增加了非随机误差。

二、样本含量的估计

样本含量的估计主要针对多个受试对象的重复。样本含量是指承受研究实施的样本所包含的观察单位数，或称样本例数。确定样本含量是研究设计的重要因素，除个别设计方法如序贯设计外，研究设计中必须包括样本含量。样本含量对研究效果有重要影响，在小样本研究中尤其如此。虽然从理论上说，样本含量越大误差越小，但也不是越大越好。因当样本含量增加时，不仅增加了实际工作中的困难，也增加实验条件的控制难度，反而会增加系统误差出现的可能性，甚至还会造成浪费。因此，有必要正确估计一个实验的最少观察例数，即样本含量的估计。

适当的样本量应根据课题设计要达到的精确度、观察指标的性质、实验的方法、观察指标变异程度的大小、实验的条件等来确定。在科研工作中，特别是动物实验中，对样本量的确定主要根据统计学要求，能得出显著性差异者即可。决定实验样本量主要与以下几个因素有关。

其一，实验条件。如使用纯系动物，其实验结果的标准差较小，则所需的动物样本量就小；如研究对象个体差异较大，实验中所得到的标准差就大，那就要有较大的样本量才能保证实验结果的可靠性，个体差异越大，所需的样本量就越大。另外，实验检测的误差大小也对实验样本量有影响，如实验误差很小、精确度高、可靠性好，实验对象的样本量就可以适当减少，反之就应增加样本例数。

其二，研究指标的性质。如在观察实验效应时所用的是“计量指标”，即都是数据，样本数就可适当少一些；反之，如所用的是“计数指标”，样本数就要多一些。这主要是与统计学处理的要求有关。

其三，与实验设计方法有关。

其四，研究对象的同质性与均匀性程度。即所研究的对象在性质上越接近，同质性就越高，所用的实验样本数量就可以相对较低；反之，所需样本例数增多。

其五，与研究对象指标的变异程度有关。即研究对象的某些指标本来就较稳定，如体温，个体差异性较小，如发生了较轻微的变化就有明显的意义，这样在统计时就可用较少的样本。而有的指标的个体差异性较大，如红细胞、白细胞、血小板数，也就是这些指标的标准差较大，为得出统计学的差异，所需要的样本数就要大一些。

实验样本量的大小还与实验者对实验成功的把握度要求有关，如对实验成功把握度的要求越高，所需的样本数也就越大。

在动物实验与临床试验中可以依据动物的大小、临床病例收集的难易程度等，按经验估计样本含量，但较精确的样本数应根据有关数据使用计算法或查表法进行估算。

第五节　均衡性原则

均衡（balance）原则可以更好地避免偏性，减少误差，提高实验的精准性。各组间均衡性越好，研究结果的真实可信程度就越高。

一、均衡性的定义

均衡是要求对照组除与实验组接受的处理因素不同外，其他方面（如年龄、性别、病情类型及动物的体重、窝别等）应尽可能与实验组相同。

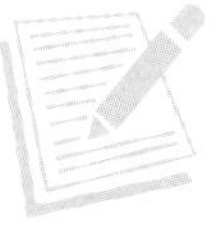

二、均衡性常用方法

随机化分组的目的在于达到“组间均衡”，随机化的成功与否也应以“组间均衡”为主要衡量标准。随机分组后，组间实验对象的性别、年龄、体重等特征原则上可以达到一致；不同组间使用的仪器设备、给药途径、给药时间等因素也保持一致，以避免由于主观因素或其他非处理因素造成的偏倚，使结果的真实性受到影响。均衡与随机和对照原则有着密切的关系。没有对照难以比较、鉴别，无法说明处理因素的真实效应；而有了对照，但不均衡，则对照失去了价值甚至起反作用。随机是为了均衡，若研究中没有采用随机，则结果难以保证。

一般情况下，贯彻了随机化原则，各组的非处理因素基本上是均衡的，但由于受样本例数的限制，有时也难以完全保证，故需要在研究中进行均衡性检验，并根据具体情况进行适当调整，满足实验要求。如果对于一些影响较大的非处理因素不做组间均衡，完全任其随机化，可能会干扰实验结果。在小样本实验中，这种干扰更为明显，此时解决的方法是采用分层随机，其原则是先分层、后随机。分层与划分区组是大同小异的，通过分层，使层内样本之间同质性更强；在分层基础上，再在层内随机抽样进行样本分配，这样可使实验组与对照组之间的均衡性增强，可比性增大。例如用某中药复方治疗高血压病，其病情有轻度、中度、重度的差别，故应该先将高血压患者按轻、中、重度分层，然后在每一个层内再随机分组。这样才能做到均衡，避免偏性，减少误差，提高试验的精确性。

分层的要求是尽量使每一层内反应值的变异范围减少，而充分显示层间的差别，从而使层内标准差与样本均数的抽样误差减少。分层的目的是让组间可比性增强，使某种或某些非试验因素的影响分离出来。在临床研究中，患者的年龄、性别、病变部位、病情、病程、并发症等是常见的影响因素。可以根据疾病性质与试验目的，选择其中一个或几个作为分层的依据。例如，在一项术后放射治疗宫颈癌的研究中，两组患者的临床分期、病理类型、年龄等达到组间均衡分配，但未考虑有无淋巴结转移，而淋巴结转移是一项影响预后的重要因素，倘若合并有淋巴结转移的患者在组间分布不均衡，将影响最后结论的可靠性和科学性。因此应将有无淋巴结转移进行分层，然后再随机分配，保持两组基线的平衡。

思考题

1. 如何应用随机数字表将 10 例患者分成两组？
2. 在伦理上无法使用安慰剂对照时，如何设计替代方案？
3. 在某药物的随机对照研究中，对照组为空白对照，因此某研究员认为对照组的样本可以减少一些，节省研究费用，预设试验组样本量为 30，对照组样本量为 10，你认为这样做合适吗？
4. 在科研实验中，如何确定适当的重复次数以达到最佳的科研效果？
5. 如何进行基线的均衡性分析？

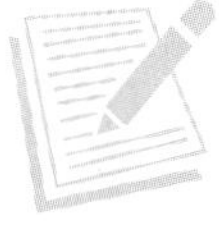

附表 5-1　随机数字表

03 47 43 73 86	36 96 47 36 61	46 98 63 71 62	33 26 16 80 45	60 11 14 10 95
97 74 24 67 62	42 81 14 57 20	42 53 32 37 32	27 07 36 07 51	24 51 79 89 73
16 76 62 27 66	56 50 26 71 07	32 90 79 78 53	13 55 38 58 59	88 97 54 14 10
12 56 85 99 26	96 96 68 27 31	05 03 72 93 15	57 12 10 14 21	88 26 49 81 76
55 59 56 35 64	38 54 82 46 22	31 62 43 09 90	06 18 44 32 53	23 83 01 30 30
16 22 77 94 39	49 54 43 54 82	17 37 93 23 78	87 35 20 96 43	84 26 34 91 64
84 42 17 53 31	57 24 55 06 88	77 04 74 47 67	21 76 33 50 25	83 92 12 06 76
62 01 63 78 59	16 95 55 67 19	98 10 50 71 75	12 86 73 58 07	44 39 52 38 79
33 21 12 34 29	78 64 56 07 82	52 42 07 44 38	15 51 00 13 42	99 66 02 79 54
57 60 86 32 44	09 47 27 96 54	49 17 46 09 62	90 52 84 77 27	08 02 73 43 28
18 18 07 92 45	44 17 16 58 09	79 83 86 19 62	79 83 86 19 62	55 23 64 05 05
26 62 38 97 75	84 16 07 44 99	83 11 46 32 24	20 14 85 88 45	10 93 72 88 71
23 42 40 64 74	82 97 77 77 81	07 45 32 14 08	32 98 94 07 72	93 85 79 10 75
52 36 28 19 95	50 92 26 11 97	00 56 76 31 38	80 22 02 53 53	86 60 42 04 53
37 85 94 35 12	83 39 50 08 30	42 34 07 96 88	54 42 06 87 98	35 85 29 48 39
70 29 17 12 13	40 33 20 38 26	13 89 51 03 74	17 76 37 13 04	07 74 21 19 30
56 62 18 37 35	96 83 50 87 75	97 12 25 93 47	70 33 24 03 54	97 77 46 44 80
99 49 57 22 77	88 42 95 45 72	16 64 36 16 00	04 43 18 66 79	94 77 24 21 90
16 08 15 04 72	33 27 14 34 09	45 59 34 68 49	12 72 07 34 45	99 27 72 95 14
31 16 93 32 43	50 27 89 87 19	20 15 37 00 49	52 85 66 60 44	38 68 88 11 80
68 34 30 13 70	55 74 30 77 40	44 22 78 84 26	04 33 46 09 52	68 07 97 06 57
74 57 25 65 76	59 29 97 68 60	71 91 38 67 54	13 58 18 24 76	15 54 55 95 52
27 42 37 86 53	48 55 90 65 72	96 57 69 36 10	96 46 92 42 45	97 60 49 04 91
00 39 68 29 61	66 37 32 20 30	77 84 57 03 29	10 45 65 04 26	11 04 96 67 24
29 94 98 94 24	68 49 69 10 82	53 75 91 93 30	34 25 20 57 27	40 48 73 51 92

附表 5-2 随机排列表

编号	1	2	3	4	5	6	7	8	9	10	11	12	13	14	15	16	17	18	19	20	rk
1	8	6	19	13	5	18	12	1	4	3	9	2	17	14	11	7	16	15	10	0	−0.0632
2	8	19	7	6	11	14	2	13	5	17	9	12	0	16	15	1	4	10	18	3	−0.0632
3	18	1	10	13	17	2	0	3	8	15	7	4	19	12	5	14	9	11	6	16	0.1053
4	6	19	1	5	18	12	4	0	13	10	16	17	7	14	11	15	8	3	9	2	−0.0842
5	1	2	7	4	18	0	15	13	5	12	19	10	9	14	16	8	6	11	3	17	0.2
6	11	19	2	15	14	10	8	12	1	17	4	3	0	9	16	6	13	7	18	5	−0.1053
7	14	3	16	7	9	2	15	12	11	4	13	19	8	1	18	6	0	5	17	10	−0.0526
8	3	2	16	6	1	13	17	19	8	14	0	15	9	18	11	5	4	10	7	12	0.0526
9	16	9	10	3	15	0	11	2	1	5	18	8	19	13	6	12	17	4	7	14	0.0947
10	4	11	18	6	0	8	12	16	17	3	2	9	5	7	19	10	15	13	14	1	0.0947
11	5	15	18	13	7	3	10	14	16	1	8	2	17	6	9	4	0	12	19	11	−0.0526
12	0	18	10	15	11	12	3	13	14	1	17	2	6	9	16	4	7	8	19	5	−0.0105
13	10	9	14	18	12	17	15	3	5	2	11	19	8	0	1	4	7	13	6	16	−0.1579
14	11	9	13	0	14	12	18	7	2	10	4	17	19	6	5	8	3	15	1	16	−0.0526
15	17	1	0	16	9	12	2	4	5	18	14	15	7	19	6	8	11	3	10	13	0.1053
16	17	1	5	2	8	12	15	13	19	14	7	16	6	3	9	10	4	11	0	18	0.0105
17	5	16	15	7	18	10	12	9	11	6	13	17	14	1	0	4	3	2	19	8	−0.2
18	16	19	0	8	6	10	13	17	4	3	15	18	11	1	12	9	5	7	2	14	−0.1368
19	13	9	17	12	15	4	3	1	16	2	10	18	8	6	7	19	14	11	0	5	−0.1263
20	11	12	8	16	3	19	14	7	9	7	4	1	10	0	18	15	6	5	13	2	−0.2105
21	19	12	13	8	4	15	16	7	0	11	1	5	14	18	3	6	10	9	2	17	−0.1368
22	2	18	8	14	6	11	1	9	15	0	17	10	4	7	13	3	12	5	16	19	0.1158
23	9	16	17	18	5	7	12	2	4	10	0	13	8	3	14	15	6	11	1	19	−0.0632
24	15	0	14	6	1	2	9	8	18	4	10	17	3	12	16	11	19	13	7	5	0.1789
25	14	0	9	18	19	16	10	4	5	1	6	2	12	3	11	13	7	8	17	15	0.0526

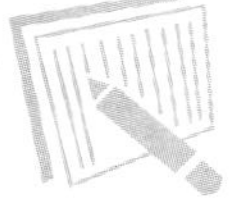

第六章
科研设计常用方法

扫一扫，查阅本章数字资源，含PPT、音视频、图片等

科学研究是探索未知、认识规律及寻找改造对策的实践活动。科研设计是科学研究的重要组成部分，其研究流程包括提出问题/假说、研究设计、研究实施、数据收集、数据分析、公布结果、数据解释及出版传播八个环节。其中首要步骤是提出好的研究问题，而好的研究问题的最佳标准应符合 FINER 标准，即具有可行性（feasible）、趣味性（interesting）、创新性（novel）、伦理性（ethical）和影响性（relevant）。本章主要介绍研究流程的第二步，即研究设计。研究设计是指规划实证调查以评估关于一种或多种暴露与健康结果发展之间关系的概念假设的过程。研究设计的目的是将概念假设转化为可以通过实证检验的操作假设。由于所有设计都存在潜在缺陷，了解每种设计的具体优势和局限性非常重要。

第一节　基础研究设计方法

基础研究是指认识自然现象、揭示自然规律，获取新知识、新原理、新方法的研究活动。目的是在最广泛的意义上对现象有更充分的认识，或发现新的科学研究领域。因此，在医学科研中合理选择实验设计方法至关重要。目前，实验设计技术不断改进，实验设计方法多种多样，可根据研究目的和要求进行选择应用。本节将介绍几种常用的实验设计方法。

一、完全随机设计

完全随机设计是医学科研中最常用的一种实验设计方法，设计和分析较简单，同时也是其他设计方法的基础，适用范围广。

（一）概念

完全随机设计（completely randomized design）属于单因素设计，是将研究对象完全按随机原则分配到对照组和处理组，分别给予对照物和被试因素，对它们的效应进行同期平行观察，对实验结果进行成组统计分析的一种设计方法。

（二）特点

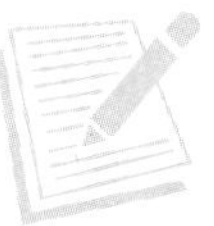

完全随机设计在应用时不受组数和样本含量的限制，不论两组或多组，不管各组样本含量相等或不等，均可采用完全随机设计。但完全随机设计只能进行单因素分析，即分析一个处理因素的实验效应，没有考虑受试对象个体间的差异。若受试对象发生意外而出现缺失数据时，仍可进行统计分析，且设计中对照组可以不止一个。

在进行小样本实验时，研究对象完全按照随机原则进行分配，可造成较大的抽样误差。因而在大多数情况下，这种设计方法的效率低于配对设计（两组）和配伍组设计（多组）。由于这种设计的效率较低，故实验所需样本含量相对较多。

（三）应用范围

凡两组实验无法配对或多组实验无法进行配伍组设计时，均可选用完全随机设计。在临床科研中，主要适用于非专科病室的疗效对比研究；在实验室研究中，主要用于大动物及珍贵动物的比较研究、无法进行配对或配伍组设计的动物实验研究等。

（四）注意事项

1. 注意各组样本间的均衡性，以减小抽样误差。在条件允许的情况下，先依据非被试影响因素进行分层，而后在分层的基础上随机分配样本。

2. 完全随机设计可以做到各组样本含量不等，但在样本总量不变的条件下，$n_1=n_2$ 设计效率较高，一般认为可提高 10%～15%。

3. 根据研究目的，合理确定实验组数。

二、配对设计

配对设计（matched–pairs design）指先将条件相同（或相似）的研究对象配成对子，再根据随机原则给每对中的个体施加不同处理。这种方法是解决均衡性的一个较理想的方法，能够事先对影响实验的因素和实验条件加以控制，使各方面尽可能达到均衡，从而减少两组之间的误差。由于实验对象的条件基本均衡甚至完全相同，所以配对设计的抽样误差小，实验效率高，所需样本量也相对较少。但不是所有实验都适用配对设计，其设计效率取决于配对条件的选择。应以非实验因素作为配对条件，如性别、年龄、环境条件等，而不应以实验因素作为配对条件。在临床研究中，同时找到足够数量且各种情况相似的患者极困难，此时可以在每获得两个相似病例后，对他们分别给予两种处理，待病例积累到一定数量后，再对样本进行比较分析。配对设计可分为自身配对设计和异体配对设计。

（一）自身配对设计

自身配对设计分为自身前后配对设计与自身左右配对设计。

1. 自身前后配对设计

（1）概念　自身前后配对设计（before–after study）又称单组比较设计，以研究对象接受处理因素的变量值作为实验值，按此办法观察一定数量条件相同的研究对象，然后对处理因素作用前后反应指标的变化进行统计分析。同一标本接受两种不同检测方法，亦属于自身配对设计。

（2）特点　自身前后配对设计的前后变量均来自同一研究对象或标本，因此，在一般情况下，抽样误差最小。另外，自身前后配对可消除个体间的差异而不需要分层，所需样本量小，统计效率较高。

（3）应用范围　自身前后配对设计主要应用于急性与短期试验，耗时较长的试验不宜使用，随着时间延长，可能混入一些干扰因素，从而使处理前后失去可比性。

（4）注意事项　①控制实验条件，保证处理前后其他条件具有齐同可比性。②避免时间过长的实验，排除时间与自然条件变化的影响。若前后两阶段相隔时间太久，病情轻重或机体状态

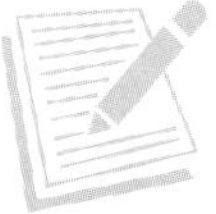

不能完全一致，可能影响两个阶段起始点的可比性。③实际应用时，自身前后配对设计单独应用少，常与其他方法配合使用。一般可以设立平行对照观察，根据实验目的可选空白对照或实验对照。没有平行对照，仅有前后对比，其结论往往不可靠。

2. 自身左右配对设计

（1）概念　自身左右配对设计（left-right paired design）是指两种不同处理分别施加于同一个体左右两部分的设计。在绝大多数情况下，同一个体左右两侧器官或组织对称，它们的反应也相近，亦是自身配对的一种形式。

（2）特点　自身左右配对设计可比性强，前提是所用的处理必须是局部性，不能通过神经反射或体液途径引起全身反应。实验主要局限于身体浅表部位，深部器官不易实施，故这种设计应用面较窄。

（3）应用范围　自身左右配对设计适用于局部作用因素的研究，如扩瞳药、局部反应药等。

（4）注意事项　①同一个体左右两个部位必须对称，病理条件应当相同。②若研究目的是利用病理模型观察不同处理因素的疗效，应尽量做到条件齐同，保证两侧模型病变程度具有一致性。③处理组和对照组的左右分配可用简单随机方法决定，保证两侧均有同等机会接受实验处理。若自身配对实验结果为计量资料，通常进行配对 t 检验。

（二）异体配对设计

1. 概念　异体配对设计（heterogeneous paired design）是将研究对象按照一定的条件，将条件相同的个体配成对子，然后在对子内部按照随机方法，将一个分配至实验组，另一个分配到对照组，最后对其结果以配对分析的方法加以处理。

2. 特点　异体配对设计是同期平行观察，可以排除时间、自然条件改变与医疗条件等因素对疗效的干扰，因此，异体配对设计结论的可靠性大于自身前后配对设计。

3. 应用范围　异体配对设计既适用于急性试验，又可用于慢性试验或较长期观察。在专科医疗单位，异体配对设计是一种常用的实验设计方法。动物实验配对的基本条件是同种、同品系、同性别、同体重，小动物尽量要求同窝；临床试验配对的基本要求是病种、病期、病情、病程、年龄与性别相同。

4. 注意事项　①配对时，尽量做到对子本身的齐同，配对条件应包括所有主要影响因素，理想的异体配对是同卵双生，齐同性要求 $P > 0.2$。②在慢性试验或长期观察过程中，要保证非处理因素的可比性，如考察疗效的护理、饮食等全程保持齐同。③在某些情况下，若不能取得处理前数据，可直接进行处理后比较，此时其样本含量应适当增加。

三、配伍组设计

配伍组设计是配对设计的扩大形式，在某种程度上，也可以将配对设计看成配伍组设计的简单形式。适用于研究目的为回答两种因素（被试因素、配伍因素）各自的差异有无统计学意义的情况。

（一）概念

配伍组设计又称随机区组设计（randomized block design），指按照一定条件将几个条件相同或近似的研究对象划成一个配伍组或区组，而后在每个区组内部按随机原则，将每个研究对象分配到各组，每组分别予以不同处理，然后对其结果进行方差分析。

（二）特点

配伍组设计使各处理组间受试对象的条件均衡，增加组间的可比性，缩小误差，更好地控制非处理因素的影响，使处理因素的效应能得到比较符合实际的客观反映，实验效率较高。其缺点为分组较繁，要求配伍组内实验例数与处理组数相同，有时实际应用有一定困难，特别是在临床试验中尤为突出。

（三）应用范围

配伍组设计要求具有较多条件相同的样本含量，然而并非在所有情况下都能够实现这一条件。因此，在实验研究中主要用于小动物实验；临床主要用于同类型病例较充裕的专科医疗单位进行药物或治疗方法疗效的研究。

（四）注意事项

1. 在配伍组设计时，第一因素为研究的主要因素，第二因素相对次要，可以是待考察因素，是为了排除对实验结果的影响。

2. 正确规定划分区组的条件。总原则是将对实验结果有明显影响的非处理因素列为划分区组的条件，要求区组间差异越大越好，区组内差异越小越好。动物实验常取同品种、胎次相同的几窝动物，将每窝中性别相同与体重相近的动物划为一个区组；临床研究通常根据病种、病程、病情、性别与年龄等相近者划为一个区组。

3. 若每一区组为一个研究对象，不同处理之间应有足够的间隔期。

4. 采用配伍组设计时，每个区组的受试对象随机分配到各处理组，尽量避免出现缺失数据，否则会对统计分析造成影响。

四、交叉设计

交叉设计是一种特殊类型的自身对照设计，是将自身比较和组间比较设计思路综合应用的设计方法。

（一）概念

交叉设计（cross-over design）又称交叉配对设计，是指样本分配按完全随机设计或异体配对设计方式分为两组，两组分别先后交叉进行观察，即在前一处理作用完全消失之后接受另一处理，最后对两种处理的效应进行比较分析。

（二）特点

交叉设计兼有异体与自身配对的优点，每个样本先后接受两种不同处理，一个研究对象当作两个样本使用，可较大程度节省样本含量。两种处理在先后两个实验阶段的机会均等，能够平衡实验顺序带来的影响，且能把处理方法之间的差别与时间先后之间的差别分开进行分析，实验效率较高。但交叉设计的理想应用前提是要求受试者在接受两种处理前后的其他条件保持一致，这在一定程度上限制了该设计的应用范围。

（三）应用范围

应用范围原则上与异体配对相同，主要用于样本来源较少且研究对象状态比较恒定的情况。临床上，适用于目前尚无特殊治疗、病情稳定的慢性病患者对症治疗效果观察；实验室中，适用于离体器官的研究。

（四）注意事项

1. 样本含量为偶数。样本含量估计与异体配对设计相同，实际上可略少一些。

2. 进行交叉设计实验的两个处理因素之间无蓄积作用与交互效应。

3. 为排除两个因素效应彼此的相互影响，在两个处理之间应有足够的间歇期（洗脱期）。一般认为间歇期应大于药物或干预措施的 6 ～ 8 个半衰期。

4. 不宜用于具有自愈倾向或病程短的疾病的疗效研究。

5. 各个观察阶段时间相同，一般采用两阶段交叉，为进一步提高结论的可靠性，必要时采用三阶段（双重）或四阶段（拉丁方）交叉实验。

6. 对于符合方差分析条件的数据，可采用交叉设计的方差分析；若数据条件不符合，可采用秩和检验。

五、析因设计

析因设计是在各因素、各水平全面组合而成的所有实验条件下，均进行多次独立重复实验的一种设计类型，是应用十分广泛的多因素实验方法。

（一）概念

析因设计（factorial design）是指将两个或多个因素的各个水平进行排列组合，并交叉分组进行实验，又称交叉组设计。在实验研究中，常会出现两因素或多因素不同水平之间的协同作用或拮抗作用，即交互作用。析因分析就是比较各因素之间有无交互作用，其总的实验数是各因素水平数的乘积。

（二）特点

析因设计是一种全面的高效率设计，对各因素不同水平的全部组合进行实验，具有全面性和均衡性。通过该设计与数据处理，可获得三方面信息：①各因素不同水平的效应大小；②各因素之间交互作用；③通过比较各种组合，找出最佳组合。若全面考虑因素和水平数并全部实施，将会产生极大的工作量。因此，多因素、多水平析因设计已逐步被正交设计所取代。

（三）应用范围

凡研究既要了解各因素的主效应，还要分析各因素之间是否存在交互作用，可选择析因设计。在均衡性方面，各处理组的要求与完全随机设计一致，样本量应尽可能相同。析因设计的资料可以分析有无交互作用。在没有交互作用的情况下，采用分析主效应替代针对某个因素的两个水平之间的比较检验，可以提高检验效能，并且析因设计的结果作推论时，其推论的逻辑是完备的。

（四）注意事项

1. 在侧重了解两个因素的主次与交互作用时，应注意设立“空白”对照组，若没有空白对照组将难以说明前三组的作用是正性还是负性。

2. 样本分配采用随机方法，但应尽量保持组间样本的均衡性。最好先划分区组，然后在区组内随机分队。

3. 析因设计实验结果的统计分析不宜采用成组 t 检验或配伍组方差分析，因为这些检验无法分析交互作用，应选用析因设计的方差分析。

4. 处理因素数与水平数尽量少而精，避免工作量过大。

六、正交设计

正交设计是一种研究多因素、多水平的实验设计，既能明确各因素的主次地位，又能分析哪些因素存在交互影响，还可以找出诸因素各水平下的最佳组合，具有科学、高效、快速、经济等特点。

（一）概念

正交设计（orthogonal design）是利用一套规格化的表格（正文表和相应的交互表）进行的实验设计。合理安排实验，通过对实验结果的分析获得有用的信息，从中找出各种因素对实验观察指标的影响。

（二）特点

正交设计保留了析因设计整体考虑、综合比较的优点，即非全面实验或析因实验的部分实施，其处理组数是各因素、各水平的部分组合，从而避免析因设计需全面实验、工作量大的弊病。由于正交设计是析因设计的部分组合，因此，正交设计主要用来分析各因素的主效应和部分一级交互作用，具有在空间中均匀分散、在分析时整齐可比的特点。

（三）应用范围

正交设计广泛应用于各科研领域。一切多因素、多水平实验，如细胞培养最佳条件组合、PCR 最佳条件、有效成分提取与纯化的最优条件等均可使用正交设计确定最佳搭配。特别是中医治病大多使用复方，且药物剂量存在差异，中药方剂大多具有多因素、多水平的特征。因此，采用正交设计研究中医药是一种多快好省的设计方法。

（四）注意事项

1. 正交设计依据正交表进行，都有若干个实验号。在研究对象分配时，注意各实验号的均衡可比性。在可能的条件下，争取按随机区组分配，要求每个区组的样本含量等于实验号数或它的倍数。

2. 不同实验号尽量同时平行进行，不能在不同时间和条件下进行不同实验号的实验。若确实无法安排同时平行实验时，应设法严格保持不同实验号实验条件的一致。

3. 正交设计得到的诸因素最佳组合，有可能是已进行的实验中效果最好的实验号，也可能并未包括在已实施的正交表中。不论哪种情况，均应以常规或经验组合作为对照，并开展再确认实

验。特别注意实验值是否落在最佳组合指标值的95%可信区间范围之内；如实验值远离此区间，应查询原因或重新进行实验。

4. 条件允许的情况下，表头设计应不设置空白列，可通过重复实验的方法，增加信息量的同时提高准确性。

5. 正交设计重复实验，若结果有个别缺项，在无法补做时，也可参照随机区组实验的补缺方法进行处理。

七、拉丁方设计

拉丁方设计是一种节约样本量的高效率实验设计方法，抽样误差较小。在不同中药或复方对同一疾病不同证型和不同疾病同一证型的疗效研究中具有重要意义。

（一）概念

拉丁方（latin square）是指用拉丁字母所组成的方阵，在同一行（或列）内没有重复的字母，每个拉丁字母只出现一次。拉丁方设计（latin square design）是在随机区组设计的基础上发展起来的一种三因素（处理因素、区组因素、顺序因素）设计，也称正交拉丁方设计。

（二）特点

拉丁方设计是在随机区组设计的基础上，安排一个对实验结果有影响的非处理因素，增加均衡性。在安排上，要求每种处理在不同区组和不同序列分布均匀，每种处理在任意一行与任意一列均出现一次，无论在行或列的方间出现差异时，拉丁方设计均可克服两个控制因素差异带来的干扰，充分显示处理间的差异。但在因素和水平上有严格限制，并且不能显示因素间的交互作用，故在应用上有一定的局限性。

（三）应用范围

凡三因素实验各因素间无交互作用，且各因素水平数相等时，均可考虑拉丁方设计。实验研究中，拉丁方设计在实验因素相对容易控制的实验中有着广泛用途，特别是细胞培养等体外实验。动物实验或离体器官实验有时以一个动物或器官为一个区组，当顺序因素对实验结果有影响时，必须使用拉丁方设计。

（四）注意事项

1. 明确三个因素之间无交互作用，且各因素水平相等。

2. 若一个对象作为一个区组，应当在前一个处理的作用消失后，方可进行下一个处理。

3. 除样本分配在区组内随机化处理外，处理因素各水平与拉丁方字母关系的确定也要随机化。

4. 为了提高结论的可靠性或需要从实验中获得更多信息时，可应用两个或多个拉丁方进行重复实验。

5. 统计学处理计量资料采用拉丁方设计资料的方差分析进行。

八、均匀设计

均匀设计是一种考虑实验点在实验范围内充分均匀分散的设计方法，是一种高效、快速和经济的优化实验设计方案。

（一）概念

均匀设计（uniform design）是基于数论理论推导出来的一种均匀散布，以较少的实验次数来安排多因素、多水平实验的设计方法。

（二）特点

均匀设计的突出优点是使多因素、多水平实验的次数减少，每个因素每个水平只做一次实验，即均匀设计的实验方案数等于水平数。其缺点是实验统计过程较复杂，结果分析必须使用多元回归，通常需要使用计算机进行拟合与分析。但在无计算机的条件下，直观分析也可大体上判断适宜的组合条件。

（三）应用范围

凡多因素且水平数≥ 5 的实验，都可采用均匀设计。但每个因素每个水平只出现在一个实验方案中，故均匀设计适用于被试因素与非处理因素均易于严格控制的实验，如多种药物联用效果评价、理化反应最佳条件组合研究等。实验条件不易严格控制的情况，不宜使用均匀设计。患者个体之间差异较大，治疗过程中非处理因素的干扰较难控制，因此，均匀设计不宜用于临床疗效研究。大动物个体差异较大，也不适宜采用均匀设计。而纯系小动物（如小鼠）遗传特性与个体条件较易做到高度可比性，故小动物进行多因素、多水平实验时可采用均匀设计。

（四）注意事项

1. 均匀设计实验次数较少，需要保证实验条件的可比性。

2. 准确选择考察因素，合理安排，保证通过均匀设计找到最优组合，并通过验证实验予以证实。

3. 为了解实验误差，提高结论的可靠性，特别是以生物因素作为考察对象或（和）以生物反应作为实验指标时，每个实验方案应重复 3 ～ 5 次，取其平均值。

第二节　临床研究设计方法

临床科研是指以人为研究对象，尤其是以患者为研究对象的科学研究。设计方案通常分为试验性研究（experimental study）和观察性研究（observational study）。试验性研究是指人为控制试验条件，随机分组并根据研究目的设置合理的对照、盲法观测结果，以探讨干预或治疗措施的真实效果。观察性研究是指研究者不能人为控制研究因素，组别系自然形成，为确保结论的真实、可靠，应尽可能控制非研究因素的影响。观察性研究可进一步分为分析性研究（analytical study）和描述性研究（descriptive study）等（图 6–1）。

一、随机对照试验

随机对照试验（randomized controlled trial，RCT）是采用随机分配的方法，将合格受试者随机分配到试验组和对照组，然后接受相应的试验措施（药物疗法、非药物疗法、诊断技术、生活方式改变等），在一致的条件下或环境中，同步地进行研究和观测试验效应，并用客观的效应指标对试验结果进行科学的测量和评价。

研究者是否干预研究因素？
是 → 试验性研究
随机分配？
是 → 随机对照试验
否 → 非随机对照试验
否 → 观察性研究
对照分组？
是 → 分析性研究
方向？
暴露→结果 → 队列研究
结果→暴露 → 病例对照试验
暴露和结果在同一时间 → 横断面研究
否 → 描述性研究

图 6-1　设计方案分类

（一）应用范围及优缺点

随机对照试验最常用于治疗性或预防性研究，借以探讨某一干预或预防措施的确切疗效，为正确的医疗决策提供科学依据。在某些特定的条件下，随机对照试验也可用于病因学因果效应研究。但应用的前提是，怀疑某种常规接触因素可能对人体有害，但又缺乏科学证据，在符合伦理的条件下，采用随机对照试验进行因果效应研究。倘若已有研究证明某一因素对人体有害，就不允许将该因素用于人体进行随机对照试验。

其优点在于允许在精确定义的患者组中对单个变量进行严格评估，组间可比性好；前瞻性设计，可收集相关研究后发生事件的数据；盲法衡量和分析结果，结果更真实、可靠；选择性偏倚少；允许荟萃分析。

缺点主要表现在昂贵且耗时；随机对照试验常常有严格的纳入、排除标准，使入选的受试者具有良好的同质性，但也导致研究结果的代表性和外部真实性受到一定限制；伦理要求更严格。

（二）设计的关键要素

随机对照试验在设计阶段及实施阶段均有严格的质量控制要求，这是保证试验真实性、结论可靠性的关键。

1. 目的　对研究的科学背景和试验理由应有充分描述，有具体的研究目标和假设，对于中医药研究应该具备理法方药的一致性。

2. 试验设计　根据研究目的选择合适的试验设计，如平行设计、析因设计，包括受试者分配入各组的比例。

3. 样本量　需要根据研究设计要求计算样本量。

4. 受试者纳排标准　明确疾病的诊断标准及受试者纳入排除标准，其纳排标准具有一定的逻辑关系，即排除标准指的是虽符合纳入标准但不适合入组的条件。

5. 对照的选择　需要根据研究目的选择具有可比性的对照组，尤其在中医药研究中注意辨证与辨病的结合。

6. 资料收集的场所及方式　明确开展临床试验的机构、资料收集的方式。

7. 干预措施　需详细描述各组干预措施的细节以使他人能够重复，包括具体何时及如何实施，如关于针刺的研究，需要详细描述针刺部位、手法、持续时间、频次等。

8. 结局指标 包括主要和次要结局指标，并明确测量的时间及要求。

9. 随机方法 包括序列产生方式、分配隐藏机制。RCT 中的“随机分配”是指采用真正随机分配的方法如简单随机法、区组随机法和分层随机法产生不可预测的分配序列，将符合纳排标准的受试者分配进入不同的研究组。随机分配序列产生后，受试者入组的情况即已确定。随机分配方案隐藏是指产生和保存随机分配序列的人与参与试验并确定受试者合格性的人不应是同一人，以确保患者、研究人员和其他参与试验的人员不会预先知道分配序列，避免选择性偏倚。

10. 盲法 盲法是为了避免干预措施实施和结果测量时来自受试者和研究人员的偏倚（实施和测量偏倚），作用于受试者分配入组接受相应干预措施后，并非在任何 RCT 中均能实施。

11. 统计学方法 需要在试验设计阶段根据研究目的确定适合的统计方法，一旦确定，不应更改。

12. 质量控制 通过健全质量控制体系，明确管理人员及职责，制定全面详尽的标准操作规程，加强对研究者的培训，定期召开数据安全监察会议、发挥电子数据库的质量监管作用、加强二级监察或国际联合监察等质控措施保证研究“设计科学、过程规范、结果可信”。

（三）常见问题

随机对照试验中，采用正确的随机分配方法制订分配方案，并对分配方案隐藏，使合格的受试者均有同等机会进入试验组或对照组，不以研究人员或受试者的主观意愿为转移，可避免选择性偏倚的干扰。

1. 组间的可比性 在随机对照试验中，若样本量较小，随机分配受试者，不能保证影响预后的主要因素在组间都均衡分布，导致基线不可比，此时对某些严重影响预后的已知因素，可采用分层区组随机或动态随机如差异最小化随机分组方法，保证该因素在组间的可比性。

2. 基线的可比性 由于样本量和随机方法的不同，即使随机分配方法实施完全正确，也不可能让所有影响结果的重要因素在组间达到绝对均衡。样本量大小与组间影响研究结果的重要因素的均衡性呈负相关关系，样本量越小，发生不均衡的可能性越大。

3. 试验对象的特点 进入随机对照试验的对象，一定是需要治疗的，不治疗通常对受试者的健康不利。用于病因或危险因素致病效应的随机对照试验的观察对象，在试验开始前，一定不应患有该病因或危险因素所致的疾病，否则可能引出错误的阳性结论。所有参与随机对照试验的受试者，根据伦理原则应知情并自愿，不应强迫参加。

4. 试验的同步性与环境条件的一致性 随机对照试验的两组（或多组）对象，均应同步开展研究，不能先试验组，后对照组，或者相反；而且试验的条件和环境应保持一致，不能将试验组受试者住院治疗，对照组门诊治疗，或者相反。

5. 试验周期的一致性 对试验组和对照组的受试者，干预的疗程可能不一样（如短疗程与长疗程比较），但观察结局指标的时间点（试验期间）应保持一致。研究结果于试验结束时方可获得。

6. 统计分析结果的真实性 随机化后获得的资料结果往往真实可靠，受偏倚因素影响小，使得统计分析结果更真实、可靠。

二、非随机对照试验

非随机对照试验（non-randomized controlled trial）是指由患者或医生根据病情及有关因素人

为地纳入试验组或对照组，并进行同期对照试验，以比较临床不同干预措施的效果。由于对研究对象的分组存在人为因素，常造成不同组的研究对象在试验前就处于不同的基线状态，也难以用盲法评价试验结果，不可避免地受选择性偏倚及测量性偏倚的影响。但因非随机对照试验尊重患者意愿进行治疗方式选择，更易为患者所接受，若样本量足够大，可进行分层分析，仍具有重要临床意义。

（一）应用范围及优缺点

适用于临床治疗手段具有某种特殊性，或者患者对某种治疗措施的主观选择性（如部分患者愿意口服中药而部分患者拒绝口服中药），或者临床上对某种疾病具有两种或以上治疗手段为患者备选等。尤其是相关的干预措施若具有一定的风险性，如患者不愿意承担风险，而又愿意选择现存的颇为安全的药物疗法，此时临床科研则可选择非随机对照试验的研究设计方案。另外，新药上市后的长期监测、新的医疗设备应用后再评价也可选择非随机对照试验。

其优点为容易被研究者或患者所接受，可行性好。缺点表现在由于非随机分组不可避免地存在选择性及测量性偏倚的影响，所以研究结果与结论的真实性不如随机对照试验。

（二）设计的关键要素

非随机对照试验设计因研究对象分组存在人为因素，需要采取偏倚控制手段，弥补选择性偏倚及测量性偏倚较大的不足。

1. 结果分析　若系两组连续性变量的比较，则可采用成组 t 检验、方差分析或秩和检验。鉴于非随机对照试验中组间基线往往不可比，而干预措施的效果往往与这些因素有关，如患者年龄、病情、病程、药物剂量和疗程、有无并发症和并存症等，弄清这些有关因素的影响和程度，对指导临床实践有重要意义，可考虑使用多因素分析方法。

2. 偏倚控制手段　非随机对照试验虽为前瞻性的临床科研方法，但因较难达到试验组与对照组的均衡可比性，受混杂干扰等影响较多，在设计时应特别注意控制偏倚和混杂因素，可采用诸如限制、匹配、分层、盲法、均衡化处理等措施，以最大限度地减少或消除偏倚因素对结果的影响。

（1）限制　在设计过程中，对受试者的选择条件加以限制，认为某些因素可能是潜在混杂，在选择受试者时应对此加以限制，如年龄、性别、病程、病情、文化教育水平等。

（2）匹配　对入选的受试者，按一些因素相同或相近的原则进行匹配。这些匹配因素主要是与疾病发生、转归、预后密切相关的一些已知因素，诸如性别、年龄、病情等。理论上匹配的因素越多，则组内的个体差异越小，越有利于结果分析。

（3）分层　分层方法亦是控制偏倚的重要手段。在试验设计阶段，采用分层可使试验组和对照组组成更加相似，有效防止选择性偏倚。而在统计分析阶段的分层分析，既可显示不同临床特点患者的真实效果，又能显示出重要的混杂因素。

（4）盲法　盲法可以克服可能来自研究者或受试者的主观因素所导致的测量性偏倚，使研究结果较为真实无偏。如让未直接参与临床决策的研究者来填写病历报告表，由不参与临床试验的统计人员完成临床数据的统计分析等。

（5）均衡化处理　在统计分析阶段，若结果提示两组或多组的基线资料不一致，即存在某些可能影响疗效的混杂因素时，考虑使用统计方法加以校正，如协方差分析（混杂因素为数值变量资料）、Logistic 回归分析、Cox 风险比例模型、倾向评分法（propensity score）等。

三、交叉试验

交叉设计（cross-over design）为干预性临床研究，常见两阶段、两周期交叉设计，即第一阶段将受试者分成两组分别给予两种不同的处理措施，观察效果后进入洗脱期（wash-out period），在第二阶段将两种处理措施互相交换，再次观察效果。这样每例观察对象都能接受到两种处理措施，最后将结果进行对比分析。

基于交叉设计的临床试验可分两个处理阶段，两个阶段之间有一个洗脱期，旨在使第一阶段的干预效应完全消失后，再进行第二阶段的处理，否则第一阶段的干预效应必然会对第二阶段的初期效应产生影响；另外，也可避免患者的心理效应。洗脱期的长短视不同的干预措施而定，如干预药物的半衰期明确，一般至少需要 5 个半衰期的时间，从理论上来判断这时体内药物浓度，只有给药时的 3.125% 浓度水平。

（一）应用范围及优缺点

交叉试验研究主要用于慢性疾病的治疗效果观察，特别适合症状或体征在病程中反复出现的慢性疾病，如支气管哮喘、抗高血压药物的筛选，以及对症治疗药物或预防药物的效果观察等。

交叉试验的优点：每位受试者都先后接受两种方案的处理，得到两种结果，故可减少样本数量；患者自身先后做了两种疗效的比较，因而消除了个体差异；随机分组可避免人为的选择性偏倚。

交叉试验的缺点：应用范围受限，只能用于慢性复发性疾病的对症治疗；研究周期较长，患者失访、退出、不依从性等事件的发生概率增加；倘若患者的症状不复发，则第二阶段开始时间可能远远超过洗脱期所需的时间，延长了研究周期。

（二）设计类型

本设计方案的特点是每位受试者都要接受两种不同的治疗措施，都有两种治疗结果。交叉试验设计有两种分组方法，一种是随机交叉，另一种是非随机交叉，前者可减少人为的偏倚，以及药物的顺序效应。但无论采用哪种分组方法，每位受试者都要交叉接受两种不同的治疗措施。

（三）统计分析方法

交叉设计试验中的每位受试者都要先后接受两种治疗措施，都会得到两种治疗结果，形成了自身对照，因而其结果的分析多采取以下统计分析方法。

1. 定性资料分析　因为每位受试者都要先后接受两种处理措施，所以每位受试者均可得到两种结果，自身就是一个“对子”，故在统计处理时采用配对 χ^2 检验。

2. 定量资料分析　交叉试验所获数据多为定量资料，如血压改变、血糖变化等，可采用差值 t 检验、交叉设计方差分析或秩和检验进行比较。

四、队列研究

队列研究（cohort study）属于观察性研究，是将人群按是否暴露于某可疑因素及其暴露程度分为不同的亚组，追踪各自的结局，比较不同亚组之间结局频率的变异，从而判定暴露因子与结局之间有无因果关联及关联大小的一种研究方法。

队列是指一个特定的研究人群组。根据特定条件的不同，队列可分为两种情况：一种是指特

定时期内出生的一组人群，叫出生队列（birth cohort）；另一种泛指具有某种共同暴露或特征的一组人群，一般即称为“队列或暴露队列”。根据人群进出队列的时间不同，队列又可分为两种：一种叫固定队列（fixed cohort），是指人群都在某一固定时间或一个短时期内进入队列，之后对他们进行随访观察，直至随访观察终止，成员没有无故退出，也不再有新成员加入，即在观察期内保持队列的相对固定；另一种叫动态人群（dynamic population），是相对固定队列而言的，即在某队列确定后，原有的队列成员可以不断退出，新的观察对象可以随时加入。

队列研究的暴露不是人为给予的，也不是随机分配的，而是在研究开始前就已客观存在，这一点与试验性研究有本质区别。队列研究作为一种分析流行病学的研究方法，区别于描述流行病学的根本特点就是设立对照组。对照选择有多种方法，对照组可与暴露组来自同一人群，也可以来自不同的人群。队列研究采用顺时间轴观察，在研究过程中先确知其暴露因素，再纵向前瞻观察结果。

（一）应用范围及优缺点

队列研究多数情况下用来研究一种暴露与一种疾病的关联，也可同时观察某种暴露因素对人群健康的多方面影响，检验多个假说，还可观察到疾病整个自然发展过程。随访人群中受试者可能受各种因素的影响而自行采取一种与暴露致病作用相反的措施，出现预防效果，这种现象称为“人群的自然实验”。此外，队列研究还可探究某种疾病的长期变化趋势，为制订新的预防规划、治疗方案或康复措施提供依据。

队列研究的优点突出。队列研究在观察性研究中是进行因果推断关联性较强的一种试验设计，其次队列研究具有成本更低、耗时更少的优点，这一优点在回顾性队列研究中更为明显。

队列研究的缺点客观存在。与干预性研究相比，队列研究的因果推断效能较低，其因果关系的解释往往因为混杂因素的影响而变得复杂；前瞻性队列研究费用较高，若研究罕见结局效率较低；回顾性队列研究的主要缺点在于研究者对抽样方法和人群随访，以及测量的性质与质量等实施的质量控制有限，既有数据可能不完整、不准确。

（二）设计类型

队列研究根据资料采集的时间点与队列研究开始实施时间点的相对关系，可分为三种类型。一为前瞻性队列研究（prospective cohort study），该研究所需观察时间往往很长，要对受试者进行定期随访。其优点在于偏倚较小，而且可根据在随访期间暴露的变动情况选用适当新的检测方法和观察指标。但前瞻性队列研究需要观察大量人群并长期随访，经费需求大，整个研究的组织与后勤保障工作也很复杂。二为历史性队列研究（retrospective cohort study），研究开始时暴露和结局均已发生，即研究的结局资料在研究开始时已从受试者的历史资料中获得。这种研究方法暴露和结局资料可在短时间内搜集完成，因资料积累时未受到研究者的控制，所以历史性队列研究仅在具备详细、准确而可靠的文字资料的条件下才适用。三为双向性队列研究（ambispective cohort study），也称混合性队列研究，即在历史性队列研究之后，继续进行一段时间的前瞻性队列研究。这种研究方法兼有上述两法的优点，在一定程度上弥补了二者的不足，在实际工作中适用范围较广。

（三）设计的关键要素

虽然每一个队列研究的目的、内容、结局不同，但研究设计方案均包括以下内容。

1. 研究队列的选择　研究队列至少应包括一个暴露组和一个对照组，如比较某病中医治疗和西医治疗的疗效，采用中医治疗的病例组成暴露组，而西医治疗的病例组成对照组。如果暴露因素有多个水平或多个类型，如中医治疗、中西医结合治疗、西医治疗，也可以选择其中一个或者两个作为对照组。

2. 资料的收集　研究方案必须明确定义暴露与否或暴露不同水平的测量标准，以及结局事件、观察终点及终止时间。收集内容包括暴露、结局及可能的混杂因素。

3. 样本量估算　对照组样本量不能少于暴露组，两组相等时统计效率最高，计算出的样本量一般需要按 10% 失访率进行调整。

4. 随访最大化　队列研究的优势可能由于不完全随访而遭到破坏，随访最大化是保障队列研究质量的关键。通过在研究开始时排除无法进行随访的参与者，收集有利于追踪随访的基线信息，并定期与所有研究对象保持联系等方法，可实现失访的最小化。

5. 统计分析方法　队列研究的结局指标通常会选择便于二分类的指标，如发病或未发病、死亡或未死亡。风险（risks）、比值（odds）和率（rates）是估计随访过程中二分类结局发生频率的三个指标。固定队列与动态队列统计方法不同，发生率计算时需要考虑风险人时（person–time），是应用 Cox 比例风险模型等这类现代方法来计算多因素风险比的基础。分层分析和多变量分析方法的运用，如 Logistic 回归和 Cox 比例风险模型不仅可以控制混杂因素，而且可以同时探讨多个暴露因素与研究结局的关联，以及多个因素之间的交互作用。队列研究中暴露因素与研究结局之间的关联强度一般用相对危险度（relative risk，RR）表示。暴露因素有多个水平时，剂量 – 反应关系可以增加与研究结局的关联强度。

五、前后对照研究

前后对照研究（before–after study）属于二级设计方案，是一种前瞻性研究，它是将两种不同的处理措施或治疗方法，在前、后两个阶段分别应用于受试者，然后对其结果进行比较，而不是同一措施的重复应用。一般来讲，使用该设计方案时，要有两种或两种以上的处理措施，每种措施依次分别使用一个疗程后，将两种措施使用后的结果进行比较分析。

（一）应用范围及优缺点

前后对照研究多应用于治疗性研究，比较两种不同治疗方案的效果，还可以对同一方案使用前后的差别进行比较。在前后对照研究中，通常有两个时间相等的治疗阶段，在前一阶段内，可以使用一般治疗措施（备择方案）或安慰剂，但是只做临床观察；在后一阶段则应该使用新的研究措施（主研方案），治疗时间与前一阶段相同，前、后两个阶段的试验结束时，才算完成了治疗性试验的全过程。如受试者仅接受前、后两个阶段的一种治疗，则按退出处理，不纳入统计分析。本研究是前瞻性研究，是对两种或两种以上不同处理措施进行比较的方法。观察对象可以是相同的病例（自身前后对照研究），也可以是不同的病例（不同病例前后对照研究）。

自身前后对照研究的优点：每个病例在整个研究过程中均有接受新药或新疗法的机会；诊断标准、研究措施可以标准化，结果判断有一致的衡量标准；可消除个体差异而不需分层；所需样本量小，统计效能高。缺点：由于进行自身前后对照的两个干预措施相隔时间太长，病情轻重不能完全一致，可能影响两个阶段起始点基线水平的可比性；纳入病种的选择范围受限，只能用于慢性复发性疾病；洗脱期过长，可能使部分患者的病情加重，洗脱期过短，可因药物的残留作用干扰第二阶段治疗效果。

不同病例前后对照研究的优点：同期内任何入组病例均可得到相同的治疗；因同期治疗方案

只有一个，没有选择性，可高度减少自愿参加者的偏倚；过去的病历资料作为历史性对照的丰富资料，可变得更为有用，既节约时间，又节约费用。缺点：不同病例的情况和试验条件完全不同，因此会增加基线的差别；过去的诊断治疗水平与现在不同，特别是跨越年度较大的对照研究，偏倚、混杂因素较多；由于患者不同，在前、后两阶段的差别无法消除个体差异。

（二）设计的关键要素

前后对照研究可分为自身前后对照研究（before-after study in the same patient）和不同病例前后对照研究（before-after study in different patients），因两种设计类型对病例的要求和效果的分析均不一致，现分述如下。

1. 自身前后对照研究　受试者所患疾病必须是慢性疾病或慢性复发性疾病，在前、后两个阶段，接受两种不同的处理措施，最后对其效果进行比较分析。因为是同病例、同一个体，因此前后两个阶段不需要进行分层，但第一阶段与第二阶段的观察或用药期必须相等。两个阶段之间应有洗脱期，其时间长短应依据药物的半衰期或采用的措施与目的而定。

2. 不同病例前后对照研究　不同病例前后对照研究中，两种治疗措施的间隔可长可短，长者可相隔数年之久，因此又称历史性对照研究（historical control study）。一般是以回顾性资料作为对照研究组，以现在开始的前瞻性资料作为试验组。研究对象不是同期的住院患者，前一段患者与后一段患者之间没有任何联系，因此不能排除组间个体差异。这种方案多用于治疗效果的研究，也可进行病因学研究。由于是不同时期的患者，比如时间间隔数年或不同季节收治的病例，故在条件允许的情况下，应做好前后病例的分层或配对，以便增加两组之间的可比性。

六、病例对照研究

病例对照研究（case control study）是分析性流行病学最基本、最重要的一种研究类型，经典的病例对照研究是从研究的疾病（或某特征事件）病例出发，收集过去的暴露因素，从时间上看是回顾性的，因此又称为回顾性研究（retrospective study）。通过对比两组人群过去暴露于研究因素的比例，来判断研究结局与研究因素是否有关联及关联度的大小。病例对照研究的类型主要包括成组病例对照研究和匹配病例对照研究（成组匹配和个体匹配）。

（一）应用范围及优缺点

1. 研究范围　识别出与疾病相关的潜在危险因素和保护因素；对于罕见疾病，可以成为研究这些疾病病因的重要手段；评估各种筛检测试的有效性，包括它们的灵敏度、特异性和预测值；比较不同干预措施（如药物治疗、非药物治疗、生活方式改变等）的效果；通过分析病例对照研究中患者的暴露历史，建立预测模型，用于疾病的预防和风险分层；调查药物使用与不良反应之间的关系，帮助监测药物的安全性；探索不同人群、不同地区或不同历史时期的疾病模式和暴露因素的差异。

2. 优缺点　病例对照研究的优点是适用于罕见病、慢性病的研究，研究时间短、花费少，可调查多个因素与疾病联系，易出结果。缺点是不能直接估计因果关系，暴露信息不是很准确，不适用于罕见暴露的研究，存在选择偏倚。

（二）设计的关键要素

病例对照研究属于回顾性观察性研究，其在研究设计和实施阶段不可避免地会产生一些偏

倚，导致在评估暴露和疾病关联的时候失真，为了尽可能地减少偏倚，应把握病例对照研究设计的关键要素。

1. 病例对照研究设计　需明确研究人群、确定暴露因素、指定对照组和结局变量。

2. 研究方法选择　根据疾病分布研究或现况调查结果，结合文献复习，提出病因假设。然后基于病因假设，选择合适的病例对照研究方法，明确研究目标。

3. 明确病例和对照来源　病例和对照的来源包括以医院患者、门诊病案等为基础的人群和以社区居民、社区监测资料或普查抽样调查为基础的人群。在选择病例时：①应采用国际通用或国内统一的诊断标准；②以社区病例为主时需考虑代表性。对照的选择应遵循的原则：①对照应来源于产生病例的源人群；②应具有和病例一致的某些特征；③应不罹患与所研究疾病有共同已知病因的疾病。

4. 估算研究的样本量　根据研究目的，参考既往研究中暴露因素与结局变量的关联强度（RR 或 OR），暴露因素在患病人群和对照人群中的暴露率，Ⅰ类错误 α 和Ⅱ类错误 β，同时结合研究的设计类型为匹配设计还是非匹配设计，以及病例组和对照组样本量的比例，选择适当的样本量计算公式。

5. 明确变量类型和资料采集方法　对研究中涉及的所有变量要给出明确的定义，同时在信息采集时尽可能全面、细致、深入。资料采集的方法与现况研究一样，主要方式包括测量或检查、问卷调查和信息系统摘录等 3 种类型。无论采取什么方法采集数据，都要实行质量控制，降低研究中可能带来的选择性偏倚、信息偏倚和混杂偏倚。

6. 常见偏倚类别和控制　病例对照研究易出现各类偏倚，包括选择性偏倚、信息偏倚和混杂偏倚。选择性偏倚是指研究样本不能代表研究总体，主要包括入院率偏倚、现患病例新发病例偏倚、检出证候偏倚、时间效应偏倚等。信息偏倚是在数据采集过程中产生的系统误差，包括回忆偏倚、报告偏倚、测量偏倚等。混杂偏倚是指由于混杂因素存在导致的暴露与结局关联偏离真实情况的一种系统误差。偏倚控制：①严格落实研究方案，确保对照组选择的随机化原则完全实施；②提高研究对象的依从性和应答率；③正确选择测量工具和检测方法，并进行统一校对；④加强组织统一培训；⑤复查、复核研究资料，提高数据质量；⑥选择正确的统计分析方法，注意辨析混杂因素及其影响。

七、横断面研究

横断面研究（cross-sectional study）又称现况研究或现患率研究，是指在某一时点或期间内调查某个目标人群或代表性人群的疾病或健康状况的分布，并描述有关因素与疾病或健康状况关系的一种流行病学研究方法。该方法论证强度差，研究质量较低，通常是进一步开展病例对照研究与队列研究的前期基础，为深入研究提供线索和病因学假设。

（一）应用范围及优缺点

1. 应用范围　描述某种疾病在人群中的分布特征，为卫生决策及预防措施的制定提供依据；通过描述并分析某些因素与疾病之间的关联，为进一步的病因研究奠定基础及提供线索；在采取某项防治措施一段时间后，重复进行现况调查，根据前后患病率变化的分析，可考核评价所实施的防治措施的效果；为疾病监测提供依据。

2. 优缺点　横断面研究的优点在于调查对象一般来自人群抽样，有自然形成的同期对照，结果外推性较好，且可以同时确定暴露与结局，不涉及随访，耗费小，不存在失访偏倚。缺点在于

暴露与结局同时存在，难以确定时间先后关系，且潜伏期患者容易被漏诊，不适用于急性病研究。

（二）设计的关键要素

如何确保正确设计横断面研究，应着重把握以下设计要点。

1. 选题和确定调查的目的 设计前应进行充分的文献调研，聚焦一个问题，明确该调查的目的，评估运用横断面研究设计是否合理，避免方法学上的错误。

2. 研究类型 根据研究目的确定采用普查还是抽样调查，需充分考虑两种研究类型的优缺点，以期在有限资源下取得预期的研究成果。

3. 研究对象 在确定目标人群时，应该对人群的“三间”分布特征，即人间（人群分布特征）、时间（时间范围）、空间（地域范围）有明确的规定，对调查的人群范围进行限定亦是对研究结论进行限定，一定程度上保证了研究的科学合理性。

4. 样本量 根据研究目的、预期效应和统计功效，计算和确定研究所需的样本大小；考虑可能的失访率或无应答率，并在样本量计算中进行调整。

5. 资料收集与分析 ①在收集数据时，确保遵循伦理原则；②为了提高数据的可靠性和有效性，应该采取措施减少偏差和误差，如进行随机抽样、使用一致性检查和进行数据校验；③在数据收集和分析过程中，应该考虑到可能的混杂因素，并在分析时进行适当的调整。

6. 常见偏倚及其控制

（1）选择偏倚（selection bias） 选择偏倚指所调查的对象不能代表所要研究的总体。在设计实施阶段，理想的抽样框要尽可能做到总体和抽样的一致，抽样范围要求全面、真实、无重复、界定明确。

（2）无应答偏倚（non-response bias） 无应答偏倚指由于各种原因造成无法获取入组观察对象的相关信息所产生的偏倚。控制方法包括：科学组织调查工作，加强人员培训，在调查前最大限度地预见和解决可能造成无应答的问题；调整访问策略，多次对调查对象进行追踪是提高应答率的一种有效方法；替换观察对象，该方法可降低无应答率，但处理不当会产生新的误差，应对替代过程进行详细记录以备查。

（3）信息偏倚（information bias） 又称观察偏倚（observational bias），指在收集调查信息时所发生的系统误差，这种偏倚主要来自调查对象、调查者和仪器检测手段三个方面。调查对象来源：由于各种原因使调查对象回答的问题不准确或不真实所引起，包括回忆偏倚（recall bias）、报告偏倚（reporting bias）。调查者来源：调查者的工作态度、责任心、业务水平和能力均可引起偏倚。测量来源：因仪器不准确、操作不规范、缺乏实验室质量控制而产生的系统误差，又称为测量偏倚（measurement bias）。针对以上原因，应严格执行计划，对调查员培训并考核，必要时可做预调查，及时修改调查表、询问的方式，消除被调查者的顾虑，改善实验设备和实验条件，规范调查流程，以减少信息偏倚的产生。

八、叙述性研究

叙述性研究（descriptive study）是指利用常规检测记录或通过专门调查获得数据资料（包括实验室检查结果），按照不同地区、不同时间及不同人群特征分组，描述人群中疾病或健康状态或暴露因素的分布状况，并进行比较分析，获得疾病三间（人群、地区、时间）分布的特征，为进一步开展分析流行病学提供病因或流行因素的线索，即提出假设。叙述性研究在揭示暴露和疾病因果关系的探索过程中是最基础的步骤。

叙述性研究以观察为主要手段，不对研究对象采取任何干预措施；对暴露因素的分配不是随机的，且在研究开始时一般不设立对照组。在叙述性研究中，暴露与结局的时序关系无法确定，对于暴露与结局间关系的因果推断存在一定的局限性，仅可做一些初步的比较性分析，但可为后续的分析性或实验性研究提供线索。研究方式分为病例报告、病例系列研究、现况研究、个案研究、随访研究、生态学研究及筛检等。

（一）应用范围及优缺点

叙述性研究用于描述疾病或健康状况的分布及发生发展规律，为疾病危险因素的发现，高危人群的确定，疾病患者的早发现、早诊断和早治疗，人群疾病防治策略措施的提出，卫生政策和医疗卫生计划的制订提供基础资料。由于疾病或健康状况在不同人群、时间和地区的分布差异可能由于某些原因造成，因此，比较疾病或健康状况在三间分布的差异，可以为后续研究提供线索，提出病因假设。叙述性研究还可用于社区诊断。

优点：叙述性研究设计简单易行，对各种经验水平的研究人员来说都相对容易上手；叙述性研究设计没有过高的预算要求，一般不需要大量资源或昂贵的设备即可展开广泛的研究；叙述性研究是一种全面的方法，可囊括现象的多个不同方面，有助于读者对研究结果的理解；作为前期探索的工具，叙述性研究所提出的指导意见对重大项目和未来研究方向的战略决策也将起到指导性作用。

缺点：①难以确定暴露与疾病的时间顺序，可能得出超越数据的推论；②难以获得发病率资料；③难以调查死亡病例及病程短、已痊愈的病例等。

（二）设计的关键要素

叙述性研究有三大设计要素，包括研究对象、测评指标和统计方法。

1. 研究对象　首先，需要界定纳入和排除标准。依据文献或其他数据资料清晰地对研究人群做出操作性定义，从而制定纳排标准。其次，需要考虑从哪里能准确地选入符合标准的人，是病房、门诊还是社区。如计划调查老年糖尿病患者的自我管理行为，就应考虑老年糖尿病患者的大部分人群在哪里。如果大部分人是正常生活工作，去内分泌病房选取研究对象就会产生偏移，因为选取的住院患者一般都是自我管理行为差导致血糖控制不佳，选取这样的人群就会出现选择偏倚。所以应基于人群的特点和这个人群大部分在哪，为了保证有代表性，应该去社区或者从门诊就诊的患者人群中选取。再次，是地域范围，地域范围反映了你所选的研究对象或者样本的代表性大小。比如基于自己的资源、时间和财力方面的可行性，可以从全球选；或者从某个代表性的区域，如亚太地区，或者说从全国或某个地区甚至只从某个省市或某医院选取。最后，是如何抽取有代表性的样本。

2. 测评指标　包括一般资料，如人口学资料、疾病相关资料；主要变量；其他相关变量或相关因素，如可控的因素。

3. 统计方法　包括描述性统计的一般资料；各测评指标。分析变量间的关系：单因素分析；多因素分析；多元回归分析；路径分析，结构方程。

九、单病例随机对照试验

单病例随机对照试验（N-of-1 trial）是一种基于单个患者所设计的，以患者自身前后作为对照，对单个病例进行的双盲、多周期、二阶段交叉的前瞻性临床随机对照试验，是比较有效性研

究中对单个患者进行的一种试验设计类型。宗旨是为医护人员、患者及医疗机构提供高质量的临床诊疗证据。

N–of–1 试验可分为两种，一种为单纯的单病例随机对照试验；另一种为系列单病例随机对照试验，指开展多个同类患者的单病例随机对照试验，采用相同的试验方案，称为系列 N–of–1 trials。

（一）应用范围及优缺点

单病例随机对照试验设计针对单一试验对象，适用于慢性疾病或罕见病的疗效评价研究、新药研发的早期评价和后效评价、在异质人群中发现对某药物治疗敏感的特殊人群亚组、选择对单个患者“最”有效的药物或选择某种药物的“最”适剂量。

N–of–1 试验在最新的证据金字塔中，是处于临床研究证据级别的最高等级（图 6–2）。其优点是为个体患者治疗决策提供了最有力的证据，具有强大的临床实用性；采用随机双盲对照等方法，可合理分析随机误差，避免偏倚，比较真实地反映试验结果，且易于重复；采用多循环的设计，增加了研究的功效。但也存在缺陷，如试验对疾病和药物有较为严格的要求，部分疾病和治疗方法（特别是外科治疗方法）不适于使用该设计；患者病情的自然变化、治疗指标的趋中现象都会影响结果的可比性；N–of–1 结果虽然有借鉴作用，但类推到其他患者时需谨慎。

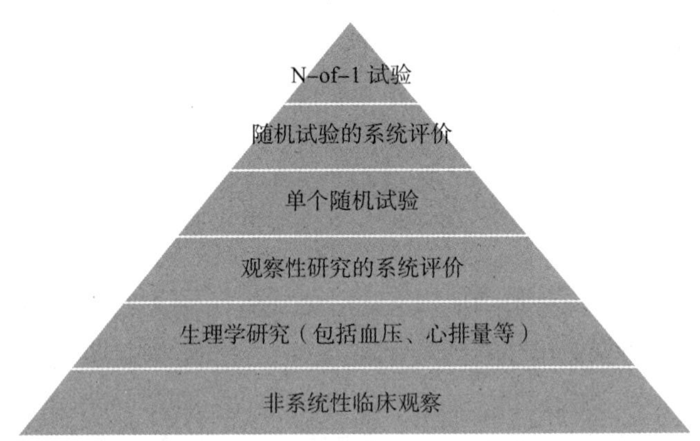

图 6–2　用于治疗决策的证据级别

（二）设计的关键要素

N–of–1 试验合理实施之前要回答四个方面的问题，只有当这些问题的答案均为“是”的时候才可进行单病例随机对照试验，即试验是否适用于该患者；是否切实可行；是否有确保试验顺利进行的机制；是否符合伦理。

具体的实施如下：①临床医生和患者同意接受治疗，来检验这一治疗措施在减少或控制患者疾病的症状和体征方面的能力。②试验包括一个使用试验药物的观察期和一个使用对照药物的观察期。在试验过程中，受试者交替接受试验药与对照药。在每一轮试验开始时，随机确定是先接受试验药物还是对照药物，来确保每一个观察期有相同的机会接受两种治疗。③在每个观察期间及每轮试验间设有一段合理的药物洗脱期（washout period），其目的是使前一阶段的作用不至于影响后一阶段。④患者和研究者共同商定符合患者自身情况的观察指标，通过记录患者日志和调查表，定量评估患者在每一阶段的症状，衡量效应指标、主要症状缓解、体征改善或有关实验室指标，并以治疗前后的动态变化值作为衡量效果的依据。⑤试验将持续到患者和医师都能决定哪一种疗法更有效，直到干预措施的有效性被证实或者被驳倒才停止。完整的试验通常需要 3 轮或

3 轮以上的交叉对照，如果有特殊原因，2 轮或 2 轮以上的对照也能够被认可。

十、单组目标值法

单组目标值法（single-arm objective performance criteria，OPC）是指从大量历史数据库（如文献资料或历史记录）的数据中得到的一系列被广泛认可的性能标准，这些标准可以作为某类临床干预措施的安全性或有效性的替代指标或临床终点，即目标值。通过无同期对照的单组临床试验得到的指标结果与相应目标值进行比较，来推断临床干预措施的安全性和有效性。

目标值包括客观性能标准（objective performance criteria，OPC）和性能目标（performance goal，PG），目标值通常为二分类指标（如有效、无效），也可为定量指标，包括靶值和单侧可信区间。靶值就是所要研究的某种干预措施预计可以达到的水平，要求靶值优于目标值。此外，目标值还包括客观性能目标（objective performance goal，OPG），认为在没有或者很少同类器械的研究数据作为参照的情况下，研究者也可以选取非器械治疗（如目前指南推荐的标准药物治疗）的疗效作为对照，但由于治疗手段的不同，药物治疗的安全性与医疗器械治疗的安全性不具有可比性，OPG 不具有安全性能标准，一般仅用于有效性的研究。

（一）应用范围及优缺点

单组目标值试验适用于危重症、罕见病的药物研究（非药物疗法客观情况下不允许设置对照），以及风险过于悬殊、伦理不可行、结局指标易获取无须长期随访的情况。单组目标值也适用于医疗器械的临床试验。另外，对于某些疾病，尤其是经过西医规律干预治疗无效的病例将更有广阔的应用前景。其优点在于可以减少大量人力、物力和资源的浪费，缩短试验周期和加快上市进程。缺点是难以从设计上控制选择性偏倚和评价偏倚。其主要采取的是历史信息对照，受时间、空间的限制，历史对照的受试者与本次试验的受试者可能来自不同的总体；除试验因素外，可能影响试验结果的因素众多，如人口学特征、诊断标准、诊断技术等，致使试验组和外部对照组可比性差；此外，还可能存在一些潜在的、非常重要但未被认知的或无法测量的预后因素，也可能影响试验结果；由于缺乏同期平行对照，难以对不良事件与产品的相关性以及不良事件发生率进行科学评价。

（二）设计的关键要素

单组目标值在应用时要遵循一定的步骤。与平行对照试验相比，OPC 存在非同期对照的固有偏倚，在应用时应注意质量控制，提高试验准确性。

1. 确定评价指标　选择的评价指标必须满足代表性、客观性和可参考性三个特征。代表性是指选择最能代表干预措施效果的主要疗效评价指标，是为业内所公认的；客观性是指评价指标不能是中医量表一类的主观指标，而是死亡终点、疾病进展、实验室检查、影像学检查等不受主观因素干扰的评价指标；可参考性是指该评价指标已经被作为同类研究的主要疗效评价指标，有可供参考的文献。

2. 确定目标值　目标值的确定有三种方式：临床试验监管部门指南、行业标准或专家共识及同类产品历史研究成果。优先选择临床试验监管部门指南，其次为行业标准或专家共识。选择同类产品历史研究成果时，需要注意两次产品的临床试验适用症、疾病亚型、严重程度、干预措施、评价指标、评价方法尽量保持一致。

3. 估计样本量　根据靶值和目标值来计算样本量。

4. 观察疗效 所有受试者均接受该诊疗方案，获得安全性和有效性指标。

5. 目标值偏差判断 估计出点估计值和 95% 可信区间，与目标值进行比较。

（三）应用注意事项

由于单组目标值的局限性，研究人员在应用时要注意质量控制和主要评价指标缺失值的处理。在质量控制上，要尽可能采取相对客观、可重复性强的结局指标，如死亡、操作失败等，不建议采用易受主观因素影响、可重复性差的指标，也不建议用与临床客观终点指标相关性不高的替代指标作为主要评价指标；尽可能地提高随访质量，设置合理的随访额度，控制受试者脱落；为了保证数据的完整性，鼓励采用中央注册登记系统记录所有受试者的全部信息，以免事后人为筛选受试者。当主要评价指标缺失时，应采用敏感性分析，如最差值法（worse case scenario）、临界点分析（tipping point）等方法，以说明结果的稳健性。

十一、真实世界研究

既往的研究者注重理想世界的研究，对试验环境严格控制，人为营造一种理想化的试验环境，但其严苛的受试人群选择和临床操作质量控制使得其疗效评价结果难以在实际医疗环境中推广。在此背景下，1993 年 Kaplan N M 等科研人员首次提及真实世界研究的概念。真实世界研究（real world study，RWS）也称现实世界研究，是指针对预设的临床问题或决策需求，在真实世界情境下收集与研究对象健康有关的数据，基于这些数据衍生的汇总数据，通过统计分析获得医疗保健干预措施（如药物）的使用情况及潜在获益 – 风险的临床证据的研究过程。中医药是一个临床实践学科，实际临床疗效是中医药生存和发展的根本和理论创新的源泉，中医药真实世界研究可以为中医药研究向纵深发展、数据关联及潜在知识的发现提供合理、高效的支持平台。

（一）应用范围及优缺点

应用范围：评估健康状况、疾病及诊疗过程，以了解现有诊疗措施的治疗依从性及相关因素，调查特定疾病的治疗模式；适用于评估防治中，以评价干预措施在真实世界中的实际疗效、安全性；评估患者预后与预测；支持医疗政策制定中，以评估医疗质量、药品定价、医保赔付等。

优缺点：RWS 研究在现实环境中开展，对研究对象的纳入限制较少，样本量大，更可能获得长期临床结局，结果外推性较好。RWS 的局限性在于真实世界数据来源众多，数据质量有待评价，通常存在较多偏倚和混杂等，研究结论可能存在挑战。

（二）设计的关键要素

真实世界研究设计类型在广义上可分为试验研究和观察性研究。试验类研究主要包括实用性随机对照试验（pragmatic randomized controlled trial，pRCT）和以真实世界证据作为外部对照的单臂试验。观察性研究主要包括基于既有数据库开展的研究和登记研究。本节仅对基于电子医疗数据研究的设计要点进行阐述，其余类别的 RWS 设计要点和规范可参考其他工具书和教材。

基于电子医疗数据的真实世界研究设计要点：

1. 选择设计类型 根据具体的研究问题选择相应的设计类型，例如回顾性队列研究、病例对照研究、自身对照的病例系列等。

2. 定义研究人群 设定研究人群的纳排标准，采用编码或算法（如国际疾病分类编码，ICD）在数据库中识别研究人群。

3. 干预措施（暴露因素）　由于中医学存在“同病异治”“异病同治”的现象，以及临床医生根据临床经验进行辨证论治的广泛现象，使中医数据库复杂性增加，存在大量混杂因素，需进行混杂因素处理。

4. 研究结局　应尽量选择可客观测量的结局指标，需注意随访时间的设计，临床结局测量时间应与暴露有足够长的时间间隔。

5. 确定数据提取及数据治理方案　根据研究目的确定研究相关变量，根据数据库结构制定数据提取变量集。对于多个数据库的整合，应先评估数据库，确定整合内容，建立统一的数据标准，将多个数据库的数据结构进行标准化处理。整合过程中应对无法整合的数据进行处理，需注意整合对研究因素、暴露因素、整合因素的影响。数据提取需注意对研究对象的姓名等身份信息进行隐藏。

数据治理包括数据链接、数据提取、数据清理。①数据链接：需确定患者身份唯一识别码（如病历号等），实现多源数据的链接；②数据提取与核查：基于数据提取表进行数据提取，提取后核查，确定提取的准确性，同时统计变量缺失、矛盾数据、极端值、异常值等现象；③数据清理：基于研究问题、数据实际情况、临床诊疗实际情况制定数据清理规则，明确极端值、异常值、缺失值等的处理规则。每个变量均需有明确的清理规则。

6. 样本量　电子医疗数据异质性高，应尽可能扩大样本量，便于后期数据统计分析。

7. 统计方法　电子医疗数据异质性高，研究对象纳排标准较宽泛，在统计分析时应多关注如何减小和控制偏倚及混杂，例如采用匹配、分层分析等研究方法。

思考题

1. 交叉设计的适用条件是什么？
2. 完全随机设计的优缺点是什么？
3. 中医药开展随机对照试验的挑战有哪些？
4. 利用真实世界数据是不是只能开展观察性研究？
5. 对于某些疾病，尤其是经过西医规律干预治疗无效的病例，单组目标值试验是否更适用？

第七章
临床研究实施

扫一扫，查阅本章数字资源，含PPT、音视频、图片等

临床研究是医学科学研究中的重要领域，是对人类个体或群体进行的系统性研究，包括疾病的预防、诊断、治疗和预后等多个方面。本章将介绍临床研究实施的各个步骤，以期为临床研究者和医疗决策者提供指导和参考。

第一节　临床研究的分类

临床研究的分类包括病因与危险因素研究、诊断性试验研究、防治性研究、疾病预后研究及疾病分布研究等。本节将介绍不同研究类别的特点、设计要求以及评价标准，为疾病的预防、诊断、治疗和预后评估等研究提供依据。

一、病因与危险因素研究

病因学研究是医学诊断和治疗的基础，有助于阐释疾病的发生发展规律。病因学不仅研究直接导致疾病的生物、物理、化学和社会因素，还关注个体的心理和遗传缺陷。通过分析这些因素如何共同作用导致疾病，为疾病的预防和治疗提供重要依据。

病因可以是单一的，如特定微生物引起的疾病，也可以是多种因素交互作用的结果，如慢性非传染性疾病。病因模型通过概念图表达病因与疾病之间的关系，包括生态学模型、疾病因素模型和病因链与病因网络模型等。

病因学研究的基本流程：基于现象提出病因假说，利用回顾性病例 – 对照研究初步验证，前瞻性研究进一步证实病因，通过人群干预研究确认因果关联，以及实验病因学研究明确生物学机制。例如，通过观察吸烟与肺癌之间的关系，可以揭示吸烟为肺癌的一个重要危险因素。

（一）设计方案与要求

病因与危险因素研究常用设计方案有随机对照试验研究、队列研究、病例 – 对照研究、横断面研究和个案报告 / 系列病例分析报告。这些方法各有特点，适用于不同的研究场景。随机对照试验研究通过将受试对象随机分配到试验组和对照组，确保组间可比性，从而减少混杂因素的影响。前瞻性队列研究从确定可疑病因开始，选择目标人群，区分暴露组和非暴露组，并通过随访和测量结局来研究病因与疾病之间的关系。病例 – 对照研究则聚焦于可疑危险因素，选择病例组和对照组，确定既往暴露史，可采用盲法收集危险因素资料，以减少偏差。横断面研究揭示的是暴露与疾病之间的统计学关联，虽然不能直接推断因果关系，但对某些不会发生改变的暴露因素，可以提供时序关系和因果推论。个案报告或系列病例分析报告通常用于病因学研究，虽然缺

乏对照，但通过提出关于病因的假设，为后续研究提供线索。

（二）评价原则

在文献中寻找相关科学研究证据，用既往研究结果来回答提出的科学问题是常用方法。但相关研究众多、质量参差不齐，需要进行严格的质量评价以保证研究结果的真实性、重要性、适（实）用性。研究的质量评价包括但不限于以下几个方面：是否采用了合适的研究设计来探究病因和危险因素，如队列研究、病例对照研究等；样本选择是否具有代表性、样本量的计算是否合理；数据收集工具和方法是否标准化；是否采取措施识别、控制或减少可能的偏倚，如选择偏倚、信息偏倚和混杂偏倚；是否对可能影响研究结果的其他变量进行了适当的控制或调整；统计方法是否适合研究设计和数据类型以及是否正确应用；结果是否与其他研究结果一致，是否有重复性；是否存在剂量－反应关系，即危险因素的强度或频率是否与疾病风险成正比；研究是否证明了暴露在疾病发生之前，满足因果关系的时间顺序；研究结果是否具有可重复性；研究报告是否遵循了相关的报告指南等。可根据以上评价标准，评价既往研究的质量与可信度，指导临床实践与科学研究。

二、诊断性试验研究

诊断性试验研究最基本的要素包括确定金标准诊断、纳入研究对象、盲法评价比较等。在中医药科研中，证候研究可以与诊断性试验研究相结合，通过现代科学方法技术来验证和精准化中医的证候诊断，从而提高中医诊疗的准确性和个性化治疗的效果。

（一）研究要点

1. 确定金标准诊断　金标准是指当前临床医师公认的诊断疾病最可靠的方法，也称为参考标准。主要包括病理学标准（组织活检和尸体解剖）、外科手术发现或特殊的影像诊断、公认的综合临床诊断标准等。

2. 纳入研究对象　研究对象应是同期进入研究的连续样本或是按比例抽样的样本，不能由研究者随意选择。应当包括一组由金标准确诊“有病”的病例组，和用金标准证实“无病”的对照组。所谓“无病”对照组，是指用金标准排除目标疾病诊断的研究对象，但不一定是完全无病的健康人。病例组应包括各型病例，如不同分期、不同分型和有无并发症等。对照组可选用金标准证实没有目标疾病的其他病例，特别是与该病容易混淆的病例，以期明确其鉴别诊断价值。

3. 盲法评价比较　采用盲法评价诊断性试验，要求判断结果者不能预知该研究对象用金标准诊断结果，以免发生疑诊偏倚。需注意诊断性试验与金标准诊断实施的时间间隔要足够短，同时实施的先后顺序需要根据不同临床疾病和诊断性试验研究特点决定，否则有可能产生测量偏倚。

（二）评价指标及应用

1. 评价指标　敏感度和特异度是诊断性试验研究中两个重要的指标，还包括准确度和患病率。敏感度指的是在所有实际患病的个体中，试验能正确检测出阳性的比例，高敏感度意味着较低的漏诊率。相对地，特异度是指在所有实际未患病的个体中，试验能正确检测出阴性的比例，高特异度意味着较低的误诊率。准确度是衡量诊断性试验研究正确诊断真阳性和真阴性的总比例，而诊断比值比能够评估诊断性试验的效能。患病率是指在所有被检测个体中，真正患病者所占的比例。因此，在评估诊断性试验的性能时，考虑患病率及其对预测值的影响是至关重要的。

2. 应用及临床意义 ROC曲线（receiver operator characteristic curve，ROC curve）又称受试者工作特征曲线，在诊断性试验中，常用于临界点的正确选择，也可用于几个诊断性试验之间的比较。ROC曲线下与坐标轴围成的面积（area under curve，AUC）常用以评估该试验的诊断价值。AUC取值在0.5和1.0之间，AUC越接近1.0，检测方法准确性越高；AUC=0.5时则准确性最低，无应用价值。平行试验又称并联试验，指同时做几种目的相同的诊断性试验，只要有一种试验结果为阳性，即可判断为患病者。联合应用多项试验可提高诊断的敏感度，降低漏诊率，但会使特异度及阳性预测值降低，增加误诊率。系列试验指按顺序进行几种试验，当全部试验结果阳性时，才确定为真阳性病例。

（三）评价原则

诊断性试验研究评价的基本原则包括真实性、重要性和实用性三个方面。真实性要求试验与金标准进行独立对比研究，覆盖广泛的疾病谱，并且结果不受试验检测结果的影响，确保在不同环境下也能保持一致性。重要性则通过计算敏感度、特异度和阳性似然比等指标来评估试验的临床价值。实用性则关注试验是否适合在特定环境中开展，能否帮助临床医生合理估计患者验前和验后概率，并据此做出诊断和处理决策。

评价工具方面，诊断性研究报告规范（STARD）是常用的评价工具，它强调了诊断性试验与金标准的盲法比较、病例的全面性和多样性、病例来源和研究安排的透明度、试验的重复性和临床意义、参考值的合理性和可靠性、在同类试验中的准确性、试验方法的详细描述及试验的实用性等多个维度。

三、防治性研究

防治性研究是将研究对象随机分为试验组和对照组（或多组），试验组接受试验措施，对照组接受对照措施，随访观察一定时间后比较两组的某（些）结局或效应的差异，进而对干预措施的效果做出评价的一类方法。

（一）分类

防治性研究分为四类：①随机对照试验：评估新疗法与标准疗法或安慰剂的效果；②观察性研究：包括队列研究、病例对照研究和横断面研究，用于探索疾病与干预措施之间的关系；③系统评价和Meta分析：综合多项研究的结果，提供更可靠的证据；④卫生经济评价：评估医疗干预的成本效益。

（二）设计方案与要求

研究设计的关键要素：①明确研究问题：研究应针对特定的疾病和干预措施；②科学设计：研究设计应能够最大限度地减少偏差和混淆因素；③严格实施：确保研究按照既定方案进行；④准确收集和分析数据：使用适当的统计方法分析数据。

制定防治性研究方案时，需基于研究目标和干预特性，确保设计科学、可行。科学性要求采用盲法、随机化等手段减少偏倚，设立对照组，获取完整的真实数据，并应用科学统计方法，遵循伦理原则；可行性涉及临床试验的可操作性、样本来源、受试者依从性和研究结果的推广价值等。

研究方案的设计遵循PICOS原则：研究对象应符合疾病公认的诊断标准，设定明确的纳入

排除标准，选择病情一致的患者群体，明确受试者资料来源，以评估研究的普适性；样本量估算基于预期疗效差异、显著性水平、功效及基线值，确保研究达到预期目的；试验干预措施需明确定义，包括药物干预的药物名称、剂量、剂型、给药途径等和非药物干预的干预方式、频次、时长等；对照组设计需界定，包括有效对照和安慰剂对照；确定终点指标和中间指标，评估干预效果；界定终点时间，根据干预措施达到真正目的的时间而定，考虑疾病或干预措施的自然发展时间，确保观察到效果，避免假阴性或假阳性结论。

（三）评价原则

评价过程包括真实性、重要性和临床实用性三个方面。真实性评价侧重于研究设计的随机性、盲法、结果完整性、基线可比性和组间处理一致性。重要性评价关注防治措施的效果大小和精确度，通过绝对危险降低率、相对危险降低率等指标进行量化。临床实用性评价则考虑证据患者的代表性、医疗条件的匹配度及患者应用证据后的潜在收益与不利。医师应首选随机对照研究的系统评价，并注意原始研究的质量，同时考虑患者的价值观和意愿，以确保治疗决策的科学性和合理性。

四、疾病预后研究

疾病预后研究（prognostic research）是医学研究的一个重要领域，是关于疾病各种结局发生概率及其影响因素的研究。预后是指疾病发生后，对将来发展为各种不同结果（痊愈、复发、恶化、伤残、并发症和死亡等）的预测或事先估计，通常以概率表示，如治愈率、复发率、5 年生存率等。

凡影响疾病预后的因素都可称预后因素，若患者具有这些影响因素，其病程发展过程中出现某种结局的概率就可能发生改变。预后因素和危险因素有相似之处，即都可以通过队列研究进行评估，但有本质的区别。危险因素是指作用于健康人，能增加患病风险的因素，而预后因素是在已经患病的患者群体中研究与疾病结局有关的因素。

（一）设计方案与要求

1. 评价指标　①治愈率：某一疾病患者经治疗后，治愈人数占接受治疗患者总数的比例；主要用于病程短且死亡率低的疾病，是反映预后程度与医疗水平的重要标志。②病死率：某病患者死亡人数占该病患者总数的比例；主要用于病程短但死亡率较高的疾病，也是反映预后程度与医疗水平的重要标志。③缓解率：给予某种治疗后，临床症状和体征得到缓解人数占总治疗例数的比例；主要用于病程长、易复发的慢性疾病。④复发率：疾病经过一定的缓解或痊愈后又重复发作的患者占接受观察患者总数的比例；主要用于病程长、易复发的慢性疾病。⑤致残率：发生肢体或器官功能丧失者占观察者总数的比例。⑥生存率：从疾病临床过程的某一点开始，一段时间后存活的病例数占总观察例数的比例。

2. 设计方案　疾病预后研究包括预后因素研究及预后评价研究。根据研究目的及可行性的原则，可选择有关研究设计方案，包括描述性研究、病例 – 对照研究、队列研究等，其中最佳研究方案是队列研究。

队列研究的起始点是研究设计的基点。这个点必须在病程的特定阶段明确规定，以确保所有研究对象从同一时间点开始被追踪和观察。起始队列是指队列集合时间接近疾病初发时日的情况，这样的队列可以提供更准确的预后信息。

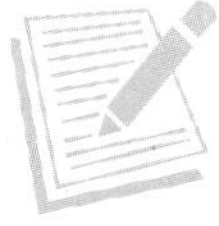

研究对象应具有代表性，能够代表目标疾病的人群。分组时必须遵循可比性原则，确保非研究因素在两组中的分布相同，以保证研究结果的可比性。

随访是预后研究中的关键环节，需要严密组织，以确保所有研究对象都能被追踪。失访率应尽可能低，失访会导致疾病预后信息的丢失，影响结果的可靠性。

随访期限应根据疾病病程确定，足够长的随访时间可以观察到疾病的所有结局。随访间隔时间的确定应合理，以便观察到疾病的动态变化。随访过程中的各种结局事件应在研究设计阶段事先明确定义，以确保客观性和一致性。

对失访的处理可以采取两种方法：一是按死亡统计，二是从观察患者人数中删除，不予统计。这两种方法都可能导致预后信息的损失。对于失访病例不多的研究，可以采用经验法则估计预后的范围。

疾病预后研究方法和疾病危险因素研究方法相似，一般可先从回顾性的临床资料中进行筛检，然后通过病例－对照研究，进而前瞻性队列研究加以论证，从而确定是否为预后因素。分析方法可先从单因素分析开始，然后进行多因素分析。

（二）评价原则

评价疾病预后研究的质量及其结论的真实可靠性，需要从真实性、重要性和实用性三个方面进行综合考量，以下是评价疾病预后研究的原则和标准。

1. 起始队列的一致性　确保所有研究对象处于相同的起始点，如症状首发、确诊或治疗开始时间，以保证研究的可比性。

2. 目标人群的代表性　研究对象需有明确的诊断标准和纳入排除标准，详细描述研究对象的来源和背景信息，以判断研究的代表性和避免选择偏倚。

3. 随访的完整性和时间长度　随访时间必须足够长以观察到结局事件，且随访过程需完整。失访率应控制在一定范围内，以确保结果的可靠性。

4. 结局的客观性和盲法的使用　预后研究的结局事件应有明确和客观的标准，对于软指标结局，应采用盲法以减少偏差。

5. 统计学校正　对可能影响预后结论的混杂因素进行统计学校正，使用分层分析或多因素分析法等方法确保结论的准确性。

6. 研究结果的完整性　完整报告预后研究的定量结果，包括特定时间点的生存率、中位生存时间和生存曲线等。

7. 患者特征的一致性　评估文献报道的患者特征是否与实际经治的患者相符，以判断研究结论的外推性和适用性。

五、疾病分布研究

研究疾病的分布，是通过不断地或经常地收集资料，分析描述这种连续的动态过程，即不同地区、不同人群和不同时间中发生的姿态（或态势）。在中医药科研中，可以利用流行病学方法研究特定地区或人群疾病谱或证候谱的分布特征，以及与地域、气候、生活习惯等因素的关系。

（一）分类

疾病地区分布可按地理区域、行政区、自然环境划分，目前对疾病地区分布研究主要包括：不同国家的分布；一个国家内各地区的分布；疾病的城乡分布；疾病的地区聚集性；地方性疾

病。结合“因地制宜”原则，探讨不同地理环境对疾病发生的影响，以及如何根据地域特性调整治疗方案。

研究疾病时间分布，可提供疾病病因的重要线索，可反映疾病病因的动态变化及疾病流行趋势，进行疾病预测和预防。主要包括：①短期波动：与暴发相似，只是暴发指较大范围，而短期波动指较小范围。②季节性：只在某个季节发生或只在该季节升高。③周期性：有些疾病每隔一个相当规律的时间间隔发生一次流行的现象。④长期趋势：又称长期变异，是指在一个相当长的时间内，疾病的发病率、死亡率、临床表现及病原体型别同时发生显著变化。结合“因时制宜”原则，研究季节变化对某些疾病（如流感、哮喘）的影响，并探索相应的中医药防治方法。

疾病在不同人群中的分布，与致病因子的累积、机体防御功能的改变、生理特征及其改变、接触致病因子机会、行为特征、特殊的生活方式和习俗、遗传因素等相关。研究疾病人群分布的目的：①根据人群分布特征，寻找可能的致病因素或病因线索。②确定重点防治对象，结合“因人制宜”原则，识别不同人群（如年龄、性别、遗传背景）中的疾病模式和风险因素，为个体化预防和治疗等提供依据。

（二）设计方案与要求

1. 研究指标　包括发病指标、死亡指标、残疾失能指标和流行水平。发病指标包括发病率、罹患率、患病率、感染率和续发率。死亡指标包括死亡率、病死率和生存率。残疾失能指标包括病残率、潜在减寿年数和伤残调整寿命年。

2. 流行强度　指某病在某地区、某人群中一定时期内的发病数量多少，以及各病例之间的联系程度，包括散发、暴发、流行、大流行。

3. 研究方法　包括通过指标比较发现差异、分析疾病流行规律及病因假设的描述性分析研究，以及横断面研究、纵向研究、常规资料描述和现况研究。

4. 研究步骤　以生态学研究为例，首先从确定研究人群开始，考虑收集发病率、死亡率和暴露资料的可能性；接着以群体为单位收集资料，如从县统计资料获取人口学和社会经济资料；最后通过比较不同人群特征和生态趋势分析疾病与暴露因素的联系，考虑人数差异进行标准化处理。

5. 综合分析　描述疾病流行病学研究，通过时间与人群、地区与时间、时间－地区与人群的综合分析，如出生队列研究、黑热病地区分布差异研究和移民流行病学，全面获取病因线索和流行因素，深入理解疾病流行特点和影响因素。

（三）评价原则

疾病分布研究是流行病学研究中的重要内容。进行疾病分布研究的目的是通过对疾病流行的基本特征的认识，为临床诊断和治疗决策提供依据；为疾病的研究提供病因线索，并指出进一步研究的方向和途径；确定卫生服务的重点；为合理地制定疾病的防治、保健策略和措施提供科学的依据。在对疾病分布研究进行评价时，需结合以上研究目的进行考察，以全面地评估疾病分布研究的质量、可靠性和影响力。这有助于确保研究结果的有效性和实用性，以及对公共卫生决策的支持作用。

第二节　研究病例的选择

临床试验前，根据不同类别的干预措施和试验要求，在试验方案中明确规定病例纳入标准、

病例排除标准、病例剔除标准、病例脱落标准与试验中止标准等。

一、病例纳入标准

开展研究就要确定研究对象，统一纳入标准是选择研究对象的首要条件。明确定义研究的受试者，是为了在一定条件下确定比较的干预措施间是否存在疗效差异。

1. 根据专业要求确定纳入标准　研究对象的选择标准需与临床研究的目的相符合，包括疾病的诊断标准、证候的诊断标准，以及纳入前与患者相关的病史、病程和治疗情况等。

2. 根据统计学要求确定纳入标准　在统计学中，确定选择标准通常涉及对数据、研究方法和分析工具的选择，以确保研究结果的准确性和有效性。在确定选择标准时，需要综合考虑数据类型、分析方法、样本特征等因素。

3. 把获得受试者知情同意作为纳入标准　为了保障受试者的合法权益，在进行临床试验之前，要求患者签署知情同意书。试验人员必须向试验的参与者解释干预措施的相关情况，获得医学伦理委员会批准时应包括评估取得知情同意的方法。

二、病例排除标准

为了提高研究结果的可靠性，受试者在符合病理选择标准的前提下，应根据研究目的及干预措施的特点，制定相应的排除标准，使研究对象处在同一基线上，以便能真实反映研究因素的效应。

制订排除标准时，应考虑以下因素，如年龄、并发症、女性生理期、病因、证型、病期、病情等。一般情况下，试验时常规定肝肾功能不全者、心肺功能不全者不选作受试对象。各类干预措施均有其作用特点，凡不属于干预作用范围内的病例也应作为排除标准。

三、病例剔除标准

此类情况属特殊情况，一般不允许出现，即已入组但属以下情况之一的病例：误诊；未曾用药者；无任何检测记录者；由于使用某种禁用的药物，以致无法做药效和安全性评价者。

剔除的病例应说明原因，并保留记录备查。不进行疗效统计分析，但接受一次治疗，且有安全性记录者，视情况可参加安全性分析。

四、病例脱落标准

已入组，但因以下原因未完成临床方案的病例，应视为脱落：受试者自行退出；失访；研究者令其退出（依从性差，严重不良事件等）；虽然完成试验，但服药量不在应服量的范围；受试者在访视期间，因证型变化，选药超过已设定范围；泄盲或紧急揭盲的病例。

脱落的病例应详细记录原因，并将其最后一次的主要疗效检测结果转换为最终结果进行统计分析，其病例报告表（case report form，CRF）应保留备查。

五、试验中止标准

研究进行中，由于以下原因使整个试验在多中心全面停止：研究者发现严重安全性问题；疗效太差，无继续进行试验的必要；方案有重大失误；申办方因经费或管理原因；行政主管部门撤销试验。中止试验时，全部试验记录应予保留备查。

第三节　临床试验设计中的比较类型

根据比较目的、对照组的设置，临床试验设计的比较类型可以分为优效性试验、非劣效性试验和等效性试验。

一、优效性试验

优效性试验的目的是显示干预效应优于阳性对照药，包括：干预措施是否优于安慰剂；干预措施是否优于阳性对照药；剂量间效应的比较。

以两种干预有效率比较为例，优效性试验（统计有效）的检验假设为：

H_0：$\pi_T \leqslant \pi_C$。（两种干预措施疗效相同或试验干预劣于阳性对照药）

H_1：$\pi_T > \pi_C$。（试验干预优于阳性对照药）

检验假设中，π_T 为试验组的总体有效率，π_C 为对照组的总体有效率。

有时研究者希望试验组比对照组优于某一具有临床意义的数值时才认为是优效，这时优效性试验称为临床优效性试验，其检验假设为：

H_0：$\pi_T - \pi_C \leqslant \Delta$。（临床上两组效果相同或试验干预劣于阳性对照药）

H_1：$\pi_T - \pi_C > \Delta$。（临床上试验干预优于阳性对照药）

Δ 为某一具有临床意义的数值，称为优效性界值。Δ 为 0 时临床优效性检验即为统计优效性检验。

二、非劣效性试验

非劣效性试验的主要目的是验证研究干预效应是否不劣于对照（如阳性药）。包括试验药的疗效优于安慰剂；试验药的疗效若是比阳性对照药的疗效差，其差值 Δ 也是在临床可接受的范围内。

以两种干预有效率比较为例，非劣效性试验（统计有效）的检验假设为：

H_0：$\pi_T - \pi_C \leqslant -\Delta$。（干预措施劣于阳性对照药）

H_1：$\pi_T - \pi_C > -\Delta$。（干预措施非劣于阳性对照药）

非劣效界值 Δ 的确定是设计的关键。一般认为，非劣效界值应不超过临床能接受的最大差别范围，并且必须小于历史研究中阳性药物与安慰剂的优效性试验中所观察到的疗效差异。

三、等效性试验

等效性试验的目的是检验一种干预措施是否与另一种干预措施等效（实际相差不超过一个指定的数值 Δ），称为等效性试验。Δ 为等效性，即新疗法的疗效并不优于，也不劣于阳性对照药疗法。

以两种干预有效率比较为例，等效性试验（统计有效）的检验假设为：

H_0：$|\pi_T - \pi_C| \geqslant \Delta$（干预措施优于阳性对照药，其差值大于或等于 Δ；或干预措施劣于阳性对照药，其差值小于或等于 -Δ）

H_1：$|\pi_T - \pi_C| < \Delta$（干预措施与阳性对照药之差不超过 Δ）

等效性界值 Δ 是一个具有临床意义的数值，该值由临床专家来确定。Δ 一般较难确定，若 Δ 选大了，可能会将疗效达不到要求的干预措施推向临床；若 Δ 选小了，则可能会埋没一些本可推广使用的干预措施。

第四节 有效性与安全性评价

临床试验的主要目的在于确认试验干预措施具有某种治疗效果，以及该干预措施是否会对患者产生不良反应或危害。因此，干预措施的有效性和安全性评价是临床试验的评价重点。

一、有效性评价

有效性评价旨在评估干预措施或治疗方法是否能够达到预期效果，主要通过对比试验组和对照组的主要疗效指标来实现。主要疗效指标需根据具体的研究目的和研究问题来确定。对于主要疗效指标，需根据事先确定的统计分析方法进行统计描述和统计推断，包括指标基线情况、P 值、效应大小、置信区间和假设检验结果等，根据事先确定的标准，从统计学角度判断主要指标的优效性、等效性、非劣效性的假设是否成立。

二、安全性评价

临床试验的不同阶段，安全性评价的目的有所区别，设立阳性对照药的临床试验有关安全性评价的主要数据通常包括临床不良事件、临床化学和血液学的实验室测试、干预程度。

（一）不良反应 / 事件

不良反应指按正常用法、用量应用药物等干预措施预防、诊断或治疗疾病过程中，发生与治疗目的无关的有害反应。排除了因药物 / 干预措施滥用、超量误用、不按规定方法使用药品及质量问题等情况所引起的反应。

不良事件指患者接受干预后出现的不良医学事件，但并不一定与干预措施有因果关系。不良事件可能是新的疾病，体征的恶化，或疾病的恶化。

严重不良反应 / 事件指临床试验过程中发生的需住院治疗、延长住院时间、危及生命或死亡等的事件。临床试验资料应尽可能收集不良事件的类型、严重程度、持续时间、采取的措施、转归、药物 / 干预措施剂量，以及与试验药物 / 干预措施的关系。

评价不良事件和严重不良事件与试验干预措施的关系按“5 级”标准进行评价，见表 7–1。

表 7–1 评价不良事件与试验药物 / 干预措施的关系 5 级评定

5 级评定	评定标准
肯定有关	符合干预后合理的时间顺序，符合所疑干预措施已知的反应类型，减弱或停止干预后反应消失；临床状态或其他原因不能解释该反应
很可能有关	符合干预后合理的时间顺序，符合所疑干预措施已知的反应类型，减弱或停止干预后反应明显改善；临床状态或其他原因不能解释该反应
可能有关	符合干预后合理的时间顺序，符合所疑干预措施已知的反应类型，减弱或停止干预后反应可有改善；临床状态或其他原因也能产生该反应
可能无关	不太符合干预后的时间顺序，不太符合所疑干预措施已知的反应类型，减弱或停止干预后反应无改善；临床状态或其他原因可能产生该反应
肯定无关	不符合干预后的时间顺序，不符合所疑干预措施已知的反应类型，临床状态或其他原因可解释该反应，临床状态改善或其他原因除去后反应消除

一般把可能无关、肯定无关规定为不良事件与研究干预措施无关，其他的视为有关。根据“严重程度”分为：①轻度：受试者可以忍受，不影响治疗，不需要特殊处理，对受试者康复无影响。②中度：受试者难以忍受，需要特殊处理，对受试者康复有直接影响。③重度：危及受试者生命，致残或致死，需立即做紧急处理。

（二）观察指标

临床观察指标是指对患者的现状进行检测后获得的系统数据，是安全性评价的重要组成部分，可直接对临床干预结果做出综合判断。

1. 生理指标　包括血压、呼吸、心率、体温等，是安全性评价的主要指标之一。对于生命体征的统计分析可考虑采用配对 t 检验或 Wilcoxon 符号秩和检验进行治疗前后自身比较，采用成组 t 检验或 Wilcoxon 秩和检验比较两组变化值。

2. 临床检测数据　指的是临床试验中实验室检查的一些指标值，如血常规、尿常规、血生化等，还应包括各中心各项指标的参考值范围，以及根据参考值范围、受试者情况和临床实际工作情况判定的各项指标测量值。临床检测数据可直观反映试验安全性，具有显著的临床意义。对于实验室数据的各项指标，将其干预前后的临床意义采用交叉表的形式体现。

（三）干预程度

干预程度是指患者暴露于研究中的情况，包括干预剂量、持续时间、依从性等，是临床试验安全性评价的影响因素之一。对干预剂量、时间等指标，采取计量资料统计分析方法比较试验干预措施与阳性对照药干预措施的差别。对干预期每次访视患者的依从性可按＜ 80%、80% ～ 120% 或＞ 120% 分类，计算患者例数及百分数，采用计数资料统计分析方法比较组间差别。

第五节　多中心试验

《药物临床试验质量管理规范》指出，多中心试验是指由一个或几个单位的主要研究者总负责，多个单位的研究者合作，按同一试验方案同时开始与结束的临床试验。多中心试验是一种实践上可被接受，且更加有效地评价新药的方法。优点是规模大且病例分布广，可在较短时间内招募到足够的病例且样本更具代表性；多位研究者合作能集思广益，提高试验设计和执行的质量，试验结果的解释更具代表性和说服力。

一、质量控制要点

多中心试验虽然具有许多优势，但也存在一些缺陷，如组织和管理复杂性、内部控制差异性、资源分配不均等问题。因此，多中心试验需要遵循统一规范来控制试验的质量，以提高试验准确性和可靠性。

1. 试验方案　一个临床试验方案主要包括 3 个指导性文件，即研究方案、病例报告表和统计分析计划。对于多中心临床试验，实验方案必须由主要研究者、申办者共同讨论确定，并且获得伦理委员会批准。

2. 临床试验的中期会　多中心临床试验的试验中期会被列入世界各国药物临床试验管理规范的要点中。中期会的目的是了解试验问题，平衡试验进度，沟通用药经验，及时纠正试验偏倚，调整后期试验进度，以确保各试验单位的研究同步进行。

3. 统一培训 是多中心临床试验实施过程中质量控制的重要环节。培训的对象包括各试验中心的负责人、参与试验的研究者和申办单位的监察者。培训的内容包括药物临床试验管理规范（Good Clinical Practice，GCP）、试验方案、CRF 填写、数据录入、实验室指标检测（如有需要）等。

4. 规范监察 《药物临床试验质量管理规范》第七章明确规定：监察员应遵循标准操作规程，督促临床试验进行，以保证临床试验按方案执行；评价一名监察员的资格取决于试验的类型和研究产品的类型。

5. 数据管理及资料分析 数据管理是对临床试验质量控制中最重要的环节之一。对于多中心临床试验，数据分析既要定量也要定性。定量分析方法的基本思想是，构建相关的统计量以描述每个中心的统计结果与整体统计结果之间，或者两个中心之间的定量差异，如果差异在已预先给定的界限内，则认为结果一致。常见的定量方法包括定量相互作用的检验、异质性定量评价法、多元定量方法等。定性方法的基本思想是，通过同时考虑各个中心差异大小来判定总体的异质性，而对实验室定性资料的分析可抵消多中心临床研究中年龄、性别、中心间差异的影响。因此，统计分析计划的制订既要结合药物本身的特点，又要结合数据采集不同等因素来决定。

二、应注意的问题

多中心试验在设计和实施过程中需要注意多个方面的问题，以确保试验的顺利进行和结果的可靠性。以下是有关质量控制的一些具体注意事项。

1. 多中心试验必须在统一的组织领导下，遵循一个共同制定的试验方案来完成整个试验。

2. 各中心试验组和对照组病例数的比例应与总样本的比例相同，以保证各中心齐同可比。

3. 多中心试验要求各中心的研究人员采用相同的试验方式，试验前对人员统一培训，试验过程要有监控措施。

4. 当各中心的检验结果有较大差异或参考值范围不同时，应采取相应的措施，如统一由中心实验室检验，并进行检验方法和步骤的统一培训和一致性测定等，直至使用虚拟中心实验室的方法。这对于实验室指标作为主要指标时尤为重要。

三、结果的呈现

在呈现多中心临床试验结果时，为确保结果的透明度和可比性，遵循 Consort 准则是非常重要的。其中，应特别注意中心差异、数据一致性、统计方法和亚组分析等方面，这有助于研究人员正确理解和评估试验结果的可靠性和适用性。除此之外，多中心资料通常有地域、气温等因素方面的差异，而跨年度资料通常受多因素的影响，故疗效不会完全一致。因此，在选用统计方法时应尽量消除这些方面的差异。对于多中心计数资料，检验总变异、中心间变异及组间变异建议应用方差分析，且统计效率较高。对于多中心计量资料建议使用 CMH 法进行检验。

第六节　数据管理与统计分析

临床试验数据的收集、管理和分析都是至关重要的环节，数据管理与统计分析是确保数据安全可靠、完整准确的重要工作，也是确保试验结果可靠性的关键。

一、临床试验数据管理

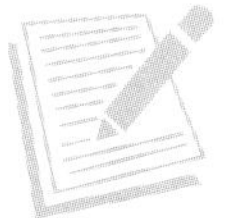

临床试验数据管理的目的是确保数据的可靠、完整和准确，目标是获得高质量的真实数据，

其质量控制范围涉及数据收集、处理、统计报告的全过程。

（一）数据管理工作的主要内容

在进行临床试验数据管理之前，必须由数据管理部门根据项目实际情况制订数据管理计划。数据管理计划应由数据管理部门和申办方共同签署执行，应包括以下主要内容。

1. CRF 的设计与填写指南　CRF 的设计必须保证收集试验方案里要求的所有临床数据，CRF 的设计、制作批准和版本控制过程必须进行完整记录；CRF 填写指南要根据研究方案对关键字段和容易引发歧义的条目进行特定的填写说明；必须根据原始资料信息准确、及时、完整、规范地填写 CRF。

2. 数据接收与录入　可以通过多种方式接收数据，如传真、邮寄、网络或其他电子方式。数据录入流程必须明确该试验的数据录入要求，采用双人双份录入、带手工复查的单人录入和直接采用电子数据采集方式。

3. 数据核查　数据核查的目的是确保数据的有效性和正确性。数据的核查包括确定原始数据被正确完整地录入数据库中、随机化核查、违背方案核查、时间窗核查、逻辑核查和范围核查等。

4. 数据盲态审核　在临床试验数据库锁定前，应由申办方、研究者、数据管理人员和统计分析师在盲态下共同最终审核数据中未解决的问题，并按照临床试验方案进行统计分析人群划分、核查严重不良事件报告与处理情况记录等。

5. 数据库锁定　数据库锁定是为防止对数据库文档进行无意或未授权更改，其锁定过程和时间应有明确的文档记录。

6. 数据备份与保存　在整个研究的数据管理过程中，应及时备份数据库，最终数据集将以只读光盘形式备份；数据保存的目的是保证数据的安全性、完整性和可及性。在临床试验完成后，应对试验过程中的文档进行存档，建议数据至少保存 10 年或永久保持。

7. 数据保密及受试者个人私密性的保护　数据保密是药物研发过程中必须遵守的基本原则，参与药物研发的机构应建立适当的程序保证数据库的保密性；临床试验受试者的个人私密性应得到充分保护。

（二）临床试验数据管理系统

临床试验数据管理系统不论采用纸质化或电子化，都需要满足三个基本要求：系统的可靠性、数据的可溯源性、权限管理。

可靠性是指临床数据管理系统在规定条件下、规定时间内，实现规定功能的能力；数据管理系统必须具备试验数据可溯源的性能，纸质 CRF 中数据进行任何更改或更正都应使原来的记录清晰可见，并注明更改日期、签署姓名、解释原因。电子化管理系统应具备稽查轨迹功能，从第一次数据录入开始，每一次数据的更改、删除或增加等操作，都必须记录在系统中。数据管理系统必须有完善的权限管理，不同的角色授权不同的权限，只有经过授权的人员才允许操作。

（三）数据管理相关人员的职责与培训

临床试验中的数据管理相关方包括申办者、研究者、临床研究助理、监察员、数据管理员等。

申办者应保证研究方案明确清晰，保证研究者得到统一的培训以准确无误地填写 CRF；研究者和申办者共同设计和制定临床试验方案；监察员定期及时核查数据，核对不良事件记录的完

整性，确保数据记录和报告正确、完整；数据管理员需熟悉方案才能清楚要收集哪些数据、如何设计 CRF、如何设置逻辑检验。

二、统计分析

统计分析是呈现研究结果的方式，是评估临床研究干预措施效果的重要参考和依据，包括统计分析计划书、统计分析报告和统计分析方法。

（一）统计分析计划书

统计分析计划书是药物临床试验中重要的指导性文件，决定着统计分析的过程、内容、方式等一系列技术细节，决定了整个研究中统计分析工作的质量。

（二）统计分析报告

统计分析报告是统计人员向临床研究负责人提交的书面文件，应严格按统计分析计划书的规定撰写。统计报告应尽可能采用统计表、统计图表示，统计检验结果应包括显著性水平、统计量值和精确的 P 值。

（三）统计分析方法

在临床试验中，需要运用统计分析方法对试验数据进行处理，说明组间数据的差异，这种统计分析方法就是显著性检验。常见的显著性检验有 t 检验、F 检验和 χ^2 检验。

1. *t* 检验　t 检验是用来检验两组均数是否具有差异的检验。进行两个样本均数的比较时，常用两个独立样本 t 检验；配对比较即同对或同一受试对象分别给予不同处理的比较时，常用配对样本 t 检验。

2. *F* 检验　多个总体均值的检验问题常用方差分析来处理，即 F 检验。常见的是单因素多个样本均数的比较。通过方差分析，若检验所得各组均数之间无显著性差异，则不需要进一步处理，但是当各水平均数之间有显著差异时，则需进一步分析哪些组间的差异显著，哪些不显著，这种比较为多重比较，常用 q 检验方法。

3. χ^2 检验　卡方（χ^2）检验用以检验两个或两个以上样本率或构成比之间差别的显著性。成组设计 2×2 表 χ^2 检验用于检验两个独立样本率之间的差异；成组设计 R×C 表 χ^2 检验用于检验多个独立样本率之间的差异。

第七节　质量控制

临床试验质量控制是确保临床试验过程中数据的准确性、可靠性和可重复性的重要环节。临床试验质量控制的目标是保证试验结果的真实性、可靠性、可比性和完整性。主要包括临床试验的质量控制和临床试验的监察、稽查与视察。

一、临床试验质量控制

临床试验的质量控制包括招募受试者、建立临床试验检查路径、试验中对药品的管理、临床试验资料的质控、临床试验信息化管理和不良事件管理。

（一）招募受试者

按临床试验方案规定的标准入选病例（随机、盲法），安排入选受试者签署知情同意书。在临床试验中，需要注意受试者依从性问题，比如受试者未如实告知研究者自身用药情况，或者是用药期间不配合方案进行用药，或者由于非必要原因退出试验，或者是试验结束后不配合接受随访等，都会对试验结果造成严重影响。在招募中进行质量控制，一方面，要严格按照入选标准招募受试者；另一方面，临床研究协调员（CRC）要加强与受试者的沟通与联系，做好受试者和研究者的沟通桥梁，建立起受试者和研究者的信任，提高受试者的依从性。此外，还需制定受试者脱落的处理措施，根据原因协助沟通解决，尽可能减少脱落。

（二）建立临床试验检查路径

对临床试验方案中规定的检查项目匹配相关检查或检验科室，临床试验中建立药物临床试验检查路径，确保结果可靠性、准确性、可追溯性。

（三）试验中对药品的管理

临床试验药品需储存在药品专柜中，并由专人负责，保证不同项目的药品单独存放并标识；应按照临床试验方案的要求在规定的温湿度条件下贮存，并由药品管理专员定时记录实时温湿度；临床试验用药品在临床试验机构的接收、贮存、分发、回收、退还及未使用的处置等管理应当遵守相应的规定并保存记录。

（四）临床试验资料的质控

对药品临床试验各项记录进行质量控制，包括病例报告、治疗措施、给药途径、剂量、治疗时间、治疗结果等，确保数据准确、完整、真实、及时、合法，不得遗漏、不随意改变。

（五）临床试验信息化管理

对电子数据采集进行质量控制，在规定的时间窗内采集数据，确保数据准确、真实、可靠、完整；对电子数据进行逻辑核查、源数据核查、数据汇总统计分析、质量检查与评估等质控措施，使临床研究达到要求的数据质量水平。

（六）不良事件管理

研究者应严格按照试验方案对试验数据进行判断是否属于异常值，而非根据自身临床诊疗经验进行判断。研究人员严格执行不良事件（AE）和严重不良事件（SAE）上报制度和SOP，加强AE和SAE的报告和处理。需对老年人和自身合并疾病受试者进行AE和SAE监测，减少不良事件的发生。

二、临床试验监察、稽查与视察

临床监察员、临床稽查员、部门质控员将针对研究方案和SOP对整个试验进行独立的质量控制。

（一）监察

监察的目的是保证临床试验中受试者的权益受到保障，试验记录与报告数据准确、完整并与原始资料一致，确保遵循试验方案、GCP 和现行管理法规。监察员的主要工作职责包括试验前准备工作、试验过程中监察和试验结束时的工作。

（二）稽查与视察

稽查是指对临床试验的独立、系统性的检查，以评估试验的执行情况、数据的完整性和准确性以及试验的质量。视察是行政管理部门对从事药品临床试验的单位对 GCP 和有关法规的依从性进行的监督管理手段。

1. 稽查程序　①明确试验方案中直接影响试验结果的关键因素；②列出满足临床试验目的的资料清单，确定资料的来源；③编制资料数据收集表；④设计稽查；⑤评估归档数据资料；⑥收集来自临床试验单位的信息；⑦编辑、编码、制表和分析数据；⑧提出意见、建议；⑨准备稽查报告草案；⑩完成最终稽查报告。

2. 视察内容　①组织结构和人员；②伦理委员会；③质量管理部门；④实验设施及受试者急救、保护实施；⑤仪器设备；⑥ SOP 制订和实施情况；⑦研究工作的开展情况；⑧资料记录和档案管理情况等。

思考题

1. 防治性研究中最佳的“金标准方案”是什么？此方案研究设计的关键要素包括什么？
2. 疾病预后因素与危险因素有何异同点？
3. 列举多中心试验中可能遇到的伦理问题，并提出解决方案。
4. 临床试验数据管理的主要内容包括哪些？
5. 临床试验质量控制的内容有哪些？

第八章
临床科研中的机遇、偏倚及其控制

扫一扫，查阅本章数字资源，含PPT、音视频、图片等

在临床科研中，机遇指的是随机误差，可能影响研究结果的精确性。偏倚则是系统误差，可导致研究结果偏离真实情况。因此，偏倚的控制至关重要。通过科学的设计和过程管理，以有效控制临床科研中的偏倚，提高研究的准确性和可靠性。

第一节　机遇及其控制

希波克拉底为论证科学研究奠定了基础，强调了观察和试验研究的必要性，并确保这些观察尽可能接近真实，以便做出正确的推论。然而在临床研究中，我们通常无法对整个总体进行调查，而是在整个总体中选择一些有代表性的样本进行总体的推断，虽然可采用不同的抽样方法，但是机遇总是会存在的，因此识别并控制机遇是使得临床研究结果尽可能接近真实的重要保证。

一、概念

机遇（chance）是指由于无法控制且不能预测的多种因素所引起的一类表现不恒定、随机变化的误差，主要包括随机抽样误差和随机测量误差。机遇是测量值和真实值之间的差异，误差是生物系统固有的，也是科学固有的，它不以研究者的主观意愿所决定，且是无法避免的，只能通过适当的设计和方法尽可能地减小其影响。

二、影响机遇的因素

影响机遇的因素有多种，首先，在抽样调查中，无论采取何种抽样方法，都要通过样本去推断总体，这与抛掷硬币一样，在有限的次数内，正反两面出现的次数不一定相等；其次，由于抽样人数有限，即使使用随机分配法，亦无法做到两组研究对象情况的完全均衡。此外，不同测量时点、不同人群、不同环境等，也会增加对机遇的影响。

1. 测量工具导致的误差　在同一条件下，用同一方法，对同一研究对象的某项指标，采用同一仪器重复进行测量，每次测量结果可能会出现差异。

2. 不同人群的误差　因受人力、财力、物力等因素的限制，临床研究往往难以针对研究人群总体进行研究，常采用的办法是从总体中随机抽取一定的样本，通过研究样本来进行总体推断，这种由抽样所带来的误差称为抽样误差。

3. 个体内部导致的误差　由于个体内部的自然生理变化，可能引起测量结果的波动。即使测量血常规指标，同一个人在不同时间点测量的结果可能也会出现差异。

4. 环境因素导致的误差　由于环境条件的随机变化，可能导致误差。如在不同时间点测量室

外空气污染水平，受天气、风向等环境因素的影响，每次测量结果可能不同。

5. 实验条件导致的误差 由于实验条件的变化，可能导致误差。如在实验室中进行化学反应试验，不同批次的试剂纯度、实验温度和湿度等条件的细微变化可能导致结果的差异。

三、机遇的控制

机遇的控制包括科学设计随机抽样方案、保证充足的样本量、规范临床试验实施、采用合适的统计学方法等。

1. 科学设计随机抽样方案 清晰而简洁地定义研究目标是减少机遇的前提。合理设计纳入与排除标准；采用专业公认的诊断标准；在纳入人群时，根据不同疾病的严重程度或影响因素进行分层等方法，都可以缩小个体间的差异。

2. 保证充足的样本量 在其他条件不变的情况下，抽样涉及样本数目越多，所带来的抽样误差越小，但样本也不宜过大，这样会浪费一定的资源。

（1）合理设计样本量 研究样本的大小是影响机遇的重要因素，应根据临床试验的目的、研究设计、主要指标的数量、主要指标的类型（定量、定性或生存结局）、临床认为的有意义的差值 δ、试验组与对照组的样本分配比例、统计方法（检验统计量、检验假设、把握度大小等），对样本含量作出估计，确定样本量。如为多中心临床试验，明确每家中心的样本数量。

（2）明确测量指标的频率 通过规定测量指标的测量频率以尽量减少测量所带来的误差，如血压的测量，可以通过测量 3 次取平均值作为评价指标。

3. 提高主要指标测量的精确度和准确性 尽管精确地测量仍然可能出现误差，但是提高精确度有助于尽可能减少误差。在临床试验实施过程中，对仪器设备及测量工具进行校准，对指标测量状态进行统一，对测量指标制定统一的标准操作规程，并加强研究人员培训，尽量保证指标测量的一致性。例如，测量体重的体重秤应定期校准。

4. 合理应用统计学方法 统计学中，机遇的影响可以通过样本推断中的概率值（*P* 值）和置信区间体现。其中 *P* 值是指在原假设为真时，观察到现有结果或更极端结果的概率。*P* 值越小，现有数据在原假设成立条件下出现的可能性越低；当 *P* 值小于 0.05 时，基于小概率事件的定义，认为原假设成立的可能性较小，结果具有统计学意义。这里的 0.05 即为显著性水平，是第一类错误率（或假阳性率）的上限。另外，在研究中往往将第二类错误率（β）控制在 0.1 ～ 0.2，即假阴性率，使得统计推断的把握度（1–β）达到 80% 以上。置信区间是指基于样本数据计算出的一个范围，用于估计总体参数（如均值、率、回归系数等）的范围。一般采用 95% 置信区间，表示多次抽样时，平均每 100 个区间中有 95 个包含总体参数。置信区间的宽度反映了估计的精确度，宽度越窄，精确度越高。对随机测量误差，可以通过多次测量取平均值来减小；对随机抽样误差，可通过增大样本量来减小。

第二节　偏倚及其控制

临床研究从研究设计、实施、分析甚至推论过程中均可能发生偏离真实情况的现象。因此，在临床研究开展的各个环节应采取一定的措施尽量控制偏倚。

一、概念

偏倚（bias）是指研究结果系统性地偏离真实值的现象，是一种系统误差，也是一种研究的偏见。偏倚具有方向性，可使研究结果系统性地高于或低于真实值。无论是观察性研究还是实验性研究，偏倚都有可能存在，如何控制偏倚将是保证临床研究结果真实可靠的关键环节。

二、偏倚的分类

根据其产生的原因和阶段，常见的偏倚有三大类，分别是选择偏倚（selection bias）、信息偏倚（information bias）和混杂偏倚（confounding bias）。

1. 选择偏倚　选择偏倚指的是在纳入人群或选择样本时出现的系统误差，导致所选择的样本不能代表总体，进而影响研究结果的外推性。选择偏倚多发生在研究设计或初期实施阶段。如研究方案设计缺陷，使研究对象不能充分代表总体目标人群；或在非随机研究中，研究者选择病情较轻、治疗反应及依从性均较好的病例进入试验组；或在回顾性研究中，由于不同医院重点病种的不同，难以体现总体诊疗水平。选择偏倚常见的类型有诊断怀疑偏倚、伯克森偏倚（入院率偏倚）、检出偏倚、无应答偏倚、耗损偏倚等。

2. 信息偏倚　信息偏倚又称为测量偏倚，是对研究对象信息采集、整理、记录和分析过程中出现的系统误差。多发生在研究的实施阶段，指研究人员在采集和记录临床试验数据时产生的系统误差。如不同试验人员根据影像学结果对肿瘤大小的评估可能不完全一致。此外，研究对象在回忆信息时也可能产生误差。因此，根据信息不准确的原因可以分为报告偏倚、回忆偏倚、测量偏倚等。

3. 混杂偏倚　研究某个暴露因素与疾病之间的关联时，由于某个既与所研究的疾病有关联，又与所研究的某个暴露因素有关联，但不是暴露与结局之间因果链上中间环节的外来因素，其掩盖或夸大了所研究暴露与疾病的联系，这种现象为混杂，所产生的偏倚为混杂偏倚。如一项评估某药物不良反应的研究，不同的年龄段对药物的使用剂量不同或体质不同等因素，可能对结局有一定的影响。

三、偏倚的控制

偏倚可发生在临床研究的全部过程，包括设计阶段、实施阶段和统计分析阶段等。因此，为了追求最终结果的真实可靠，应当对各类偏倚采取针对性的措施进行控制。

（一）研究设计阶段

在研究初始设计阶段，纳入均衡具有可比性的试验组和对照组十分重要，亦是控制偏倚最关键的阶段。

1. 合理设计纳入、排除标准　在研究对象的选择方面，需明确界定研究人群。应当将纳入研究的观察对象明确地限制在某一特定范围内，特别要注意对最终治疗效果有影响的一些重要因素，如年龄、性别、病程、病情等，在暴露和未暴露之间的分布均衡。此外，研究问卷的设计上尽可能保证问题清晰且不重复。

2. 采用随机、对照、盲法试验设计

（1）随机　随机化有利于避免试验组和对照组之间的系统差异，是保证两组间均衡可比的重要基础。临床研究常用的随机方法主要为动态随机、区组随机、分层随机及分层区组随机等。

（2）盲法　根据“设盲”的对象不同，一般可将临床研究分为单盲和双盲。单盲设计一般指研究对象不知道治疗分配组别；双盲设计一般指研究者、研究对象、数据管理及统计分析人员都不知道试验分配的组别，这样可以避免主观的干预偏倚，是最有效地防止测量性偏倚的方法。

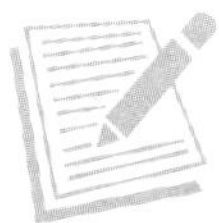

（3）对照　设立对照组的主要目的是判断受试者治疗前后的变化（如体征、症状、检测指标的改变及死亡、复发、不良反应等）是由试验药物作用的结果，而不是其他因素（如病情的自然发展过程或者受试者机体内环境的变化）引起的。对照的种类常用阳性药对照、安慰剂对照和剂量对照等。

（4）匹配　在研究设计阶段，将某一个或某些可能的混杂因素，在研究对象入选时予以匹配，控制已知的混杂因素，该方法是队列研究和病例对照研究设计中控制偏倚的常用方法。

（二）研究实施阶段

在临床试验实施阶段加强质量管理，控制偏倚的产生。

1. 加强、统一研究人员的培训　临床试验开始前对研究者进行试验方案的统一培训，对症状、体征的量化标准、疗效评价标准等进行一致性检验。

2. 制定统一的标准操作规程　如为多中心临床试验，制定统一的标准操作规程，测量工具定期进行校准，采用验证的测量工具来测量研究对象。

3. 完整规范采集研究数据　研究人员规范采集临床试验数据，数据记录及时、完整、准确、规范、真实。采集回忆信息时，可以采用一种特定事件和要记住的事物之间取得联系。

（三）研究统计分析阶段

1. 分层分析　按照临床数据某种混杂因素进行分层分析或亚组分析，尽量减少混杂因素的影响。

2. 多因素分析　采用多因素分析是控制偏倚常用的方法，调整统计模型中被认为导致或影响选择的变量进行分析，包括 Logistic 回归模型、Cox 回归模型、一般线性模型等。

3. 敏感性分析　可用于评估混杂偏倚对研究结果的影响程度。通过假设不同的混杂因素水平或模型，观察研究结果的变化情况，以确定研究结果的稳健性。若假设或数据分析方法发生改变后，研究的主要结论基本不变，则认为结果准确。

4. 倾向性评分　倾向性评分通过构建模型（如 Logistic 回归）估计研究对象接受暴露的概率，然后根据倾向性评分将暴露组和非暴露组进行匹配。此方法常用于非随机对照研究，以减少已知混杂因素的影响。

第三节　混杂因素及其控制

在临床研究中需要关注某一暴露因素与疾病的发生发展或疗效是否有一定的关系。研究的暴露因素可能受到其他因素的影响，导致临床研究的结果受到干扰。因此，如何识别和控制混杂偏倚是研究人员需要关注的环节，应采取一定的措施识别、评估和控制混杂因素对临床试验结果的影响，有助于提高研究结果的可靠性。

一、概念

混杂因素（confounding factor）是指暴露因素与疾病发生的相关程度受到其他影响因素的歪曲或干扰，这种因素称为混杂因素。Pearl 认为，混杂是从经验数据中阐明因果推论的最基本障碍之一。基于可比性的临床研究中，当未暴露人群和暴露人群的结果存在差异时，就有可能出现混杂。因此，在临床研究过程中，除关注研究因素和结局变量之间的关联外，还应关注可能存在

的其他因素与研究及结局变量是否相关。混杂因素可以是疾病的危险因素，也可以是保护因素。其中，由于混杂因素的作用不同，夸大了暴露因素与疾病的联系的称为正混杂偏倚；由于混杂因素的作用，缩小了暴露因素与疾病的联系的称为负混杂偏倚。

判定一个变量是否为混杂因素，需要同时满足以下 3 个条件：①变量是该疾病的影响因素之一，与所研究疾病的发生有相关性；②变量在暴露组和非暴露组中的分布不同，与所研究的暴露因素统计相关；③变量不是研究因素与疾病因果链上的中间环节或中间步骤，而是外部因素。例如，关于肺癌的病例对照研究，研究吸烟与肺癌的关系，年龄是个外部因素；年龄与肺癌有关，年龄与吸烟有关；故年龄是该研究中的混杂因素，若年龄在比较组中分布不均衡，研究结果会受到混杂因素的影响。因此，应识别并控制混杂因素。

二、混杂因素的识别及测量

确定混杂因素的前提是明确真正的病因和危险因素，例如研究烟草依赖与认知障碍之间的关联，考虑到教育水平可能影响吸烟及烟草依赖，而教育水平又是认知功能障碍的影响因素，且其不是烟草依赖与认知障碍病因链上的中间环节，因此，其是一个潜在的混杂因素。因此识别混杂因素对分析暴露因素对结局的影响非常重要，其识别的方法包括文献回顾、专家咨询和数据探索分析等，混杂因素的测量可以使用描述统计、单变量分析及多变量分析等方法。

1. 文献研究　明确是否为可能的混杂因素，通过大量检索相关文献，综合整理相关文献，识别潜在的混杂因素，然后去征求专家意见，再综合整理文献及专家意见，得出一个合理的结论。

2. 描述统计　通过对暴露组和非暴露组中混杂因素的分布进行比较，识别可能的混杂因素。

3. 单变量分析　使用统计推断（如 t 检验、卡方检验）的方法检验混杂因素在暴露组和非暴露组之间的分布是否存在差异。

4. 多变量分析　在多变量模型中引入潜在的混杂因素，评估其对暴露 – 结局关系的影响。

三、混杂因素的控制

混杂因素的控制可以在研究设计阶段、实施阶段和数据分析阶段进行，如在研究阶段采取合理的设计方案、实施阶段提高方案执行标准、分析阶段采取合理的统计方法。在临床研究中，识别和确认混杂偏倚后，另外一项重要的工作就是去校正混杂偏倚对研究结果的影响，分析临床干预与临床疗效之间的真实关联强度。因此，在临床研究的全过程中，应对混杂偏倚进行控制或校正。

（一）合理设计方案控制混杂因素

1. 限制　将纳入研究的观察对象明确地限制在某特定范围内，特别要注意对最终治疗效果影响较大的一些重要因素，如年龄、性别、病程、病情、文化教育水平等。对纳入对象的限制，可明显减小试验组和对照组间的差异，限制和减少偏倚的影响。例如，评估某药物改善膝骨关节炎疼痛的疗效分析，在纳入时限制疼痛的评分。

2. 随机化　随机化是控制混杂因素的重要手段，如研究某药物能否改善睡眠质量，可以采用安慰剂对照随机分配的方法设计；也可以按照潜在的混杂因素进行分层随机，以尽可能减少混杂因素的影响，如已知体重可能是高脂血症疗效评估的潜在混杂因素，可以按照不同体重进行分层随机来控制已知的混杂因素。

3. 匹配　将某一个或某些可能的混杂因素，在研究对象入选时予以匹配，控制已知的混杂因

素。该方法在观察性研究和临床试验都可以采用，但匹配时尽可能评估匹配因素与暴露的关系。例如，开展一项吸烟与肺癌的病例对照研究，文献研究发现性别和年龄是潜在混杂因素，在纳入研究对象和数据分析时进行匹配。

（二）提高方案执行标准控制混杂因素

1. 加强人员培训 在方案实施前及实施阶段加强研究人员培训，规范试验流程，并对人员进行考核，尽可能保证同质性管理。

2. 制定相应标准操作规程 针对方案实施过程中的关键环节制定标准操作规程，保证临床试验数据采集的同质化管理。

3. 规范、全面、准确地采集并记录数据 严格执行方案，以减少信息偏倚和混杂偏倚的影响。

4. 加强质量控制 加强质量管理，发现问题及时处理，避免问题再次出现。

（三）合理统计分析识别和控制混杂因素

在统计分析阶段，可以通过分层分析、敏感性分析、多因素回归分析等识别和控制混杂因素。

1. 分层分析 是根据混杂因素的特征，将研究对象划分成不同的研究小组，一个研究小组就是一个层，然后分别估计每个独立研究中暴露因素对结局事件的作用。例如，研究吸烟与高血压的关系，考虑年龄与吸烟、高血压均有关，可以按照年龄进行分层，分层后可以保证两组年龄分布相似，以减少混杂因素的影响。

2. 敏感性分析 敏感性分析是一种评估混杂偏倚对研究结果影响程度的方法。研究者可以假设不同的混杂因素水平或模型，然后观察研究结果的变化情况。如果研究结果对混杂因素的假设非常敏感，那么可能存在较大的混杂偏倚。

3. 多因素回归分析 在统计分析阶段，利用多元回归分析方法将已知的潜在因素放入模型，进行流行病学数据分析，进而达到控制混杂因素的目的，也可以采用因果图的形式识别潜在混杂因素的变量，或采用 DAG 工具构建假定和预测的因果途径。常用的模型包括 Cox 比例风险回归、Logistic 回归、多元线性回归等。

总之，混杂因素在临床研究过程中经常存在，其是研究因素和研究疾病之外的因素，与研究疾病独立相关，并且与研究的暴露因素统计关联，对研究结果的真实性、准确性有一定的影响。因此，正确认识临床试验中的偏倚并采取一定措施，尽可能地控制混杂因素对试验结果的影响，保证临床研究的科学规范。

第四节　交互作用及其控制

临床研究中常涉及多个因素，由于因素与因素间存在相互影响而表现出彼此间的交互作用。因此，对于因素间交互作用的研究也是科研工作中的一项重要工作。

一、概念

当两个或更多危险因子存在时，疾病的发病率不同于根据它们单独作用所估计的发病率。一般认为，当两个或以上的因子共同作用于某一事件时，其效应明显不同于该两个或两个以上因子单独作用时的和或积时，称这些因子间存在交互作用。

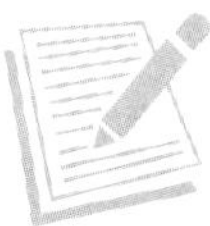

临床研究中，交互作用一般指两个或多个因素相互依赖发生作用而产生的一种效应；在生物

学上是指两个或多个因素相互依赖发生作用而引起疾病或预防控制疾病；在统计学上，交互作用说明两个因素在数量上的关联。交互作用的识别和分析有利于描述疾病的特征，探索疾病的病因及多种防治方法联合应用的效果，在公共卫生领域和临床上均具有重要意义。

二、交互作用与混杂现象的区别

交互作用不同于混杂，这是因为交互作用是因子间的一种客观联系，是研究中需要寻找和进行描述的客观现象，它的存在与否与研究设计无关。而混杂是对研究真实性的歪曲，是在研究中必须尽量避免和防止的，它存在与否取决于研究设计，可以通过设计的更改进行防止。对交互作用来说，暴露于两个或以上因素所产生的效应是恒定的，从数学上来说是常数。研究交互作用可帮助人们了解这些因素的生物学特性。但是混杂并不是一个因素固定不变的特性，即在一项研究中它起混杂作用，在另一项研究中却不是混杂因子。

交互作用与混杂现象的区别可以用表 8–1 研究的例子来说明。

表 8–1　某队列研究资料的分层分析

<table>
<tr><th colspan="3">分层前</th><th colspan="4">分层 1</th><th colspan="4">分层 2</th></tr>
<tr><td></td><td>D（+）</td><td>D（–）</td><td></td><td></td><td>D（+）</td><td>D（–）</td><td></td><td></td><td>D（+）</td><td>D（–）</td></tr>
<tr><td>有 E</td><td>200</td><td>800</td><td rowspan="2">有 F</td><td>有 E</td><td>194</td><td>706</td><td rowspan="2">无 F</td><td>有 E</td><td>6</td><td>94</td></tr>
<tr><td>无 E</td><td>50</td><td>950</td><td>无 E</td><td>21</td><td>79</td><td>无 E</td><td>29</td><td>871</td></tr>
<tr><td></td><td colspan="2">cRR=4.75</td><td></td><td></td><td colspan="2">aRR_1=1.03</td><td></td><td></td><td colspan="2">aRR_2=1.92</td></tr>
</table>

在未分层的资料中用 cRR（RR，相对危险度；cRR，未分层相对危险度）来描述 E（暴露因素）与 D（疾病）的联系强度，分层前的 cRR=4.75，此时的 cRR 未考虑混杂因子的作用。假定在此研究中，存在一个可疑混杂因子 F，则 cRR 含有被混杂因子 F 的效应在内，表 8–1 结果显示，分层后相对危险度 aRR_1=1.03、aRR_2=1.92，均小于 cRR，说明因素 F 的存在夸大了 E 与 D 的联系，存在混杂现象，但是在有无 F 的情况下，E 对 D 的效应也有差别，即各层间的效应值也不等，如果这种差别超出了随机误差的范围，则可以认为有交互作用的存在。

三、交互作用的类型

当两个或两个以上的因子共同作用于某一事件时，其效应明显大于这些因子单独作用的和或积时，称这些因子间存在"协同作用"或正交互。假定 X 与 Z 两个因子间存在交互作用，X 与 Z 的联合作用大于 X 和 Z 的单独作用之和或积，或者 X 存在时，Z 的作用增强了，或 Z 存在时 X 的作用增强了，则称 X 与 Z 之间存在协同作用。

而当两个或两个以上的因子共同作用于某一事件时，其效应明显小于这些因子单独作用的和或积时，称这些因子间存在"拮抗作用"或负交互。假定 X 与 Z 两个因子间存在交互作用，X 与 Z 的联合作用小于 X 和 Z 的单独作用之和或积，或者 X 存在时，Z 的作用减弱了，或 Z 存在时 X 的作用减弱了，则称 X 与 Z 之间存在拮抗作用。

四、交互作用的模型

交互作用的判定与其选用的模型有关，交互作用的模型有两类，相加模型和相乘模型，分述如下。

（一）相加模型

相加模型假定若交互作用不存在时，两个或两个以上的因子共同作用于某一事件时，其效应等于这些因子单独作用时的和，即具有可加性。以两因素为例，假设两个因素 X 与 Z 为二分变量，X_0Z_0 表示两因素均不存在；X_1Z_0 表示 X 因素存在 Z 因素不存在；X_0Z_1 表示 X 因素不存在 Z 因素存在；X_1Z_1 表示 X 因素存在 Z 因素也存在。用 R_{00} 表示 X 和 Z 两因素均不存在时的效应；R_{11} 表示 X 和 Z 两因素均存在时的效应；R_{01} 表示 X 因素不存在而 Z 因素存在时的效应；R_{10} 表示 X 因素存在而 Z 因素不存在时的效应。

相加模型可以表述为：$R_{11}-R_{01}=R_{10}-R_{00}$

或 $(R_{11}-R_{00})=(R_{10}-R_{00})+(R_{01}-R_{00})$

如果上述等式成立，表明 X 与 Z 符合以率差为测量指标的相加模型。

（二）相乘模型

相乘模型假定若交互作用不存在时，两个或两个以上的因子共同作用于某一事件时，其效应等于这些因子单独作用时的积。仍以两因素为例，假设同前。

相乘模型可以表述为：$R_{11}/R_{00}=(R_{10}/R_{00})\times(R_{01}/R_{00})$

如果上述等式成立，表明 X 与 Z 符合以率比为测量指标的相乘模型。

（三）假设的例子

有如表 8–2 的假设数据：

表 8–2　吸烟和石棉暴露与肺癌发病的关系

吸烟	石棉暴露（/10 万人年）	
	是	否
是	40	8
否	5	1

如果吸烟为 X 因素，石棉暴露为 Z 因素，则从上表数据可得 $R_{00}=1$；$R_{11}=40$；$R_{10}=8$；$R_{01}=5$。

如果采用相加模型，得到：

$R_{11}-R_{00}=40-1=39>(R_{10}-R_{00})+(R_{01}-R_{00})=8-1+5-1=11$，则吸烟与石棉暴露之间存在交互作用。

如果采用相乘模型，得到：

$R_{11}/R_{00}=40/1=40=(R_{10}/R_{00})\times(R_{01}/R_{00})=(8/1)\times(5/1)=40$，则吸烟与石棉暴露之间不存在交互作用。

总之，在相加模型中，同时暴露两个或多个因素的效应等于单独暴露单个因素作用的总和，则交互作用不存在。在相乘模型中，同时暴露两个或多个因素的效应等于单独暴露单个因素作用的乘积，则交互作用不存在。在本例（表 8–2）采用相加模型得出吸烟和石棉暴露对肺癌发病有交互作用，这与医学的基本原理相吻合。

五、交互作用的识别与控制

在判断交互作用存在与否之前，首先要明确所研究的因素与事件之间是否存在统计学联系。

如果有联系，接下来看这一联系是否由偏倚或混杂所致。若存在偏倚或混杂因素，采用适当的方法加以改进和调整后再分析交互作用；若不存在偏倚或混杂因素，结合以前的研究和相关知识，采用适当的方法判断交互作用是否存在。

（一）分层分析

分层分析是识别交互作用比较经典的方法，如果各层之间的效应测量值不同，则可能存在交互作用。但是鉴于各层的效应测量值的差异可能是随机误差所致，因此必须进行统计学检验才能做出判断，常用的方法有 Mental–Haenszel 法、Woolf 法、直接分层分析、最大似然比检验等。具体做法可以参见有关书籍。

（二）多因素分析模型

在多因素分析模型中，我们可以识别因素间的交互作用是否存在。但需要说明的是，在这些模型中，交互作用一般是以相乘模型为基础估计因素间的交互作用，如常用的 Logistic 回归模型。

优点：①分析某个自变量的效应时，可以同时控制多个协变量的影响；②可以处理自变量对因变量的非线性效应；③可以在模型中引入交互作用项；④回归系数的可解释性。

缺点：①维度困扰的问题。维度困扰是指样本量有限而自变量较多（高维数据）时，分析交互作用时会使得观测数相对于自变量数过少，数据分布在高维稀疏的列联表中，此时维度困扰的问题会导致 Logistic 回归模型中参数估计的错误，或使回归系数的标准误过大，从而导致 I 类错误或 II 类错误增加。②自变量之间的相关性会导致不同的建模策略（前进法或后退法），并得到不同的结果。③ Logistic 回归不能很好地解决遗传异质性的问题。

此外，还有一般线性模型（general linear model）、Poisson 回归模型、对数线性模型（log–linear model）、广义相对危险度模型（general relative risk model）。

（三）多因子降维法

多因子降维法（multifactor dimensionality reduction，MDR）是 2001 年开发出的一种非参数、无需遗传模式的高阶交互作用分析方法。2007 年又提出了一种基于 MDR 基本原理的扩展方法——广义多因子降维法，又称基于计分的多因子降维法（score–based MDR）。该法可以通过将广义线性模型的概念引入 MDR 中，使其不但能够分析连续变量，且能够纳入协变量，从而控制协变量引起的干扰，提高预测的准确度。

主要特点：①分析的基因表型和校正因素不限于离散型变量，也可以是连续型变量；②可应用于多种数据结构（病例对照资料、人群随机抽样样本或其他类型样本）；③可识别多个位点或环境因素之间的交互作用。

思考题

1. 临床试验设计环节如何控制机遇？
2. 混杂因素与混杂偏倚有何区别？
3. 如何有效区分交互作用与混杂现象？
4. 怎样理解交互作用的判定与其选用的模型有关？
5. 多因素分析时如何建立有效模型识别因素间是否存在交互作用？

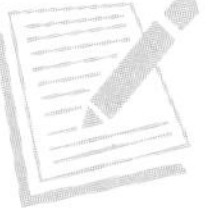

第九章
医学文献研究

医学文献（medical literature）是与医学相关且具有一定价值的资料。简单地说，就是用文字、符号、图形、音频和视频等方式记录医学相关知识的载体都属于医学文献。随着人类知识的快速增长，文献的体量急剧增长，为更便捷地查阅文献，研究者对文献进行了专业的分类。为了促进医学知识的快速传播、指导临床实践和医疗决策，研究者对医学文献展开了研究工作，涌现出了大量研究文章。为更好地开展医学文献研究，本章简要阐述系统评价与Meta分析相关内容。

第一节　文献概述

科学研究需要继承和创新，创新离不开前人的工作成果及产生知识的积累。文献阅读是获取前人知识重要的方式之一。

一、文献的定义

《信息与文献术语》（GB/T4894—2009）中定义“文献”为：在存储、分类、利用和传递信息的过程中作为一个单位处理的记录信息或实物对象。文献包括的主要元素：记录知识的具体内容、记录知识的手段、记录知识的载体、记录知识的表现形态。任何一个元素的缺失都不能构成文献。《论语・八佾》：“子曰：夏礼吾能言之，杞不足征也；殷礼吾能言之，宋不足征也。文献不足故也。足，则吾能征之矣。”这是我国最早出现“文献”一词的书籍。元代马端临编撰的《文献通考》是最早以文献作为书名的书籍。宋代理学家朱熹对“文献”的解释为：“文，典籍也；献，贤也。”虽然古代和现代对于“文献”的概念存在一定的差异，但都具有以下三个基本要素：①记录：文献中存储的具体内容都要通过不同的方式记录下来，记录是联系知识与载体的手段；②知识：文献的具体内容；③载体：记录和传递知识的一切介质，即文献的表现形式。因此，可以将文献理解为记录有信息或知识的一切载体。

二、文献的分类

研究者通过线上线下途径可以搜索到大量文献，为更容易地获得所需文献，可将文献按不同的分类标准进行划分。

（一）根据内容性质分类

按文献中知识的加工层次，即文献的内容性质及结构，可将文献分为四类。

1. 零次文献　指的是原始的、未经加工处理或者未正式出版的文献，如口头交流、实验记录、设计草图、书信等。

2. 一次文献　又称原始文献，是作者以本人的研究工作或研究成果为素材而创作的原始论文，不管是否引用或参考了他人著作，也不考虑何种出版形式，均属于一次文献。如期刊论文、研究报告、会议文献、学位论文、专利文献等。

3. 二次文献　指的是将大量分散无序的一次文献进行收集、整理、分析、归纳，使之系统化，便于查找而形成的文献，如目录、索引、文摘及数据库等。

4. 三次文献　指的是在利用二次文献的基础上，对检索到的一次文献进行分析、归纳、研究而写成的文献。如各种综述、数据手册、评论、述评、进展、动态等，以图书形式发行的教科书、专著、指南、手册、百科全书、年鉴、词典等。

（二）根据文献的载体类型分类

1. 印刷型文献　以纸张为存贮介质，以印刷等为记录手段，包括图书、杂志、报刊等。

2. 缩微型文献　以感光材料为载体，以光学技术为记录手段而产生的文献形式，包括缩微胶卷、缩微胶片。

3. 视听型文献　以磁性和感光材料为载体，以光学技术或磁技术为记录手段，如录音带、电影、幻灯片等。

4. 电子型文献　以磁性或塑性材料为载体，以穿孔或电磁、光学字符为记录手段，通过计算机处理而形成的文献，即电子出版物。

三、医学文献的特点

医学文献是指以文字和具有语义的图表、符号、声频、视频等手段，记录医学知识的一切载体。医学文献有以下几种特点。

1. 数量庞大　随着科学技术的发展，近几十年产生的新知识几乎相当于过去几千年积累的知识总和，其中医学类书刊在许多国家均占自然科学类的第一位，这在一定程度上说明医学文献类型复杂，数量庞大。

2. 语种繁多、英语为主　随着科学技术的发展，发表医学文献的语种不断增多，但以英语为主，增加了阅读难度。

3. 交叉重复、更新快速　同一篇文献常常在不同类型的期刊上发表，形成了交叉重复。随着科学技术的快速发展，文献更新速度不断加快，使医学文献的寿命越来越短。

4. 交流迅速　随着“信息高速公路”的开通，文献交流传播速度得到了极大的提升，期刊上公开发表的新技术、新疗法能迅速获得全世界的关注。

5. 既分散又集中　目前学科分类越来越细，内容彼此渗透，使得一个专业的文献可能发表在本专业期刊上，也可能发表在相关期刊上，甚至发表在其他期刊上，这给医务工作者增加了阅读难度。大量高水平的文献集中发表在本专业少数的核心期刊上，这又体现了文献的集中性。

第二节　常用文献研究方法

文献研究（literature research）是一种系统性的方法，用于收集、评估、整理和分析相关领域已有的文献、书籍、期刊论文、报告等信息资源，通过对文献的研究，形成科学认识的方法。文献研究方法（method of literature research）是指通过系统地搜集、整理、分析和评价相关文献

资料来解决特定问题或回答特定研究问题的方法。医学文献研究具有促进医学知识更新和传播、指导临床实践和医疗决策、支撑科学研究和学术交流、促进医学教育和学术培养、推动医学科研和医疗进步的积极作用，是医学工作者和研究人员必须重视并学习实践的重要工作之一。

一、中医古籍文献的研究方法

古代中医药文献是指成书于 1911 年（清代）以前的中医药古籍，是古人直接医疗实践经验的记录，是古代中医药工作者长期努力、不懈探索而积累起来的知识宝库。中医药古籍的研究，旨在探索中医学理论、诊断方法、治疗方案等方面的知识。研究者通过对这些文献的研读、比较和分析，认知传承中医学及各家的思想、观点和实践，以及对疾病的认识和治疗方法。

（一）文本学研究

文本学研究是中医古代文献研究的基石，通过对古籍的辑佚、整理、校勘等工作，以确立准确的文本基础。文本学研究包括对古代医学经典文献的版本、篇章结构、语言风格等方面进行研究。通过查找不同版本的文献，比较其差异，还原最原始、最真实的内容。中医药古籍常有多个版本，如孤本、珍本、善本、石印本、写本等。以《内经》为例，通过比较《素问》和《灵枢》，可以发现在医学理论、诊疗方法等方面的异同。如两部经书都强调了“天人合一”“阴阳平衡”的重要性，但在理论、诊疗等具体内容各有侧重。

（二）医学思想分析

医学思想分析是中医古代文献研究的核心内容之一。通过深入研读文献，分析其中的医学理论、诊断方法、治疗方案等内容，可以揭示古代医学家对疾病的认识和治疗方法。这项工作需要深入理解古代医家的思想体系、医学观点及医疗实践中的思考与经验。例如《伤寒杂病论》中提出的“六经辨证”，反映了张仲景对疾病的辨证施治思想。《伤寒杂病论》中提到了“太阳病，以汗解之，宜桂枝汤”“少阳病，以汗解之，宜小柴胡汤”等辨证用药的具体原则，对于今天的临床实践仍具有重要的指导意义。

（三）语言学研究

语言学研究在理解古代医学文献中的专业术语和古文风格方面起着至关重要的作用。对古代医学文献中应用的语言进行研究，探索其中的特殊词汇、句式结构等，以确保对文献内容的准确理解。这项工作需要深入研究古代汉语的语言特点和医学术语的演变，以及古代文献中常见的修辞手法和表达方式。如《神农本草经》中使用了大量的医学术语和古代汉语表达方式。通过对这些术语和表达方式进行分析，方能更准确地理解文献的内容和意义。

（四）历史考据

历史考据是中医古代文献研究的重要内容之一。通过对文献的成书背景、流传渠道、作者生平等方面的研究，还原文献的历史背景，了解当时的社会文化环境和医学发展脉络，有助于更好地理解古代医学文献的含义及意义，以及文献对后世医学发展的影响。以《备急千金要方》《千金翼方》为例，通过研究其成书背景和流传渠道，可以了解孙思邈的历史背景和学术传承，有助于更好地理解《备急千金要方》《千金翼方》的内容和意义。

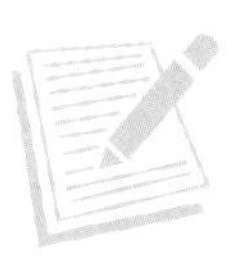

（五）文献比较

文献比较是中医古代文献研究的一种重要方法。通过对不同时期、不同流派的古代医学文献进行比较研究，分析其异同之处，揭示医学理论的演变和发展趋势，有助于研究者更好地理解古代医学思想的多样性和丰富性，以及医学理论在不同历史时期的变化和发展。例如，《温疫论》注重疾病的病因和传染途径，而《温热论》则更强调"卫气营血辨证"的治疗体系，通过比较这两部经典著作的内容和观点，以揭示理论的演变和发展趋势。

二、现代中医药文献的研究方法

现代中医药文献是指 1911 年至今，国内外出版的各类中医药文献，包括各种纸质文献、机读文献、视听文献和电子出版物等。在现代中医药研究中，文献研究是基础性工作之一。通过系统地检索、评估、整理和分析已有的文献，可以为新的研究提供坚实的理论基础和数据支持。

（一）现代中医药文献的获取

现代中医药文献根据出版形式的不同，可分为图书、期刊、报纸、会议文献、学位论文、专利文献、产品样本、标准文献、政府出版物和病案资料。随着科学技术的进步，计算机检索在获取文献方面发挥着越来越重要的作用。计算机检索具有速度快、途径多、资源丰富、组合灵活、便于存储等优点，已成为主要的检索方式。计算机检索主要通过检索各种本地或网络数据库实现，而国际互联网检索已成为当前主要的检索方法之一。目前中医药现代文献数据库来源主要包括两类。

1. 专业的中医药文献研究平台　中医药网络资源发展迅速，在国家中医药管理局中国中医药文献检索中心的基础上，目前已在全国各地成立若干分中心，为中医药科研提供了雄厚的资料来源。中国中医药数据库检索系统（TCMLARS）是目前国内外存贮量最大、内容最全面的中医药学文献数据库。目前该系统收录包括中医药期刊文献数据库、疾病诊疗数据库、中药数据库、方剂数据库、民族医药数据库、药品企业数据库等各类国家标准数据库 48 个，数据总量 220 余万条。

2. 收录中医药文献的综合数据库　这类检索系统繁多，包括国内外多种数据库，国内有中国生物医学文献服务系统、维普中文科技期刊数据库（VIP）、中国知网数据库（CNKI）、万方数据知识服务平台、中国科技论文在线、中国科学引文数据库、中文社会科学引文索引及读秀等学术搜索引擎与文献资料服务平台；国外有 PubMed、Embase 等外文数据库。此外，也衍生了基于数据挖掘的疾病 - 药物 - 靶点的中医药综合资源数据库，如 ETCM 数据库等。这些综合数据库更新快，内容丰富，为中医药现代文献研究提供了强大的助力。

（二）现代中医药文献的研究方法

现代文献研究方法包括多种技术和工具，用于系统性地分析、评估和利用文献资源。以下是一些常用的中医药现代文献研究方法。

1. 文献计量（bibliometrics）　文献计量法是一种定量分析方法，主要采用数学与统计学方法分析科学文献的各种外部特征（如数量、作者、出版物、引用和主题等）。通过对中医药文献的数量和主题分析，可以发现中医药研究的热点和发展趋势，从而指导研究者选择具有潜力的研究方向。引用分析可以评估中医药研究者、期刊和机构的学术影响力，帮助识别中医药领域的重要学术资源和研究团队。常用的文献计量分析工具包括 Citespace、VOSViewer 和中国知网等。文

献计量法结合信息技术和大数据分析，可以实现中医药研究的数字化和信息化，提高研究效率和数据利用率，促进学术合作，并指导科学决策。

2. 系统综述（systematic review） 中医药现代文献综述分析是通过系统地检索、筛选、整理和综合分析已有的中医药文献，以评估和总结研究现状、热点、趋势及存在的问题。其目的是为研究者提供全面、系统的研究资料，并为临床实践和科研提供科学依据。现代文献综述高度依赖数据库，便捷高效的中医药文献获取途径极大地提高了综述的获取效率。通过选择权威的中医药文献数据库，使用检索关键词/主题词，并根据标题和摘要筛选出与研究主题高度相关的高质量文献，提取关键信息，发展并评估新的理论或现有的理论，最终揭示研究热点和趋势。

3. 内容分析（content analysis） 内容分析法是20世纪兴起的一种新的文献分析技术，旨在系统、客观、定量地描述和分析文献内容。通过分析文本中特定的单元内容（如词语、主题、概念、句子结构等），揭示文献中潜在的模式、趋势和关系。内容分析法的主要研究方法是推理和比较。其中，推理法作为内容分析法的核心方法论，通过趋势推理、共变推理、因果推理等逻辑推理来解释和理解文献内容中的隐含信息和模式。内容分析法的流程主要包括：确定分析样本→选择合适的分析单元→划分分类目录→编码和数据处理→信度分析。

4. 数据挖掘（data mining） 数据挖掘技术是一种从大型数据集或文献中发现有价值知识的过程。数据挖掘通过统计学分析、时间序列分析、聚类分析、对中医临床或中医文献中的数据进行关联，挖掘出有用信息，提出各种优化建议。使用机器学习技术帮助识别不同病例之间的相似性，总结疾病证治规律，筛选主要证型及其主治方药，改进治疗方案及支持风险管理等，以更好地指导临床决策。

第三节　系统评价与 Meta 分析

随着临床研究的发展，越来越多的临床科研性文章涌现，但存在纳入样本量有限，干预措施、影响因素等不尽相同，同一疾病出现不同的治疗方法及临床治疗效果不一致等问题。针对这一现象，如何将大量质量不齐、结论不统一的相关文献进行归纳统计，得出科学、系统、客观的综合数据，从而指导临床治疗，是目前急需解决的问题。系统评价与 Meta 分析是一种研究证据合成的方法，能全面、系统地收集相关研究文献，认真选择、严格评价和科学分析相关研究资料，得出综合可靠的结论，从而进一步指导临床实践及研究。

一、系统评价

系统评价（systematic review，SR）也叫系统综述，是一种全新的文献综合方法，指针对某一具体临床问题，系统、全面地收集所有已发表的临床研究，采用临床流行病学严格评价文献的原则和方法，筛选出符合质量标准的文献，进行定性或定量合成，得出综合、可靠的结论。

（一）概述

系统评价最早源于研究合成（research synthesis）。早在1753年，苏格兰航海外科医生 James Lind 就意识到研究合成在解释结果中减少偏倚的重要性。1992年10月，在牛津由 Iain Chalmers 博士领导，英国卫生服务中心（NHS）资助，英国 Cochrane 中心正式成立，次年国际 Cochrane 协作网成立，其致力于制作、保存和传播卫生领域有效性随机对照试验的系统评价，并定期发表于 Cochrane 数据库。1995年，由 BMJ 出版集团出版，Iain Chalmers 和 Douglas G Altman 主编的

《系统评价》专著中，将系统评价定义为在资料与方法学上用系统的评价来减少偏倚和随机误差。系统评价是全面系统地收集和筛选资料，严格评价纳入研究的内部与外部真实性，定性与定量分析相结合，其方法和过程是从海量文献中筛选真实科学信息的有效途径，也是在国际水平了解同行研究进展的最佳手段。系统评价方法不仅提供最佳证据，其严谨科学的筛选过程也是鉴定重复发表、剽窃、选择性报告研究结果等学术不端行为的有效方法。

（二）与传统文献综述的区别

相同点在于：分析对象都为临床研究，对当前阶段的临床研究提供综合的信息。

不同点在于：传统文献综述涉及范围较广，而系统评价专注于某一个临床研究问题。传统文献综述受限于作者个人的知识和信念，缺乏客观方法，故存在一定局限性；而系统评价较传统文献综述具有客观性、全面性及真实性。

（三）系统评价流程

1. 选题及制定计划书 一个好的选题应该具有重要性、争议性、创新性和解决实际问题的潜力。选题还应与临床实际应用紧密联系，解决目前临床中重要且未解决的问题。

2. 制定检索策略 系统评价纳入的文献在研究对象、治疗等干预因素以及结局方面需要高度类似，因此在进行这一步时应遵循 PICOS 原则：特定的人群 / 临床问题（population/problem），干预措施（intervention），比较措施（comparator），结局指标（outcome），研究设计（study design），以制定明确的检索策略。

3. 确定纳入和排除标准 根据研究类型、研究对象、结局指标等制定纳入和排除标准，以确保文献的质量和相关性。

4. 初筛和复筛 在文献管理软件中汇总检索结果，并进行初步和复核筛选，以确定哪些文献满足分析要求。

5. 文献质量评价及风险评估 对筛选出的文献进行严格的质量评价，以确保纳入文献的质量。

6. 提取数据 研究者应设计一个适合本研究的数据收集表格。

7. 资料分析及写作 将收集的资料进行数据分析，选择定性分析（qualitative analysis）或定量分析（quantitative analysis）。其中定量分析包括异质性检验、Meta 分析和敏感性分析。

8. 解释结果和撰写报告 应包含以下内容：文献筛选结果的描述、基本特征、总体质量评价、研究结果分析、讨论研究意义及局限性阐述。

二、Meta 分析

Meta 分析（meta-analysis）是指利用统计学方法，综合多个独立的同类研究结果，对结果或某特定方法 / 措施的效应进行系统的、定量的综合性分析，以提供量化的平均效果来回答研究的问题。通俗地讲，Meta 分析就是将多篇类似的临床试验研究通过一系列科学分析进行总结，从而得到科学结论的方法。

（一）概述

Meta 分析一词，最早由美国统计学家基恩 · 格拉斯于 1976 年正式提出。虽然格拉斯作为 Meta 分析的创立者广为人知，但 Meta 分析背后的方法学理念却可以追溯到 17 世纪。1753 年，

苏格兰医生詹姆斯·林德发表了第一篇系统综述，而1904年统计学家卡尔·皮尔森发表在英国医学杂志的一篇关于伤寒疫苗有效性的研究，对多个临床研究的结果加以总结，被认为是首次使用了Meta分析的方法。20世纪80年代中期，Meta分析被逐步引入临床随机对照试验及流行病学研究中，并在近十年来快速发展，Meta分析论文发表数量也快速增长。近年来，随着方法学的不断发展，Meta分析和网状Meta分析等新方法也应运而生。与单个研究比较，通过整合所有相关研究，可更精准地评估医疗卫生保健的效果，并有利于探索各研究证据的一致性及研究间的差异性。而当多个研究结果不一致或都无统计学意义时，采用Meta分析可得到接近真实情况的统计分析结果。

（二）与系统评价的区别

系统评价通过全面收集所有相关研究，对所有纳入的研究逐个进行严格评价，联合所有研究结果进行综合分析和评价。系统评价和Meta分析的共同点都是为了提供尽可能减少偏倚、接近真实的科学证据，但Meta分析更侧重于通过统计学方法对多个研究结果进行定量合成。狭义上，Meta分析则专指系统评价中的定量分析。

（三）Meta分析的基本步骤

Meta分析的步骤类似于系统评价，主要包括：①选题，确定研究目的；②收集文献，制定纳入与排除标准；③整理及收集相关数据，并建立流程图及特征表；④结果汇总分析、异质性检验及敏感性分析；⑤分析结果与写作。

（四）Meta分析的相关内容

1. 数据类型及其效应量的表达 目前可用于Meta分析的数据资料主要有5种类型：①二分类变量资料最为常见。如临床结局时，临床有效率、死亡人数、疾病复发或不复发等。②数值变量/连续性变量资料：如血压值、血糖、CD4+/CD8+等，往往是有度量单位，且能够做到精确测量。③等级资料/有序多分类变量资料：将某种属性分为多个类别，类与类之间有程度或等级上的差异，如疗效判定用痊愈、显效、有效、无效等表示。以上三类数据类型比较常见。④计数数据或密度资料：同一个体在一定观察时间内可发生多次目标观察事件，如龋齿数、心律失常次数等。⑤生存资料：同时观察两类数据，即是否发生不良事件，以及发生不良事件的时间等。

2. 质量评估 Meta分析是对临床研究的二次评估与分析，不同的文献存在着质量的差异，可能对结果的真实性及可靠性产生一定的影响，还可为后面做敏感性分析时提供依据。因此，对原始文献进行质量的评估是必不可少的。评估质量的方法及工具较多，应根据研究的试验类型及需求选择合适的工具。

3. 异质性分析及敏感性分析 异质性检验的常用方法有Q检验，以及I^2指数和H统计量等。此外，还有一些图形法，如星状图、森林图等，用于展示异质性或异常值。

敏感性分析通常包括：①改变研究类型的纳入标准、研究对象、干预措施或终点指标；②纳入某些含糊不清的研究，不论它们是否符合纳入标准；③使用某些结果不太确定的研究的估计值重新分析数据；④对缺失数据进行合理的估计后重新分析数据；⑤使用不同统计方法重新分析数据；⑥排除某些设计不严谨的研究，重新分析。

4. 合并效应量及假设检验 效应量（effect size）常被定义为临床上有意义的值或改变量。当结局观察指标为二分类变量资料时，常用的效应量表达有相对危险度（relative risk，RR）、比值

比（odds ratio，OR）、绝对危险度或率差（absolute risk，AR）及预防一例不良事件发生或得到一例有利结果需要治疗的病例数（number needed to treat，NNT）等；当结局观察指标为连续性变量资料、非罕发计数数据、较多分类的等级资料时，效应量多采用均数差（mean difference，MD）或标准化均数差（standardized mean difference，SMD）等表达方式。对于较少分类的等级资料或罕发的计数数据，可转化为二分类变量资料进行处理，并选用相应的效应量；对于类似发病密度的数据，可以使用风险率（risk ratio，RR）。对于生存资料，效应量表达可用风险比（hazard ratio，HR）。

针对合并效应值进行假设检验，以检验多个同类研究的合并效应值是否具有统计学意义。常用方法：①z（u）检验：若 $P \leqslant 0.05$，多个研究的合并统计量具有统计学意义。②置信区间法：当试验效应指标为 OR、RR 时，其 95% 可信区间若不包含 1，等价于 $P < 0.05$，即有统计学意义；当试验效应指标为 RD、SMD 时，其 95% 可信区间若不包含 0，等价于 $P < 0.05$，即有统计学意义。

5. 发表偏移评估　发表偏倚指可能存在夸大治疗效应量或者危险因素的关联强度，从而将直接影响 Meta 分析结果的可靠及真实性。目前常用的方法有漏斗图法、剪补法及公式法等，其中最常用的为漏斗图法。

思考题

1. 根据内容性质，文献可以分为哪几类？
2. Meta 分析、传统综述与系统评价的异同？
3. 系统评价与 Meta 分析怎么进行选题？其流程是什么？
4. 什么是异质性？怎么进行敏感性分析？
5. 合并效应量的指标有哪些？代表着什么意义？

第十章
中医临床研究

扫一扫，查阅本章数字资源，含PPT、音视频、图片等

中医临床研究是指以中医学理论为指导，运用现代科学研究理念和方法解决中医临床实践中需要解决的各类问题，涉及病因病机研究、证候诊断标准研究、诊疗规范研究、治则治法研究、疗效评价研究和名老中医学术经验研究等。

第一节　病因病机研究

病因病机是与临床联系最为紧密的中医基础理论之一，有其独特的理论体系和方法论，可通过研究疾病发生发展的原因和机制，指导中医诊断与治疗。近年来病因病机相关的基础与临床研究取得了丰硕的成果，在医疗实践中发挥了重要作用。

一、研究进展

病因病机理论作为中医学的重要理论之一，贯穿中医学的发展历史。近现代以来，中医病因病机研究取得大量成果，《中医基础理论》《中医病因病机学》和《中医病因病机理论研究进展》等教材或专著的出版及修订，标志着中医病因病机理论体系日趋完善。

（一）病因研究

凡能够破坏人体相对平衡状态而引起疾病发生的原因，称为病因。中医病因主要包括外感六淫（风、寒、暑、湿、燥、火）、疠气、内伤七情（喜、怒、忧、思、悲、恐、惊）、饮食、劳逸、外伤、其他致病因素和病理产物。正如清代徐大椿《医学源流论·病同因别论》所言："凡人之所苦谓之病，所以致此病者谓之因。"《内经》将病因明确分为阴阳两大类，如《素问·调经论》："夫邪之生也，或生于阴，或生于阳。其生于阳者，得之风雨寒暑；其生于阴者，得之饮食居处，阴阳喜怒。"汉代张仲景《金匮要略》将病因概括为三个途径："一者，经络受邪入脏腑，为内所因也；二者，四肢九窍，血脉相传，壅塞不通，为外皮肤所中也；三者，房室、金刃、虫兽所伤。"至宋代陈无择在《三因极一病证方论》中则明确提出"三因学说"，将致病因素与发病途径结合起来，以六淫邪气为"外所因"，情志所伤为"内所因"，而饮食劳倦、跌仆金刃及虫兽所伤等为不内外因。该分类方法对后世影响很大，至今仍有沿用，即将病因分为外感性致病因素、内伤性致病因素和其他致病因素三大类。

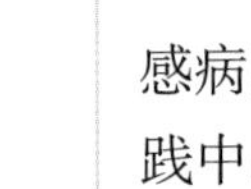

目前《中医基础理论》等教材根据病因的来源、形成、致病途径及致病特点，将病因分为外感病因、内伤病因、病理产物性病因和其他病因四类。随着医疗疾病谱的不断变化，中医临床实践中出现了新事实和新现象，而传统中医理论却解释不了这种新的事实和现象，甚至与这种事实

或现象相悖，这时就需要提出新的理论以解决原有理论面临的难题或危机。比如明代吴又可《温疫论》中指出："夫温疫之为病，非风、非寒、非暑、非湿，乃天地间别有一种异气所感。"其所提到的"异气"突破了传统意义上的六淫致病因素，但导致"异气"的真正原因还不清楚。后世医家逐渐认识到，这种异气或疠气具有强烈传染性和流行性，主要通过饮食、蚊虫叮咬等途径侵入而致病，逐渐将其与生物因素联系起来。新型冠状病毒感染疫情暴发后，发现这种异气与湿邪、热邪、疫毒等致病因素和患者体质及其所处的气候环境均有关，从而提出新型冠状病毒感染的病因主要为"湿热疫毒"并转化，且六淫中的风、寒、燥邪等也参与发病，这就进一步完善了相关的病因理论。同时病因具有相对性的特点，如瘀血，在某一病理阶段是病理产生的结果，在另一阶段则可能成为病因。明白上述特点，在认识病因时就能避免墨守成规。

（二）病机研究

病机，即疾病发生、发展、变化的机制，包括病性、病位、病势、病传及预后等。"病机"首见于《素问・至真要大论》中"谨候气宜，无失病机"和"谨守病机，各司其属"的表述，该篇被认为奠定了病机的理论基础。《伤寒论》在《内经》脏腑、经络虚实的基础上，结合临床实践阐述了外感病六经病机的变化及其传变规律。《金匮要略》则对脏腑、气血、阴阳等病机进行系统、深入论述，并探讨了内科杂病和妇科病证的病机。后世医家对病机学说也格外重视，如隋代巢元方在其《诸病源候论》中阐述了一千余种疾病的病机；金代刘完素提出"六气皆从火化"和"五志过极，皆为热甚"的观点；金代李杲论述了"内伤脾胃，百病由生"和"火与元气不两立"的病机特点，使得病机理论得到极大发展。

近现代以来，各种新的病机理论不断涌现，如王永炎院士指出"毒损脑络"病机是急性脑梗死发病的关键，吴以岭院士以"络病理论"阐释心脑血管疾病的病机，仝小林院士认为"中满内热"为肥胖 2 型糖尿病的核心病机等。这些理论研究不但对临床常见病、多发病及重大疾病的治疗具有提纲挈领的指导作用，还丰富了中医病机理论，推动了病机理论的创新发展。

中医病因病机研究尚有许多亟待解决的问题，如关键问题凝练不足、研究思路或方法不当、中西医概念不自洽等。未来应针对病因病机理论中一些概念不清、交叉重叠等不足或问题，在整体观、辨证观和恒动观思想的指导下，加强学科交叉与融合，不断推进病因病机的传承创新。

二、研究思路与方法

目前中医病因病机研究尚缺乏统一的思路、方法及关键技术，根据文献报道可将研究思路与方法归纳为以下 4 个方面。

（一）基于文献研究病因病机

文献研究主要包括 6 个步骤：①研究主题的界定与定义：根据研究主题或研究目的界定关键词、主题词或短语，用于检索相关文献。②文献检索策略的制定：选择检索数据库，构建检索式。电子数据库包括中国知网、万方数据知识服务平台、维普中文期刊服务平台、中国生物医学文献数据库、PubMed 医学数据库等。对于古籍文献，可结合手工检索进行补充。③文献筛选与评估：明确文献的纳入与排除标准，规范文献的评价与筛选方法。④信息提取与整理：提取并整理文献中涉及的病因、病机（证素、病理因素等）信息，建立文献数据库。⑤数据分析与运用：应用统计分析方法及必要的数据挖掘技术，探究疾病的病因病机规律。⑥综合分析：结合西医学对疾病的相关认识，对中医病因病机进行研究。

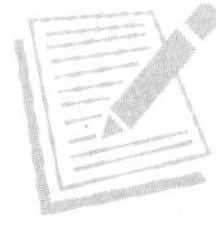

（二）基于临床调查研究病因病机

临床调查研究主要包括 8 个步骤。①明确调查对象及调查目的：根据调查目的确定调查对象及其范围，明确所要阐述和解决的问题。在确定调查对象时，应考虑不同人群的代表性，包括性别、年龄、地域分布等，以确保研究结果的广泛适用性。调查目的应聚焦于病因病机的关键问题，如特定疾病的发病机制、中医辨证分型与疗效关系等。②制订调查表：调查表应包括调查的一般性指标和特异性指标，以全面分析病因病机。调查表应详细记录中医四诊信息（望、闻、问、切），并涵盖与病因病机相关的体质辨识、情志因素和生活习惯等。一般性指标包括患者的一般情况、既往健康状况等；特异性指标包括西医及中医病名诊断、中医辨证、症状及必要的实验室指标等信息，特别是需要选择客观性强、灵敏度高和精确性好的定量指标。其中症状内涵的界定、规范与量化或半定量化分级需明确。③计算样本量：在保证调查结果可靠性和代表性的前提下，确定最少需要调查的样本例数。样本量的计算方法有经验法、查表法和计算法，可根据实际情况适当调整。④明确调查方式：常采用横断面调查或回顾性调查。在横断面调查和回顾性调查的基础上，可以考虑前瞻性队列研究，以动态观察疾病的发展和变化，更准确地揭示病因病机。推荐选择具有不同地域、不同级别的研究单位。⑤调查的组织与实施：可先进行预调查，目的是检验调查的实用性，并对调查表进行必要修改。正式调查时应注意组织领导、加强任务分工与经费预算等具体细节。⑥质量控制：研究开始前需对所有参与研究的人员进行统一培训，培训完成后应进行考核，考核结果与培训过程记录存档，实施过程中应定期进行质量检查。⑦统计分析：应用统计分析方法及必要的数据挖掘技术，探究疾病的病因病机规律。⑧综合分析：结合西医学进展，合理阐释中医病因病机。

（三）基于现代科学方法技术研究病因病机

中医学传统研究方法主要采用直观、归纳、分析、综合、比较等思维方法，从整体、系统、宏观角度探究人体生命活动和疾病防治的规律。受历史条件的限制，传统研究存在重功能、轻形质的特点，与现代医学强调的客观化、定量化和可视化有所区别。中医学要发展，就必须摆脱传统文化中消极保守因素对它的羁绊和束缚，广泛地汲取现代自然科学的新知识、新成果，运用先进的科学技术和手段，对中医学理论进行多层次、多环节的实验研究。中医现代实验研究表明，把传统的中医病因病机理论与现代科学技术结合起来，合理地运用后者来研究、发掘和发展前者，对中医病因病机的现代化发展具有重要意义。

（四）病因病机研究成果的转化和应用

基础研究成果只有成功转化和应用于临床实践才能体现实际价值，加速基础研究成果的转化和应用成为促进中医药发展的一个新焦点。在开展中医病因病机理论研究时，应选取重大疾病、难治性疾病或中医治疗确有疗效的疾病开展相关研究，积极研发相关疾病新的防治策略，使中医病因病机理论的研究成果很好地应用于疾病的防治和“治未病”等领域，确保中医药基础研究成果能够有效转化为临床实践，推动中医药事业的持续发展。

总之，病因病机研究应与其他中医理论研究一样，在整体观、辨证观的指导下，充分吸收和继承前人病因病机理论，积极开展创新性研究，并逐步提出新的科学假说，发现新规律，形成新理论。

三、研究范例——慢性阻塞性肺疾病

慢性阻塞性肺疾病（chronic obstructive pulmonary disease，COPD）是一种常见的慢性呼吸系统疾病，严重影响患者的生活质量和预期寿命。中医药在COPD的治疗中具有良好疗效，但针对COPD的病因病机分析还比较欠缺，在一定程度上限制了COPD中医诊疗水平的提升。针对这一问题，可以根据COPD疾病分期的特点进行病因病机研究，以便明确病因病机的传变规律，也可以围绕COPD致病因素的典型特点进行研究，以方便临床转化与应用。

（一）COPD不同疾病分期病因病机研究

1. COPD稳定期病因病机研究　基于文献研究及临床调查研究探讨COPD稳定期证候要素的分布规律，检索最近10余年COPD稳定期的文献，建立数据库并进行统计分析。结果提示，构成COPD稳定期的证候要素有12种，主要以气虚、痰、血瘀、阴虚为主，其累计构成比为83.24%；病变以肺、脾、肾为主。证素组合形式有4种，其中单一证素最多见，其构成比为52.35%；四证素组合最少，其构成比为11.52%。单一证素中，气虚出现的频率最高；两证素组合中，气阴两虚出现的频率较多；三证素、四证素组合中，痰、瘀多与气虚（气阴两虚）交织出现。采集9所医院943例COPD稳定期患者资料，结果显示构成COPD稳定期的证候要素有气虚、阴虚、痰、血瘀等6种，主要以气虚、阴虚为主，其累计构成比为62.30%；病变以肺、肾为主。证素组合形式有5种，其中单一证素最多见，其构成比为48.14%；五证素组合最少，其构成比为0.42%。单一证素中，气虚出现的频率最高；两证素组合中，气阴两虚出现的频率较多；三证素、四证素组合中，痰、瘀多与气虚（气阴两虚）以兼夹形式出现。研究表明，COPD稳定期的主要病理因素以气虚为主，兼见阴虚和痰瘀阻滞。

2. COPD急性加重期病因病机研究　基于文献研究及临床调查研究探讨COPD急性加重期证候要素的分布规律，检索最近10年COPD急性加重期的文献，建立数据库并进行统计分析。结果提示，构成COPD急性加重期的证候要素有13种，主要以痰、热、血瘀为主，其累计构成比为71.53%；病变以肺为主。证素组合规律，两证素组合最多见，其构成比为43.08%；其次为三证素组合，其构成比为21.54%。两证素组合中，痰热壅肺出现的频率最高；三证素组合中，肺热痰瘀出现的频率最高。采集4所医院1046例COPD急性加重期患者资料，结果显示构成COPD急性加重期的证候要素有14种，主要以痰、热、气虚为主，其累计构成比为42.06%；病变以肺为主。证素组合规律，两证素组合最多见，其构成比为49.38%；其次为三证素组合，其构成比为39.28%。两证素组合中，痰热壅肺出现的频率最高。研究表明，痰（瘀）热壅肺是COPD急性加重期的主要病机。

3. COPD急性加重危险窗期病因病机研究　为探讨COPD急性加重危险窗期证素分布及组合规律，收集8所医院收治的500例急性加重后进入危险窗期患者的临床资料，建立数据库并进行统计分析。结果显示构成COPD急性加重危险窗期的证候要素中，病性证素11种，以气虚频率最高，其构成比为36.90%；病位证素6种，以肺频率最高，其构成比为60.50%。证素组合形式有4种，以三证素组合频次最高。研究表明，COPD急性加重危险窗期病性因素以气虚、痰和湿为主，病性虚实近半；病位在肺，涉及肾、脾。

（二）COPD主要病机理论的提出及转化应用

1. COPD"正虚积损"病机特点及新理论的提出　基于文献研究结合临床调查研究，分析

了 COPD 证素及其组合规律，认为素体正虚，肺脏感邪，迁延失治，痰瘀稽留，复损正气，肺、脾、肾虚损，正虚卫外不固，外邪易反复侵袭，诱使本病发作，其病理变化为本虚标实。COPD 急性加重期以实为主，稳定期以虚为主。COPD 急性加重期病机为痰邪（痰热、痰浊）阻肺或痰瘀互阻，常兼气虚或气阴两虚，虚实相互影响，以痰瘀互阻为关键。痰热日久损伤气阴，气虚则气化津液无力，津液不得运化反酿成痰浊而使阴津生化不足。痰壅肺系气机，损及肺朝百脉，可致血瘀，气虚帅血无力也可致瘀；瘀血内阻而使津液运行不畅，促使痰饮内生，终成痰瘀互阻。痰壅肺系重者，可蒙扰神明，表现有痰热、痰浊之分，多为急性加重的重症。稳定期病情稳定，痰瘀危害减轻但稽留难除，正虚显露而多表现为气（阳）、阴虚损，集中于肺脾肾，气（阳）、阴虚损中以气（阳）为主，肺脾肾虚损以肾为基。故稳定期病机以气（阳）虚、气阴两虚为主，常兼痰瘀。综上所述，将 COPD 病机概括为“正虚积损”，正虚是指肺脾肾虚损而以肺虚为始，以肾虚为基，以气虚为本，或损及阴阳；积损是指痰瘀及其互结成积、胶痼积蓄难除并日益损伤正气，正气逐渐虚损而积损难复。

2. COPD“正虚积损”病机理论的转化应用

（1）“调补肺肾、清化宣降”治疗策略提出　稳定期以本虚为主，常为气（阳）虚，时或及阴，肺脾肾之虚以肺肾为主，常兼见痰、血瘀及痰瘀互结。故稳定期的治疗策略重在扶正补虚，根据虚的性质和病位之不同而采用不同方法，益气或益气养阴，补肺或健脾或益肾，或二脏或三脏并调，如肺脾气虚证的补肺健脾、肺肾气虚证的补肾益肺、肺肾气阴两虚证的益气滋肾等。急性加重期以祛邪为主，是在稳定期的正虚和邪实（痰、瘀）病机基础上，因正虚卫外不固，外邪诱发而引动痰瘀，痰邪又有痰热、痰湿、水饮等不同。故急性加重期的治疗策略重在祛邪，根据实的性质和病位之不同而采用不同方法，但以化痰散结、活血化瘀为重点，又因痰热、痰湿、水饮等不同或清热化痰或燥湿化痰或温化水饮等，并考虑肺宣降之性而宣肺、肃降，如外寒内饮证的疏风散寒、温肺化饮，痰热壅肺证的清肺化痰、降逆平喘，痰湿阻肺证的燥湿化痰、宣降肺气，痰蒙神窍证的豁痰开窍等。鉴于痰、瘀及其互结兼见诸虚证中并易损伤正气，遣方配伍中须佐以化痰活血之品，可以消痰除瘀、散结并助正气恢复。急性加重危险窗期应防止再次急性加重，促进恢复进入稳定期。临床常见肺肾气虚兼痰湿阻肺、肺脾气虚兼痰湿阻肺、肺肾气阴两虚兼痰湿阻肺、肺肾气虚兼痰瘀阻肺和肺肾气阴两虚兼痰瘀阻肺等证，治疗当祛邪（化痰、活血）扶正（补益肺气、补肺健脾、补益肺肾等）并重。

（2）分期分级防治策略提出　COPD 的演变呈渐进式过程，围绕不同阶段疾病特点和关键环节，采取分期、分级的防治策略与方法，可充分发挥中医药优势并提高临床疗效。在系统分析 COPD 分期、分级的临床特征与防治目标及中医病机与证候规律的基础上，提出中医药防治 COPD 分期、分级的防治策略与目标。例如，根据疾病分期，稳定期防治应以“缓则治其本”为原则，法宜扶正（补肺、健脾、益肾）为主；急性加重期应遵“急则治其标”的原则，法宜清化宣降为主；急性加重危险窗期重在防止再次急性加重的发生、促进恢复进入稳定期，治疗当祛邪与扶正并重。根据慢性阻塞性肺疾病全球倡议（Global Initiative for Chronic Obstructive Lung Disease）提出的 GOLD 肺功能分级标准，GOLD 1、2 级患者重在保护肺功能、延缓疾病进展，治疗以扶正（补肺、健脾辅以益肾）为主；GOLD 3、4 级患者宜扶正（补肺、益肾辅以健脾）为主；晚期患者应注重合并疾病的防治、降低死亡风险、提高生存质量，治疗应以益气、活血、化痰为主。

（3）“调补肺肾、清化宣降”治疗效果实证研究　COPD 稳定期以虚为主，常见有肺气虚证、肺脾气虚证、肺肾气虚证、肺肾气阴两虚证，以后三者最为常见，虚证常兼有痰浊、血瘀。临床常采用补益肺肾兼顾脾、佐以祛痰活血的调补肺肾法则及治法方药（补肺法、补肺健脾法、补肺

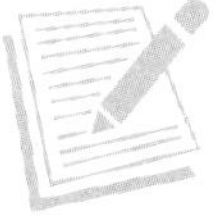

益肾法、益气滋肾法）治疗。如针对肺肾气虚的主要病机采用补肺益肾法并开展临床研究，采用随机、双盲、安慰剂对照临床试验设计，进行 11 个中心 348 例病例观察，治疗 52 周。结果表明，补肺益肾法能够明显减少 COPD 患者急性加重的次数。COPD 急性加重期主要病理因素为痰热、痰湿、血瘀，根据中医方证对应理论，采用随机、双盲、安慰剂对照临床试验设计，开展了方证对应干预的疗效评价并与非对应干预比较研究，采用多维评价指标，如临床症状体征，实验室的血常规、胸部影像、病原学、血气分析等指标，以及证候相关量表、生存质量 WHOQOL-BREF 量表、肺功能状态和呼吸困难问卷（PFSDQ）等进行评价。结果表明，清热化痰、燥湿化痰、活血化瘀方药均可明显改善临床症状、改善肺功能、促进炎症吸收、提高氧合指数和降低二氧化碳潴留，提高生存质量，方证对应干预疗效明显。

可见，病因病机的研究策略或研究思路并非一成不变，可以围绕要解决的关键问题或临床亟须解决的难点，从不同角度切入进行研究，其最终目的都是深化对疾病病因病机的科学认识，提升中医临床诊疗水平。

第二节　证候诊断标准研究

证候是指疾病过程中一定阶段的病因、病位、病性、病势等病机本质有机联系的反应状态，一般由一组相对固定的、有内在联系的、能揭示疾病某一阶段或某一类型病变本质的症状和体征构成。标准化是中医药发展的基础性、全局性、战略性工作，中医证候诊断标准（简称“证候标准”）的科学建立是实现中医诊治标准化、规范化的基础环节，有利于保证和提高中医临床诊疗水平与研究质量。

一、研究进展

近年来，中医药标准化工作发展迅速，越来越多的团队和专家开展证候标准研制工作，证候标准发布数量呈增长态势。证候标准按建立模式可分单证诊断标准和病证结合诊断标准两种形式。1982 年，中国中西医结合研究会通过对冠心病、脑血管病、肝炎等多种疾病血瘀证患者的临床调查分析，制定了《血瘀证诊断标准》。其后，中国中医科学院西苑医院陈可冀院士团队制定了《冠心病血瘀证诊断标准》，中国中医科学院胡镜清团队制定了《冠心病痰湿证临床诊断标准》，河南中医药大学李建生团队制定了慢性阻塞性肺疾病、社区获得性肺炎等呼吸疾病系列证候标准等。针对证候标准建立缺乏统一的思路、方法及关键技术，2020 年中华中医药学会发布了《基于病证结合的中医证临床诊断标准研制与应用规范》，提出了病证结合模式下中医证临床诊断标准的研制流程及每一流程的研究方法；2023 年世界中医药学会联合会发布了《中医证候诊断标准研制指南》，明确了证候标准研制的思路与方法，即在文献研究基础上，以临床流行病学调查为依据、确立标准要素为核心、统计分析结合数据挖掘为支撑，广泛集成专家意见形成标准，为规范证候标准的研制提供指导。

近年来，证候标准的研制方法发生了从单纯数理统计到综合运用多种统计分析方法与数据挖掘技术的转变。随着中医诊断与人工智能、生物学基础等多学科交叉融合，证候标准的研究也取得了一定的进展，如借助人工智能技术实现舌象、脉象和面色等体征信息采集，推动了中医智能诊疗；筛选证候相关的微观指标，利用特异性标志物认识与辨别证候，寻找客观、可量化的诊断指标等，均有助于提高证候诊断的客观化，为证候标准的建立提供了新的思路。

二、研究思路与方法

近年来，不少学者开展证候标准研究，以文献研究为基础、临床调查为依据、确立标准要素为核心、统计分析结合数据挖掘为支撑、专家共识为指引，是证候标准研究的主要思路方法。此外，证候分类、常见证候的确定、主/次症划分、标准建立的依据及形式、标准的验证考核是证候标准建立的关键技术环节。

（一）证候标准研究的思路与方法

1. 文献研究为基础 文献研究可初步筛选疾病的证候及诊断条目，为开展临床调查提供依据。文献研究的要点包括以下方面：一是根据研究目的制定检索策略；二是明确文献的纳入与排除标准，规范文献的评价与筛选方法；三是提取文献中涉及的证候及四诊信息，建立文献数据库，并对证候、症状术语进行规范；四是综合应用统计分析及数据挖掘技术，筛选疾病临床常见证候及诊断条目。

2. 临床调查为依据 通过临床调查研究收集临床信息，综合运用统计分析方法及数据挖掘技术，分析疾病常见证候及其主/次症分布。临床调查主要包括临床调查表的设计、研究单位的选择、诊断标准与纳入和排除标准的制定、研究中的质量控制等环节。调查表应包括患者一般情况、既往健康状况、西医及中医病名、中医辨证、症状及必要的实验室指标等信息。推荐选择具有研究条件的不同地域的研究单位，明确西医诊断标准及中医辨证参考标准，明确病例纳入与排除标准。临床调查应遵循严格的质量控制，建立自查、检查、监察、稽查四级质量管理体系，研究开始前需对所有参与研究的人员进行统一培训。

3. 确立标准要素为核心 证候标准确立的要素包括常见证候、诊断条目、主/次症、症状（群）及其对证候的贡献度、诊断依据等。其中，常见证候的确定应满足以下三个原则：①真实性，能真实反映疾病病机及其整个病程变化的规律；②代表性，即所确定的常见证候在临床中具有很高的发生频率；③可行性，据此制定的证候标准具有可操作性和推广性。

4. 统计分析结合数据挖掘为支撑 统计分析方法是探讨高维数据内在规律的一种方法，具体应用有聚类分析、因子分析、回归分析、相关性分析等；数据挖掘技术通过从复杂的实际应用数据中提取出隐含的信息，具体应用涉及关联规则、贝叶斯网络、决策树、人工神经网络等多种方法。中医证候数据之间往往交相关联，知识集约程度高，信息量巨大，具有复杂性、模糊性、非线性等特点，统计分析方法、数据挖掘技术的联合运用，将提高证候标准研究的科学性、客观性、实用性。

5. 专家共识为指引 专家问卷调查可提高指导性，采用德尔菲法对专家意见进行集成分析，可高效、科学地提取专家经验，筛选证候及其临床特征。推荐进行两轮以上问卷调查：第一轮咨询的主要目的是初步筛选证候及诊断条目，为形成临床调查表提供依据；第二轮及以上咨询的主要目的是实现证候及其症状重要程度的判别，结合临床调查结果确定常见证候及其主/次症等。

（二）证候标准研究的关键技术

1. 证候分类 证素、基础证候、常见证候、变证的划分是进行证候分类研究的几个基础环节。其中，证素是构成证的基本单位；常见证候是临床实际中常见的几类证候，一般由基础证候组成；基础证候是介于证素与临床常见证候之间的中间环节，由一个或多个证素（两个证素多

见）组成。

2. 常见证候与主 / 次症的确定 基于文献研究、临床调查、专家咨询等多个环节，综合运用统计分析方法、数据挖掘技术、德尔菲法 3 类技术。常见证候的判定标准：3 类技术得到的结果中均有某一证候的确定为最终常见证候；2 类技术中具有某一证候，结合临床实际进行确定；1 类技术具有某一证候的将其舍弃。主 / 次症的判定标准：①主症：3 类技术结果同为主症；只有 2 类技术为主症的，应结合临床实际并通过专家组讨论形成共识。②次症：3 类技术结果同为次症；只有 2 类技术为次症，或其中 1 类技术为主症的，结合临床实际并通过专家组讨论形成共识。

3. 标准建立的依据及形式 目前证候标准主要采用诊断条件组合法、计量（分）法和叙述法三种主要的诊断形式。诊断条件组合法应用最为普遍，具体可分为症状（群）组合法（如《支气管扩张症中医证候诊断标准（2019 版）》）和主 / 次症组合法（如《病毒性肝炎中医辨证标准》）。其中，症状（群）组合法可联合应用贝叶斯网络及关联规则得出症状（群）对证候的贡献度，从而形成证候诊断依据。计量（分）诊断法，即根据症状对证候的贡献度赋予一定分值，并将所有症状的权值相加，以累计积分达到设定阈值为标准（如《冠心病血瘀证诊断标准》）。叙述法则常应用于教科书及权威著作中。

4. 标准的验证考核 前瞻性收集患者临床资料，分为参考标准组和试验标准组，参考标准组将专家辨证作为对照，推荐由 3 名副高级以上职称医师进行辨证；试验标准组由临床医师根据制定的证候标准进行辨证，考核标准的敏感度、特异度、准确度、阳性预测值、阴性预测值、阳性似然比、阴性似然比及 ROC 曲线下面积等指标。证候标准的验证可为标准的修订及推广奠定基础。

三、研究范例——《支气管扩张症中医证候诊断标准（2019 版）》

支气管扩张症（简称“支扩”）是各种原因引起的支气管树的病理性、永久性扩张，导致反复发生化脓性感染的慢性气道炎症性疾病。根据证候标准建立的思路与方法及关键技术环节，由呼吸病学（中医、中西医结合、西医）、临床流行病学、循证医学、方法学等多学科专家共同参与制定了《支气管扩张症中医证候诊断标准（2019 版）》，并通过中华中医药学会立项、审核、发布。

（一）文献研究

1. 制定检索策略 检索中国学术期刊全文数据库（CNKI）、重庆维普中文期刊数据库（VIP）、中国生物医学文献数据库（CBM）、万方数据库（WANFANG Data）和中国中医药文献检索系统数据库（TCM）所收录的全部文献；检索式:（“支气管扩张症” OR “支扩”）AND（“证” OR “中医”），检索时间为建库至 2015 年 11 月 30 日。

2. 纳排标准

（1）纳入标准 具有明确关于支扩的证候分型及其症状、体征（包括舌、脉），可全部具备或部分具备。

（2）排除标准 未明确包含证候，或仅有证候没有相应的临床特征的文献；典型病例或个案报道；重复发表的论文或重复引用的文献内容，仅取 1 篇。

3. 术语规范 参照《中医临床诊疗术语 第 2 部分：证候（修订版）》《中医药学名词》《中医症状鉴别诊断学》《证素辨证学》等对支扩相关证候、证素及症状名词术语进行规范。

4. 统计分析 检索文献 245 篇，筛选合格文献 135 篇。

（1）证素分布 提取病性证素 8 项，病位证素 6 项。病性证素以热、气虚、阴虚为主；病位证素以肺出现频率最高，其次为肝、脾、肾。

（2）证候分布 文献中涉及的证候规范后有 22 种。频率较高的为痰热壅肺证、肝火犯肺证、肺阴虚证、肺脾气虚证、肺气阴虚证、肺气虚证、血瘀证。

（3）症状分布 共有 134 个症状（包含舌象 19 个，脉象 12 个）。频率较高的为咳嗽、咯痰、咯血、舌红、脓性痰等。

（二）专家问卷

1. 问卷形式 采取半开放式问卷形式，通过当面呈送、邮寄纸质问卷发放。

2. 专家遴选 来自北京、上海、天津、南京、郑州等 14 个城市 24 家三级甲等医院专家 30 人，副高级以上职称，在呼吸病领域从事 10 年以上中医或中西医结合临床工作。

3. 问卷内容 主要包括支扩临床常见证候及其临床特征的筛选，证候及其临床特征的重要性评价采用 5 分制；条目后设“修改意见”栏和“增加条目”栏供专家提出修改或补充意见。

4. 统计分析

（1）基本情况 第一轮专家问卷共发放 30 份调查问卷，回收 30 份，均值＞ 3.0、变异系数＜ 0.3 的证候为风热犯肺证、风寒袭肺证、痰热壅肺证等。第二轮专家问卷共发放 30 份调查问卷，回收 30 份，有效问卷 30 份，专家积极系数为 100%；专家权威系数 Ca=0.953，Cs=0.980，Cr =（0.953+0.980）/2=0.967；专家协调系数为 0.297，经卡方检验具有统计学意义（χ^2=57.73，P=0.006）。

（2）证候分布 设定均数≥ 3.00、变异系数≤ 30% 且满分比≥ 30% 作为筛选临床常见证候的标准，进一步筛选支扩常见证候有痰热壅肺证、痰浊阻肺证、肺气阴两虚证、肺脾气虚证、络伤咯血证。

（3）主 / 次症划分 主症指标以同时满足均数≥ 3.00 且变异系数≤ 30% 为标准；次症指标以同时满足均数≥ 2.00 且变异系数≤ 30% 为标准，对常见证候的主 / 次症进行判别。

（三）临床调查

1. 制定临床调查表 包括填表说明、患者一般情况、中医辨证（包括 6 个实证类、4 个虚证类）、症状调查（包括 136 个症状，其中舌象、脉象 38 个）、相关实验室指标。

2. 样本量计算 依据每一变量需要 5 ～ 10 倍样本量的计算原则，本次临床调查内容共包含 136 个症状（包括 38 个舌象、脉象），样本量至少为 680 例；考虑到调查表的遗失及无效问卷，本次临床调查发放调查表 800 份。

3. 调查方式 选择北京中医药大学第三附属医院、上海中医药大学附属曙光医院、辽宁中医药大学附属第二医院、河南中医药大学第一附属医院、河南中医药大学第三附属医院等 11 家医院门诊及住院支扩患者；调查时间为 2016.01 ～ 2017.11。

4. 界定调查人群

（1）西医诊断标准 参照《成人支气管扩张症诊治专家共识（2012 版）》的诊断标准。

（2）中医辨证依据 依据文献研究及第一轮专家问卷结果，并参照《中医内科常见病诊疗指南・中医病证部分》《实用中医内科学》中关于“肺痈”“咳嗽”“咯血”的相关内容，制定中医辨证参考规范。

（3）纳入标准　①符合支扩的诊断标准；②中医辨证诊断经副主任医师以上确诊者；③依从性好的患者。

（4）排除标准　①痴呆、各种精神病患者；②合并有慢性阻塞性肺疾病及哮喘者；③合并有气胸、胸腔积液、肺栓塞者；④合并 / 并发严重肝、肾功能损害者；⑤合并严重心功能不全者。

5. 统计分析

（1）一般资料　发放临床调查表 800 份，回收 764 份，剔除 13 份信息资料严重不完善及无明确中医证候诊断的调查表，有效病例数 751 例。

（2）证候分布　经规范后有 12 个证候，其中频率大于 5% 的有痰热壅肺证、痰浊阻肺证、肺脾气虚证等。将频率≥ 3% 的症状进行因子分析及聚类分析，可推断出风热犯肺证、风寒袭肺证、痰热壅肺证等 9 个证候。

（3）主 / 次症划分　方法一：①频率分布，症状频率≥ 60% 的为主症，30% ≤症状频率< 60% 的为次症，其余症状剔除；② Logistic 回归分析，将 OR 值≥ 3 的症状作为主症，1 < OR 值< 3 的作为次症，其余症状舍掉；③上述两种方法中至少一种方法为主症的判为主症，至少一种方法为次症的判为次症。方法二：运用人工神经网络方法，权值≥ 0.4 的症状作为主症，0.1 ≤权值< 0.4 的症状作为次症，其余症状剔除。依据上述两种方法分别对常见证候主 / 次症进行划分。

（四）证候标准的建立

1. 常见证候及主 / 次症的确定　综合上述 3 类技术（统计分析、人工神经网络、德尔菲法）的结果，依据常见证候判定标准，筛选出支扩常见证候 5 种，即痰热壅肺证、痰浊阻肺证、肺脾气虚证、肺气阴两虚证、络伤咯血证。综合上述 3 类技术，依据主 / 次症判定标准对 5 种常见证候主 / 次症进行判定。

2. 证候标准的建立　联合应用贝叶斯网络及关联规则得出症状（群）对证候的贡献度，如咳嗽 & 痰色黄（0.38）、舌质红 & 苔黄（0.83）等。以上结果结合专家意见，采用诊断条件组合法，最终建立支扩证候标准。具体诊断标准形式以痰热壅肺证为例，诊断条件为：①咯痰色黄，或痰质稠，或脓痰；②发热，或口渴；③大便秘结；④舌红，或苔黄或苔黄腻，或脉数或滑数。诊断标准为：具备①项，加②、③、④中的 2 项。

（五）证候标准的验证

1. 研究方法　采用诊断性试验设计，在 5 个分中心随机选择支扩患者，参考标准组：将专家辨证作为对照，由副主任医师以上进行辨证，如不一致则由小组讨论；试验标准组：由 1 名临床医师根据制定的证候标准进行辨证。

2. 调查对象　西医诊断标准、中医辨证依据、纳入标准与排除标准同临床调查部分。

3. 统计分析　各常见证候敏感度范围为 80.65% ～ 90.00%，特异度范围为 85.39% ～ 94.44%，准确度范围为 84.17% ～ 93.33%；阳性预测值范围为 65.79% ～ 84.38%，阴性预测值范围为 92.68% ～ 96.59%；阳性似然比范围为 5.52 ～ 16.18，阴性似然比范围为 0.11 ～ 0.23；ROC 曲线下面积范围为 0.870 ～ 0.913，具备良好的临床诊断效能。

第三节　治则治法研究

治则治法为中医基础理论的重要内容，是临床辨证与治疗链接的关键环节，具有承前启后的作用。治则治法理论不断创新发展与完善，尤其是在通络法、活血化瘀法、通里攻下法、醒脑开窍针刺法、清肺排毒法、扶正培本法、扶正化瘀法、扶阳抑阴法、扶正祛积法、益气活血法、针刺麻醉等研究上取得了较为突出的成绩。

一、研究进展

近年来围绕治则治法的文献挖掘与整理、特色治则治法理论探讨、治则治法创立、治则治法内涵阐释及临床应用等方面开展了系列研究并取得一系列成果，出版《历代中医治则精华》《中医治法与方剂》《中医治法 20 讲》《抗肿瘤中医治法与方药现代研究》等专著，使中医治则治法理论更加系统化，并进一步揭示其科学内涵。

（一）治则治法内涵与关系研究

治则是治疗疾病的基本原则，治法是针对疾病与证候的具体治疗大法及治疗方法。治则与治法二者既有联系，又有区别。

1. 治则与治法的内涵　①治则是治疗疾病时必须遵循的基本原则，是在整体观念和辨证论治思想指导下而制定的治疗疾病的准绳，对临床立法、处方、用药、针灸等具有普遍的指导意义。其本身有两类：一类是概括治病的总原则或治疗一类病证的总原则；另一类便是专论各不同病证的治疗原则，此类治则有时又与治法相重。②治法是在一定治则指导下制定的针对疾病与证候的具体治疗大法及治疗方法，其中治疗大法是较高层次的，治疗方法是指具体治疗办法，也可以是治疗措施。治法具有法则、一般治法、具体治法及制方配伍法等不同层次意义上的内涵。

2. 治则与治法的区别与联系　①治则是治疗疾病时指导治法的总原则，具有原则性和普遍性意义，层次较高，规范性强。因治则层次高于治法，故又称治则为大法或治之大则。治法则是从属于一定治则的具体治疗方法及治疗措施，其针对性及可操作性较强，较为具体而灵活，是具体的途径。②从思维方式而论，治则为决定论，取决于病机，因此一种病证只有一个治则；而治法是选择论，取决于治病的实际条件、医生的用药用方习惯及主观能动性，以致一个病证可有几种不同治法，体现在法随证立、方从法出前提下的丰富性。③治则以其原则性、规范性表述的是治病决策中的战略；而治法以其艺术性、灵活性表述的是决策中的战术。治则与治法的运用，体现出了原则性与灵活性的结合。

（二）治则治法与方证关系

治法的形成和发展与方药和病机理论的发展有密切关系。病因病机是对疾病本质的抽象认识，因其涵盖了病因、病性、病位、邪正关系、体质及机体反应性等，因而是疾病本质的概括。在中医辨证论治体系中，治法作为病证和方药的中介，使中医辨证论治的药物治疗学内容构成联系的整体。治法蕴含病证、病因、病机和组方配伍规律的内容，包涵方 – 证相关的内在逻辑性，同时治法对证、方、药具有提纲挈领和逻辑分类的重要作用。方遵法立，法从证出，方剂作为中医辨证论治最终的实施工具、病证的具体影射物及联系医和药的载体，蕴含着中医生命调控的丰富信息，因此在一定程度又能验证与其一致的治法和病证判断的正确与否。

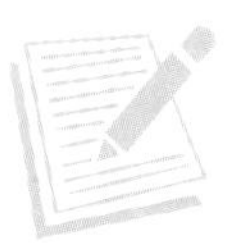

（三）中医治则治法理论与文献研究

采取综合归纳分析法、文献研究法、现代情报学研究等方法，围绕中医经典、名著、中医名家医案、中医治则治法近现代文献，以及民间藏书或书稿、诊籍等开展治则治法理论探讨，建立部分疾病治法数据文献资源库和数据化平台，探讨治则治法六种特性（层次性、广泛性、特定性、兼容性、可创性和抽象性），挖掘总结一些特色治法，创立一些新治法，提炼一些名医名著治则治法的学术观点及学术思想，编写一些研究专著。例如陈可冀院士提出活血化瘀法、石学敏院士提出醒脑开窍法、王永炎院士提出化痰通腑法、李士懋提出汗法体系、杨志一提出治湿十三法等；《历代中医治则精华》《历代中医治则治法精粹》《中医治法与方剂》《中医治法 20 讲》《中国百科全书－基础理论卷》《中国大百科全书·基础理论卷》等著作出版。构建了中医治则治法的概念体系，总结分析治则治法理论源流及其发生、发展规律，规范了中医治则治法术语及其英译原则，有利于治则治法标准化和国际传播。

（四）中医治则治法实验研究

1. 治则治法作用机制　数十年来，随着现代生物医学技术发展与西方医学的影响，使中医治则治法的现代作用机制研究逐步开展起来，并取得可喜进步。①在动物实验方面，开展治则治法对证的动物模型、病证结合的动物模型与疾病的动物模型的作用机制研究，从宏观症状与体征到微观指标，开展多层次研究，取得一些有价值的成果，如活血化瘀法、益气养阴祛瘀法、益气活血法、疏肝健脾法、清热解毒法、扶正祛积法、通里攻下法、醒脑开窍法、清肺排毒法、补肾生髓法等。②在临床试验方面，开展治则治法对多种疾病作用机制的研究，从临床疾病的局部症状与体征到诊疗评价体系，从细胞水平到基因水平，开展较为全面的研究，如活血化瘀法治疗多种疾病作用机制研究；尤其是提出一些疾病新的治则治法，如清热解毒法治疗中风急性期作用机制研究。③开展对治则治法的代表方剂效用的物质基础、药效学和药学研究与开发，赋予治则治法新的内涵，具有重要理论与实践意义。

2. 治则治法临床疗效评价　近年来随着中医病证诊疗评价体系逐步建立与完善，并借助于西医学疾病诊疗评价体系与现代化检测手段，治则治法临床疗效观察研究也逐步得以开展，并取得积极进展。集中在与病机相一致的治法临床疗效观察研究，治法对某种现代疾病临床疗效观察研究，治法代表方剂与西药结合对某种现代疾病临床疗效观察研究，并且出现同一疾病不同时期针对不同病机的不同治法连续性临床疗效动态观察研究。从宏观临床症状与体征，到常规的临床指标的检查，再到分子生物学检测，从物理学、化学等自然科学领域，到行为医学、环境医学、心理医学等领域，直到近年来利用循证医学、大数据挖掘技术与方法，多领域、多学科、多层次、多中心观察研究治则治法的临床疗效，为治则治法临床疗效研究评价提供新方法与途径，推动治则治法研究与临床合理运用，丰富与完善了中医病证治疗疗效评价体系。

3. 治则治法的比较研究　由于疾病病机复杂性与可变性，出现了同病异治、异病同治，加上医务工作者用药用方习惯及主观能动性不同，发现有时临床同一病证采用不同治法往往都有效；另外受西医强调病而忽视证的影响，同一病证或同一疾病采取何种疗法最为有效成为争议的焦点，因而出现不同治法的比较研究。一方面，存在疾病病机复杂性与可变性；另一方面，治法的代表方剂不同，且具有多成分、多靶点的特点以及心理、环境等影响因素的存在。因此，开展不同治法的比较研究，在观察指标范围内揭示用何种治法治疗疾病最有效，何种治法在疾病何阶段治疗最有效，并在一定程度上佐证治法与证候的相关性。近年来，开展不同治法抗脑缺血损伤，

不同治法对肝癌、脂肪肝、心肌缺血、肝纤维化、慢性阻塞性肺病等疾病的影响研究，取得一些初步成效，对中医治则治法理论内涵研究与临床应用具有一定的指导意义。

二、研究思路与方法

治则治法的文献研究、临床研究及动物实验研究等方面虽然取得了显著成效，但研究中也存在一些值得商榷的问题，如同种疾病治法各异、功效雷同，理法方药相互联系不够，探索证实而不证伪等。因此，如何建立中医治则治法研究的科学范式等是值得思考的问题。

（一）治则治法理论文献研究

应依据学术性、系统性、科学性、全面性及针对性的原则，对其文献进行收集，并保证连贯性和完整性，充分利用学术期刊、电子数据库、常用的中医古籍书目、中医图书馆藏情况检索、专题性电脑检索系统及中医古文献其他检索途径等文献资源。研究一般包括提出课题或假设、研究设计、搜集文献、整理文献和进行文献综述五个环节和过程。研究集中于中医古籍、名著，中医名家医案，中医治则治法近现代文献，民间藏书或书稿、诊籍等，多采取综合归纳分析法、文献研究法、现代情报学研究方法等进行，探讨治则治法特性，挖掘特色治法，提炼学术观点，凝练学术思想，编写系列专著，建立数据文献资源库和数据化平台，完善治则治法理论与临床应用体系。

（二）治则治法理论创新性研究

随着对疾病多变性与不确定性的认识，辨证论治更重视个体差异和三因制宜，以个体化治疗为临床治疗的最高层次，医家则以灵活运用治法和创新治法为最高境界。近年来，中医应用现代科学方法技术等，基于辨病与辨证相结合的诊疗原则，创制了多种新法，如以补气与温通为法治疗冠心病心绞痛、以态靶辨治糖尿病、以清热解毒法治疗中风急性期、以扶正化瘀法治疗器官纤维化等。此外，针灸方面有全息疗法的出现，骨折整复方面提出正骨十法、整颈（腰）三步九法，是中医治法可创性的具体体现。有学者提出治法药理学概念，认为中医药学的根本困境在于对治法的代表方剂的药效物质认识不清，认为其突破口在于进行方剂体内成分谱、靶成分及其药效物质监测研究。

（三）治则治法与方证关系

治法作为病证和方药的中介，使中医辨证论治的药物治疗学内容构成联系的整体。方遵法立，法从证出，方剂作为中医辨证论治最终的实施工具，作为联系诊断与方药的载体，在一定程度又能验证与其一致的治则治法的正确与否。因此，开展病—证—法—方—药对应性研究设计，是治则治法与方证关系研究的重要环节。

（四）治则治法临床调查研究

以某种或某类疾病为对象，进行治则治法调查研究。临床调查要求与程序如下：①制订合理的调查表：调查表应包括患者一般情况、既往健康状况、西医及中医病名诊断、中医辨证、治法、方药、症状及必要的实验室指标等信息。②计算合适样本量：一般为变量的 5 ～ 10 倍，可根据实际情况适当调整。③明确调查方式：常采用横断面调查，不同区域、多中心调查。④界定调查人群：明确西医诊断标准及中医辨证参考标准；明确病例纳入与排除标准；明确病例的脱落

与处理。⑤保证质量控制：研究人员进行统一培训，应履行各自职责，并严格遵循临床试验方案，采用标准操作规程，以保证临床试验的质量控制和质量保证系统的实施及数据质控。⑥规范统计分析：应用统计分析方法及必要的数据挖掘技术对试验数据进行整理和分析，探究疾病治则治法分布与应用规律。

（五）中医治则治法实验研究

1. 治则治法疗效及其作用机制　①在动物实验方面，采用现代生物医学技术与方法，多层次开展治则治法对证的动物模型、病证结合的动物模型与疾病的动物模型的疗效及其作用机制研究。同时开展治则治法的代表方剂效用的物质基础研究、药效学及药学等方面研究，为新药开发与临床应用提供依据。②应用中医病证诊疗评价体系，并借助西医疾病诊疗评价体系及现代诊疗技术和手段，开展中医治则治法对中医药优势病种、疑难杂症的临床疗效及其作用机制研究。从宏观临床症状与体征，到常规的临床指标检查，再到分子生物学检测，从物理学、化学等自然科学领域，到行为医学、环境医学、心理医学等领域，直到近年来利用循证医学和大数据挖掘技术与方法，多领域、多学科、多层次、多中心研究治则治法的临床疗效，为治则治法临床疗效研究评价提供新方法与途径，推动治则治法研究与临床合理运用，丰富与完善中医病证治疗评价体系。

2. 不同治法的比较研究　运用临床疗效评价体系，宏观指标与微观指标结合，开展同种或不同种疾病的不同治法比较研究，在观察指标范围内揭示用何种治法治疗疾病最有效，何种治法在疾病何阶段治疗最有效，并一定程度佐证治法与证候相关性，进一步明确中医治则治法理论与临床价值。

（六）治则治法研究成果应用与转化

加速治则治法研究成果应用与转化，使之成为促进中医药创新发展的一个新亮点。开展中医治则治法研究时，应选取重大疾病、难治性疾病或优势病种及确有疗效中医治则治法代表名方、验方开展相关基础、应用基础和临床研究，努力开拓中医药海内外市场，使研究成果能尽快推向社会，为经济建设和人类健康服务。另外，通过拓宽转化渠道，发挥产学研相结合的优势，积极研发相关疾病新的方药并制定防治策略，使中医治则治法理论的研究成果能够很好地应用于疾病的防治、“治未病”和养生等领域。如活血化瘀法研究，冠心Ⅱ号处方被称为活血化瘀中药的祖方，在其基础上演化发展出多种活血化瘀中成药；又如通络法研究创立“理论—临床—新药—实验—循证”的中医药科研转化新模式，研发出通心络胶囊、参松养心胶囊等新药。因此，治则治法研究成果需要一个推广应用的转化过程，才能充分实现其本身的价值，从而推动中医药事业和产业的不断发展。

三、研究范例——益气活血法治疗缺血性中风研究

益气活血法作为中医治则治法体系的组成部分，也是临床上治疗多种病症的有效方法，如何开展中医治则治法系列研究，即如何建立合理的治则治法科学研究范式。

（一）缺血性中风气虚血瘀病机的提出

中医治法的有些研究不能与病机及证相对应，因此针对疾病病机进行治法研究显得尤为重要。气血是脑生长发育和产生各种功能的物质基础，气血失常也是脑病发病的主要病机。缺血性中风的发病涉及血管壁的完整性、止血凝血纤溶系统及血液动力学三种因素相互作用，共同构成

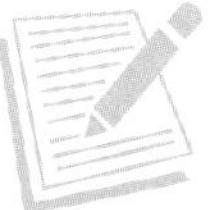

血栓形成的基本条件，是其发病的主要机制。在长期科研和临床实践中发现气虚血瘀是缺血性中风病的主要病机特点，表现为气虚为本，血瘀为标。其实质是素体气虚，上气不足，瘀血凝滞于脑脉，气血渗灌失常，致脑神失养，神机失守，形成神昏、半身不遂等病理状态。气虚血瘀病机学说的提出，不仅明确了缺血性中风发病的主要病机特征为气虚血瘀，而且揭示其治疗的针对性核心环节为益气活血。体现以补为通，益气扶正以帅血；以通助补，活血通脉以复旧、载气；扶正祛邪，相辅相成的遣方配伍原则。

（二）多因素病证结合气虚血瘀证局灶性脑缺血动物模型制备

根据中医气血关系理论，中医学认为“饥则损气”“劳则耗气”“肥甘厚味易致膏粱之疾”“人过四十，阴气自半”及中风临床流行病学特点，采用饥饿、劳累、高脂、老龄动物等多因素复合作用复制出气虚血瘀证动物模型，在此基础上采用线栓法制作大脑中动脉局灶性缺血再灌注损伤模型。根据症状和体征的客观评价、微观指标的检测、中药反证等几个方面对其进行客观评价，模型既要符合中医辨证思维，又要满足现代医学要求。

（三）病证、治法与方药互补研究

治法的形成和发展与方药理论的发展有密切关系，研究治法应该遵循从病证和方药的不同角度互补研究的思路。方剂作为中医辨证论治最终的实施工具，作为病证的具体影射物，作为联系医和药的载体，蕴含着中医生命调控的丰富信息，因此在一定程度又能验证与其一致的治法和病证判断的正确与否。基于病证结合证型和现代生物医学技术与方法，开展对益气、活血、益气活血法与其他治法及其代表方药的比较研究，从病证和方药的不同角度互补研究益气活血治法抗脑缺血损伤的作用机制。

（四）治疗时间窗选择和动态研究

缺血性中风发病的时相性及发病后病理生理变化的动态性，均要求在进行缺血性中风的中西医结合研究时引入治疗时间窗概念，即在进行缺血性中风中医治法的研究中不是取某一阶段，而是在全过程中连续动态观察疾病的病理变化，并同时观察治法代表方药的功效变化，将有助于揭示治法方药疗效的科学内涵。

（五）多层次、多维度研究

缺血性中风的病理过程是多环节的连锁效应，目前较为公认的损伤级联反应理论认为，由缺血引发的兴奋性毒性、梗死周围去极化、炎症和程序性细胞死亡，是脑缺血损伤的主要病理生理机制。缺血性脑损伤是一个复杂的、动态的、连续的过程，也是一个多环节、多层次、多因素、多途径、多位点的过程。寻找理想的防治缺血性中风的治法和方药仍是医学研究中一个重大的课题。

1. 动物实验 坚持传统研究方法和现代生物医学技术结合，宏观行为学和微观指标相结合，对模型大鼠神经缺损体征、脑梗死体积、行为学、凝血纤溶、炎性因子、钙超载、自由基、氨基酸及神经递质、细胞凋亡、神经可塑性、神经干细胞增殖分化、神经血管再生及其信号转导通路与调控、神经元与神经胶质细胞相互作用等开展多层次研究。

2. 药学研究 对益气活血法代表方脑络欣通胶囊药效学、药学（制备工艺、质量标准、药物代谢学）、有效成分进行研究。

3. 临床研究　选择气虚血瘀证脑梗死急性期或恢复期或后循环缺血支架植入术后患者，采用随机、双盲、安慰剂对照的临床设计，开展方证对应干预的疗效评价，采用多维评价指标（临床症状体征、血常规、凝血纤溶、证候相关指标、神经功能量表、安全性指标等）进行评价。发现其明显降低脑梗死急性期致炎性因子、血清抗氧化低密度脂蛋白抗体，明显升高 C- 反应蛋白水平，明显减轻缺血性中风（脑梗死）急性期气虚血瘀证患者症状和体征，对于后循环缺血支架植入术后再狭窄有预防的作用，能够改善血浆黏度、纤维蛋白原等指标。

第四节　疗效评价研究

中医药的疗效评价是指在中医理论指导下对中医的诊断和治疗在临床的应用加以验证，确证其有效性和安全性。这不仅是临床医师、患者及卫生行政部门共同关心的问题，而且关系到进一步临床决策和卫生资源的合理分配，也关系到医疗质量改进和医生业务素质的提高。

一、研究进展

中医历来就十分注重疗效，纵观以《伤寒杂病论》《备急千金要方》《医宗金鉴》等为代表的中医经典著作，不难发现在临床疗效的判定上，中医学主要关注的是患者症状和体征的改变、病机的转化等，而且出现了大量体现临床疗效的词汇，如表示痊愈的有全、愈、瘥、解、已、复、瘳、痊、差、除，表示有效的有少愈、小愈、半愈、少歇、见愈，表示无效的有不效、不解、不已、弗效等。传统的疗效评价多是在临证实践的过程中对个案病例或系列病例的经验总结，主要来源于中医师治病的经验和患者个体的主观体验。

自临床流行病学和循证医学方法与理念引入中医药临床研究以来，学界开始应用随机对照试验、队列研究、病例对照研究等各种研究设计方法，并产生了一批高质量的循证医学证据。尤其是近年一些突破性的研究成果在国外知名期刊发表，如中医药治疗慢性心力衰竭、甲型 H1N1 流行性感冒，针刺治疗严重功能性便秘、女性压力性尿失禁等。随着信息技术的快速发展，真实世界研究的外部环境已发生了明显变化，高质量临床医疗大数据较容易获取，研究方法的不断完善也使研究结果更加可靠，故真实世界研究已成为随机对照试验等研究重要的补充和延续，也是适合中医诊疗特点的疗效评价方法之一。此外，随着大数据与人工智能的快速发展，人工智能的深度学习、神经网络、蒙特卡洛树搜索、案例推理等技术和方法在中医药领域，尤其是中医疗效评价方面也得到应用。如利用复杂网络和网络医学方法构建中医症状与基因的关联，实现中医证候基础的解析，发现疾病特定证候的关键分子网络机理，有利于构建病证结合、宏观与微观结合的中医疗效评价指标。因此，对于中医药临床疗效评价，在强调临床流行病学、循证医学重要性的同时，应注意其局限性及面临的挑战，加强医工结合、学科交叉，制定出适合中医特点、符合国际规范的中医临床疗效评价方法，并在实践中不断完善。

二、研究思路与方法

中医药临床疗效评价研究的设计过程，需注意结合中医药诊疗特点与临床研究问题，选择适宜的研究方案。

（一）常用研究设计

1. 干预性研究　干预性研究是指根据研究目的人为地对研究对象施加干预措施，并控制试验

条件。中医疗效评价研究中随机对照试验（RCT）是最常用的方法，并且有多种 RCT 设计可供选择。

（1）解释性随机对照试验（eRCT）　eRCT 的设计在于其能够控制所有可能存在的混杂因素影响，具有严格的纳入和排除标准，标准化且严格执行临床方案，由临床专家或经过培训的专业人员严格按照要求标准化实施，从而精确测评与阳性对照或安慰剂相比干预措施的特定疗效。这种方法常被用于检测在理想条件下，某种单一疗法对经过精选的同类人群的效力，这种情况通常不能在“现实世界”的临床实践中推广。

（2）加载设计　加载设计是中医、中西医结合临床研究常用的一种设计方法，是指所有受试者在接受标准治疗的基础上，随机给予受试药物或安慰剂治疗，如西医基础治疗联合中药或安慰剂。一般在所研究疾病已经有标准治疗被证实疗效，并且从伦理学考虑不宜中断原来的标准治疗时，考虑加载设计。加载设计得到的疗效是多种施加因素的综合结果，当标准治疗本身的疗效过高时，可导致无法鉴别试验药物的疗效。因此，应用加载设计需慎重，并仔细考虑标准治疗的确定和一致性、受试人群的选择等。

（3）析因设计　析因设计是一种非常好且有效的设计类型，可以同时回答多个研究问题，并且可以降低样本量。以中药与安慰剂对照试验为例，在各组基线水平可比的情况下，治疗方案分为辨证个体化治疗或标准化治疗方案，而同种治疗方案下中药剂型分为汤剂和颗粒剂，通过这样的设计就可以实现如下多种对比：汤药与安慰剂汤药比较、颗粒剂与颗粒剂安慰剂比较、个体化汤药与标准化汤药比较、个体化颗粒剂与标准化颗粒剂比较、标准化汤药与标准化颗粒剂比较、个体化汤药与个体化颗粒剂比较。

（4）技能型随机对照试验　技能型随机对照试验是将受试者随机分配到医师具有 A 技能的干预组或医师具有 B 技能的干预组，两组医师运用他们擅长的技能对受试者施行干预，充分考虑到干预实施者之间的经验和技能的差异，并将其作为分组的重要因素。技能型随机对照试验更能适应针灸治疗等强调医生个人技能的特点，并且充分考虑到了患者本身的利益，但其重复难度较大且结果外推需要慎重。

（5）单病例随机对照试验（N–of–1 试验）　N–of–1 试验是对患者个体进行的多轮交叉随机对照试验。常用的方法是使受试者按照随机的方法接受 A 治疗或 B 治疗，一段时间后再接受另一种治疗，可反复多轮进行从而确证某种特定疗法的疗效，可用于调查基于药物选择和剂量改变的治疗变化。

（6）整群随机试验　在整群随机试验中，相对离散的群体在参与试验之前进行整群随机，例如对社区全科医疗机构进行随机分配。这种方法适用于不能或不适合对单个受试者进行随机分配的情况，例如当对照组可能会因暴露于试验组干预措施而受到沾染，或者所需样本量巨大。在中药研究中，这种方法可以用于掩盖真药和安慰剂草药味的差异，避免破坏受试者盲法的实施。

2. 观察性研究　观察性研究是指在自然状态下对研究对象的特征进行观察、记录，并对结果进行描述和对比分析，在设计研究时没有干预因素。

（1）队列研究　20 世纪 80 年代，队列研究开始用于医疗防治措施的评价，此时，暴露指具有预防保健或治疗作用的医疗措施，研究目的也从最初疾病发生、发展、死亡等转为治疗结局的评价。治疗性队列研究是指将特定患病人群根据其是否接受某种治疗措施或接受不同的治疗措施分为不同的亚组，然后追踪观察一定时间，比较治疗组和对照组结局事件的发生率（如发病率）或治愈率的差异。

（2）病例对照研究　病例对照研究属于因果关联推论的一种分析性研究，是将现在确诊的患

有某种特定疾病的患者作为病例，以未患该病但具有可比性的个体作为对照，通过询问、实验室检查或复查病史，搜集既往各种可能的危险因素的暴露史，比较病例组与对照组中各因素的暴露比例，经统计学检验，若两组差异有意义，则可认为因素与疾病之间存在着统计学关联。病例对照研究主要用于病因推论，目前该方法也逐渐用于疗效评价。

3. 真实世界研究　真实世界研究是在真实世界环境下收集与研究对象健康有关的数据，从而了解药物在现实情况下的临床实践价值，以此获得药物安全性、有效性、经济性等评价证据的过程。

（1）*实用型随机对照试验（pRCT）*　与 eRCT 相比，pRCT 对各种因素的控制相对宽松，具有宽泛的纳入和排除标准，并且不试图排除治疗的背景效应，按照实际临床应用的治疗方案灵活运用，与临床诊疗环境相似。这种方法用于研究某种具体干预措施与效果之间的因果关系。pRCT 内部设计严谨度较低，但是比 eRCT 具有更高的外部真实性和外推性。

（2）*登记研究*　登记研究是利用观察性研究方法收集统一的数据来评估某一特定疾病或暴露人群的结局，其结论可为某一治疗措施的临床疗效、安全性及成本效益提供科学依据，是实现真实世界研究的重要手段。登记研究适用范围广，但在疗效评价时，最常用的为病例登记。病例登记的观察对象纳入基于疾病诊断，被诊断为某种疾病的人群即考虑纳入研究。因此，病例登记有助于深入了解疾病的临床信息，在此基础上可以开展疗效比较研究，评价相同指征的不同治疗方案的效果与安全性，进而与随机对照试验在评价疗效时互为补充。与传统队列研究类似，病例登记研究也需要观察随访患者一段时间，但其研究手段更为灵活，随访范围和内容可随研究额外进行调整，如一项登记研究可为多个研究目的收集数据，且有多种数据收集的方式。

（3）*数据库研究*　在真实世界研究中，研究者大多利用真实世界既有的数据库，从中提取数据，回顾性地分析某暴露因素（干预措施）与结局之间的关系，与病例对照研究设计相同。此时，患某种疾病的人群为研究人群，其研究对象的临床结局（如治愈和未治愈，好转和无好转）成为分组的依据（而不是患病情况），既往的暴露因素为接受治疗措施（而不是既往暴露的危险因素），通过比较两组不同结局患者既往治疗措施的不同，推论既往的治疗和结局之间是否相关。

（二）疗效评价指标的选择及要点

现阶段中医药的疗效评价方法主要是病证结合模式下的有效性评价，包括疾病的评价和中医证候的评价。在中医药临床试验设计中，疾病有效性评价的疗效指标多采用完全的西医指标体系，或疾病综合疗效；中医证候评价多采用传统的中医“证”疗效，症状半定量化方法及引申出的尼莫地平法等。疗效指标是临床试验设计中的重要内容，在注重医学证据的今天，让国际同行认可中医药的疗效，并不是简单的“形而上学”，而是要提供科学的证据，使中医疗效评价规范、量化。

1. 以疾病疗效为核心的评价指标　终点结局指标是指能够反映患者的感觉、功能变化的特征性指标，以及与生存状态相关的疾病临床终点，如死亡、残疾、功能丧失和某些重要的临床事件（如脑卒中、骨折发生）等指标。替代指标是指能够替代临床终点指标、反映和预测临床结局变化的指标。

（1）*疾病临床终点指标的选择*　一般是指反映患者生存状态特征的指标，如死亡、总生存时间、某些重要的临床事件（如脑卒中、急性心肌梗死、终末期肾功能不全、骨折）等发生。由于临床终点对患者的影响最大，因此，又称为临床疗效的硬终点。如果药物对该类疗效指标有效，

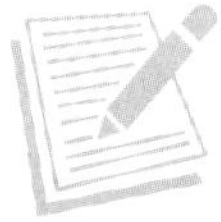

往往说明药物的有效性临床价值较大。因此，2016年《国家重点支持的高新技术领域》（生物与新医药技术）对创新药物研发技术的要求之一，是能显著改善某一类疾病临床终点指标的新中药复方研发技术。但由于该类指标发生率低，多数药物疗效评价需要的临床试验时间长、研究成本高，有时还不符合医学伦理，造成临床疗效终点指标观测不合理、不可能。

（2）替代指标的选择　为了降低临床试验难度，往往选择在其他临床中已建立的替代指标作为主要疗效指标进行临床试验。最常见的替代指标多体现在生物学维度，该类指标包括实验室理化检测和体征发现，诸如血脂、血糖、血压等。一个疗效指标能否成为临床获益的替代指标，需要考察：①指标与临床获益的关联性和生物学合理性；②该指标对临床结局的预测价值；③临床试验的证据显示药物对该指标的影响程度与药物对临床结局的影响程度一致。已有明确的证据表明，自20世纪60年代末和70年代初以来，使用各种药物降压能够降低中风发生率，能够降低心血管死亡率。因此，临床干预数据支持控制血压升高与减少中风发生率和心血管死亡率关系的流行病学证据。

2. 以证候疗效为核心的评价指标　2018年，国家药监局发布了《证候类中药新药临床研究技术指导原则》（以下简称《指导原则》），为证候类中药新药临床试验的开展提供了指导。该《指导原则》指出，有效性评价应采用公认的中医证候疗效评价标准，根据研究目的确定主要疗效指标和次要疗效指标，重视证候疗效的临床价值评估，并考虑所选评价指标是否与研究目的一致，评价标准是否公认、科学和合理。

（1）制定中医证候疗效评价量表　量表是证候具体化的重要途径，其设计也需要完善。首先，每一条症状指标都要经过临床反复推敲。其次，量表的评分标准主观性较强，故使用前应考核其信度、效度、反应度，尽可能避免人为因素的影响。最后，需设置合理的尺度及条目的权重，部分临床症状和体征指标可借鉴视觉模拟量表（VAS），从而使数据更加接近真实的临床表现，或适当加强主症的权重，必要时将主症和次症分开评价。经过灵敏度、特异度验证的中医证候疗效评价量表可以在临床试验中使用，如李建生教授已研制慢性阻塞性肺疾病稳定期证候疗效评价量表（COPD-STES），并提出证候疗效评价量表研制的基本流程及关键技术，包括7个主要环节（成立研究小组、预设量表基本特征、构建理论框架及条目池、筛选条目、初步形成量表、确定条目权重及量表的考核）、3项关键技术（基于关联规则及隐结构分析的数据挖掘技术，基于经典测量理论与项目反应理论的条目筛选方法，基于随机森林法、因子分析法及百分权重法的条目赋权法），可为其他相关研究提供参考。

（2）反映证候疗效的客观应答指标　系统生物学的飞速发展为中医客观化研究建起了更为宽广的技术平台，其通过基因组学、转录组学、蛋白质组学、代谢组学等方法，结合信息挖掘分析技术，从多个层面不同角度进行探索，体现了整合思想及可预测、个体化的新医学诊疗目的，其内涵与中医学整体观、治病观、辨证论治等理论具有相通之处。在筛选证候特征性生物标志物的方法上，生物网络分析方法是揭示证候内涵并提取临床评价量化指标的有效手段之一，通过对生物网络拓扑结构分析，可以客观、准确地找出具有特定生物功能、在网络结构中起关键作用的节点用于证候客观标志物的筛选。

3. 以患者整体受益为核心的评价指标　患者报告结局（PRO）是药物临床试验评价的重要工具。如果使用PRO工具作为临床试验的主要疗效指标，应特别注意主要疗效指标与研究目的的一致性。PRO工具多用于评价患者主观症状或功能能力情况，如疼痛、瘙痒、失眠等，也可用于评估其他可能的资料结果（即对日常生活或心理状态活动的影响）。但作为疗效评价指标，PRO工具需要符合FDA发布的《患者报告结局指标：药品开发中用于支持标签声明》中描述的PRO

工具用于临床试验中的要求和条件，特别是信度、效度、反应度和效应标准定义的规定等。如果使用国外引进的 PRO 工具，应注意其在我国人群中使用的文化和民族适应性。

近年来，中医临床研究领域逐步开始运用量表学方法。中医特色量表以研制目的和目标人群为研制基础，以中医理论为指导，构建以疾病、证候为维度的量表，也有部分量表是在吸纳了许多生存质量量表、患者报告结局量表等公认评价维度的基础上，加入中医证候和量化的四诊条目。如慢性阻塞性肺疾病患者评价量表，即慢性阻塞性肺疾病患者报告结局量表（COPD–PRO）及其修订版（mCOPD–PRO）、慢性阻塞性肺疾病患者疗效满意度问卷（ESQ–COPD）及其修订版（mESQ–COPD）。上述量表均经过临床考核，具有良好的信度、效度和反应度，能够充分反映中医临床疗效评价的特点，可以用于临床疗效评价。

三、研究范例——慢性阻塞性肺疾病（COPD）

中医药治疗慢性阻塞性肺疾病（简称慢阻肺）具有一定优势，本研究基于慢阻肺的证候规律，针对常见证候而形成“调补肺肾、清化宣降”治法并在其指导下形成了系列的中医、中西医结合治疗方案。现以中医辨证治疗联合西医规范治疗的方案为例。

（一）构建临床研究问题

按 PICO 原则确定前景问题：

P：慢阻肺稳定期患者。

I：西医规范治疗联合中医辨证治疗。

C：西医规范治疗。

O：慢阻肺急性加重次数。

（二）研究方案设计

参照多中心、随机对照试验设计。

1. 试验设计　多中心、随机对照试验，完成中国临床试验注册中心注册（注册号 ChiCTR–TRC–11001406）。

2. 研究对象　慢阻肺稳定期患者。

（1）西医相关标准　疾病诊断和分期标准：参照“慢性阻塞性肺疾病全球倡议（GOLD）”、中华医学会《慢性阻塞性肺疾病诊治指南》进行诊断。

（2）证候诊断标准　参照《慢性阻塞性肺疾病中医证候诊断标准（2011 版）》中肺脾气虚证、肺肾气虚证、肺肾气阴两虚证的诊断标准。

（3）纳入标准　①符合诊断标准的患者；②符合稳定期慢阻肺中医分型标准；③患者病情稳定，符合轻至重度慢阻肺的诊断；④年龄在 40 ～ 80 岁；⑤入组前经过 2 周的洗脱期；⑥入组前 1 个月内未参加其他药物临床研究；⑦自愿接受治疗，并签署知情同意书。

（4）排除标准　①慢阻肺急性加重或慢阻肺肺功能 4 级；②妊娠、哺乳期妇女，计划怀孕或不能采用有效避孕措施的人群；③合并有认知障碍或精神障碍等；④合并严重心脑血管疾病患者（恶性心律失常、不稳定型心绞痛、急性心肌梗死，心功能 3 级及以上、脑卒中、脑出血等）；⑤合并支气管扩张症、肺结核、肺栓塞或其他严重呼吸疾病患者；⑥合并肿瘤、神经肌肉疾病致活动困难者；⑦合并严重肝肾疾病（严重肝脏疾病是指肝硬化、门静脉高压和静脉曲张的出血，严重肾脏疾病包括透析、肾移植）；⑧对治疗药物过敏。

3. 样本量估算　急性加重次数是主要结局。查阅既往研究，中医综合干预与西医治疗相比，每半年发作次数减少 0.44 次。我们假设当患者发作次数减少至少 1 次，标准差为 1.5 次 / 年时，中医综合干预的疗效可以得到体现，具有推广价值。设定假设检验的 I 类错误 α 为 0.05（双侧），Ⅱ类错误 β 为 0.1，试验组与对照组样本量比例 1∶1，采用 PASS 软件计算得每组样本量约为 48 例。以慢阻肺患者气流受限的严重程度（肺功能 1、2、3 级）作为分层因素，分层因素为 3，则每组需要 144 例（48×3）患者，两组样本量为 288 例（144×2）。考虑到失访和退出的 15%，则样本量为 336 例；为避免临床实施中意外事故的发生，每个研究中心还增加了 4 名患者，研究中心数量为 4 个，因此最终样本量为 352（336+4×4），每组 176 例患者。

4. 随机分组　采用分层区组中央随机分配方法。每组分布比例为 1∶1，考虑到治疗观察时间较长，将该过程分为多个区组，区组长度为 4。由 SAS 9.2 生成 001 ～ 352 的随机数，由独立临床统计学家保存在密封的信封中。当受试者符合纳入标准并签署知情同意书时，进行治疗分配。

5. 治疗方案　对照组采用西医规范治疗，试验组采用西医规范治疗联合中医辨证治疗。

（1）*中医辨证治疗*　肺脾气虚证：补肺健脾方；肺肾气虚证：补肺益肾方；肺肾气阴两虚证：益气滋肾方。药物采用颗粒剂，其生产厂家符合 GMP 标准，质量控制严格。

（2）*西医规范治疗*　参照 GOLD 指南和中华医学会“慢性阻塞性肺疾病诊治指南”。

（3）*治疗疗程*　6 个月，随访 1 年。

6. 主要疗效指标　急性加重次数、急性加重持续时间，第 0 个月、第 6 个月和第 18 个月观察。

（三）主要研究结果

主要研究结果包括两组急性加重次数比较和安全性评价。

1. 两组急性加重次数比较　治疗前，两组患者急性加重次数比较，差异无统计学意义（P=0.908）。在第 6 个月、第 18 个月时，中西医结合治疗组（0.46 次、0.94 次）的急性加重次数显著低于西医规范治疗组（0.73 次、1.45 次），$P < 0.05$；中西医结合治疗组的平均急性加重次数和发生急性加重患者比例显著低于西医规范治疗组（$P < 0.001$）。两组平均急性加重持续时间差异也具有统计学意义（$P < 0.001$）。结果如表 10–1 所示。

表 10–1　两组急性加重次数比较

指标	试验组（175 例）	对照组（175 例）	P
急性加重次数			
治疗前	3.26 ± 2.27	2.94 ± 2.05	0.169
6 个月	1.02 ± 1.51	1.71 ± 2.14	0.001
18 个月	0.49 ± 0.77	1.09 ± 1.15	＜ 0.001
平均急性加重次数	1.01 ± 1.26	1.95 ± 1.88	＜ 0.001
发生急性加重患者占比			
发生	101	136	
未发生	76	37	＜ 0.001
急性加重持续时间			
平均天数	4.20 ± 5.20	6.22 ± 5.15	＜ 0.001

2. 安全性评价　各组患者治疗前后血、尿、便常规检查及肝肾功能检查、心电图均无显著差异（$P > 0.05$）。在治疗和随访期间均未发生严重不良事件。治疗及随访期间均有不良事件记录，但两组不良事件发生率比较，差异无统计学意义（$P > 0.05$）。

3. 研究结论　通过对4中心350例慢阻肺稳定期患者采取多中心、平行、随机、对照试验（治疗6个月、随访1年），结果中西医结合方案能够显著减少急性加重次数、缩短急性加重时间，不良事件组间无相关差异。此文献纳入的研究对象与临床诊疗的患者类似，可以将研究的方案推广应用。

第五节　名老中医学术经验研究

名老中医是中医领域学术造诣和临床诊疗水平较高的群体，包括国医大师、全国名中医、全国老中医药专家学术经验继承工作指导老师，以及各省、市、县名中医等。名老中医是学习发扬中医经典理论，传承前人经验，并与亲身临床实践相结合的杰出代表，更是传承创新和发展中医药知识的重要载体，有力推动了中医学理论体系的丰富和发展，提升了中医药防病治病水平。因此，必须保护好、传承好、发扬好其学术思想和经验。如何采用现代科学研究方法继承和发扬名老中医学术思想和临床经验具有重要意义。

一、研究进展

名老中医经验传承研究主要归纳为三大内容：①名老中医学术思想的研究，包括学术渊源、学术脉络与学术思想等；②名老中医临床诊疗经验和技术的研究，包括临床诊疗策略、辨证论治经验、临床诊疗技术等；③名老中医医德医风与治学理念、治学方法的研究等。传承方式立足于综合性学术传承研究，建设脉络清晰的传承梯队，建立科学完整的学术思想体系和科学客观的评价方法，借此形成可推广应用的系列成果，实现资源共享、群体传承、交叉综合性传承模式。

国家对名老中医学术思想研究非常重视，并设立了多种类科技项目以支持该项工作的顺利开展。各个省、自治区、直辖市等基层单位，陆续建立了名医传承工作室，开展了名老中医带徒工作，在研究名医经验，整理名医医案、医话，挖掘秘方、经验方，出版名医专著等方面开展了大量且卓有成效的工作。此外，各类科研项目涵盖了临床研究、基础研究、适宜技术推广、药物研发等多种类项目可供申报，从政策层面和资金支持等方面均有利于项目完成，使得名老中医的经验得到广泛传承与推广。

研究型传承是名老中医学术经验研究的重要方法。采取从临床（名老中医原始经验）到基础（阐明作用机制、优化组方配伍和量效关系），再回归临床（整理完善名医经验，形成诊疗常规，推广应用）的研究模式，构建名老中医学术经验的研究体系，包括文献、基础、临床等研究内容，可以说清楚讲明白学术内容，而且该模式可复制、能推广。

基本内容主要包括：①梳理挖掘、总结提炼、理性升华、理论创新。②回归临床、开展试验、科学评价，提供高级别循证依据。③阐释内涵，明确机制。④开发新药，形成技术诊疗规范。在研究中遵循传统研究方法与现代研究方法相结合、个体经验总结与群体规律探索相结合的原则，在全面收集名老中医学术渊源、成才之路、诊疗经验、养生方法等综合信息的基础上，从医术、医理、医道等多个层面，研究其临证经验、思辨方法、学术思想及长寿养生之道，挖掘个性特点，总结共性规律，提炼学术特色，并在此基础上开展临床应用研究、理论创新研究；凝练名老中医经验引导创新方向，加强对中医药学原有知识体系、学术本质、理论精髓、特色优势的

阐释和传承研究，使中医药现代化研究更有利于中医药的发展。

二、研究思路与方法

目前比较常见的名老中医学术经验研究方法包括师承方法、定性研究与 Q 方法、数据挖掘方法等。

（一）师承方法

1. 文献方法 通过系统收集和整理名老中医的理论与临床文献，包括学术论文、著作、讲稿、医案、医话、读书与临床笔记、处方墨宝等，形成文献资料库，对其学术思想、临床经验进行归纳总结。对名老中医既往诊治的病案、手稿应进行回顾性研究，总结其病证分类、遣方用药经验和相关诊疗技术。通过文献研究与病例回顾，梳理名老中医成才要旨、诊病用药特点并进行理论探讨，阐述其规律性的要素，可为待选研究方向与优势病种的遴选提供依据，是进一步定性研究和定量分析的基础。文献计量学方法和文本挖掘技术可以为传统文献方法提供必要的补充。

2. 师承授受 师承制是中医学最独特、直接、有效的继承方法。医学史上有建树的医家大多是通过师承方式接受医学教育的。主要有师徒型、院校型、工作室团队型三种基本传承模式，师承的内容包括医德医风、治学方法、学术经验、诊疗技术。传承名老中医经验及学术思想的过程分三个阶段。第一，原汁原味地把经验、学说的载体及案例等完整保留下来；第二，结合实践再验证、再评价，去体悟、理解、思考、研讨；第三，总结出规律，提炼出特色理论。经验信息采集方法的优劣直接影响名老中医经验挖掘的深度与广度，因此，进行经验原始信息的采集及其方法学研究，是去粗取精，客观、完整、系统地发掘与评估名老中医学术特色风格、临证经验的基础。传承名老中医学术经验的重点是要笃定信仰，潜心治学；研读经典，勤于临证；虚心参师，勤思悟道；重视医案，博采众长。

（二）定性研究与 Q 方法

1. 定性研究 定性研究源于人种学和社会学，是指在自然环境下，通过现场观察、体验或访谈收集资料，对社会现象进行分析和深入研究，并归纳总结出理性概念，对事物加以合理解释的研究方法。采用的常见方法有开放式问卷调查、参与者观察法、个体访谈、焦点组访谈、深度访谈、案例研究等，资料分析方法有主题分析、扎根理论（grounded theory，GT）、三角分析等。可以对名老中医本人、弟子及学术继承人、亲友子嗣、同一学术流派或同领域其他专家进行定性访谈研究，如焦点组访谈和深度访谈，获得名医的成长历程、学术观点、诊疗经验等。焦点组访谈法是指针对某一特定问题选取具有代表性的 8 ～ 12 个参与者进行渐进式的、引导式的访谈，其主要优点是能够提供详细的信息，并且从多个参与者中获得比单个访谈更丰富的信息，并可避免一些从未被研究者感知过的信息被遏制。深度访谈能够最快地发现学术传承方式及其对于某一类学术问题的思维内涵，获得被访谈者的经历、态度和行为。

资料分析方法中的扎根理论研究法是运用系统化的程序，针对某一现象来发展并归纳式地引导出扎根理论的一种定性研究方法，其主要宗旨是从经验资料的基础上建立理论。研究者在研究开始之前一般没有理论假设，直接从实际观察入手，从原始资料中归纳出经验概括，然后上升到系统的理论，即在系统性收集资料的基础上寻找反映事物现象本质的核心概念，然后通过这些概念之间的联系建构相关的社会理论。其主要特点不在其经验性，而在于它从经验事实中抽象出了新的概念和思想。该研究方法在中医药领域的应用已逐渐从临床疗效和辨证规范化研究领域向中

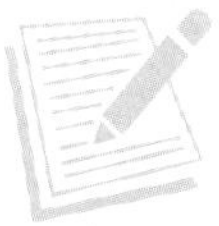

医复杂干预要素、流派传承、中医独特思辨模式研究、临床经验研究等领域扩展。主要应用在以下四个方面：①直接信息：通过访谈名老中医，总结道术两个层面的内容；②间接信息：通过访谈其弟子、学生或家人间接获得名老中医的道术两方面内容与特色；③文献获取：通过收集现有经验集、弟子师承报告、已发表文献等，抽提学术观点、用药特点等；④病案分析：利用名老中医 / 弟子点评病例的口述录音，总结诊疗特色与观点。

2. Q 方法　Q 方法（Q–methodology approach）是 1935 年英国心理学家 William Stephenson 创新提出的研究方法，是一种定性研究与定量研究相结合测量人类主观性的系统方法，属于因素分析技术，具有主观认识与客观测量相结合的特点。这种方法要求个体对表述不同观点的大量题项进行强制性排序，以便量化排序从而获得个体的侧写。之后，将个体侧写与他人侧写或理论模型进行相关分析等。Q 方法不需考虑个体差异，样本量少，是一种适合研究个人主观意识的方法。它通过访问一组名医，让受访者根据个人对某一研究主题 Q 语句的同意程度排序，应用 PQ method 软件分析：①进行专家或专家学术思想分类，研究每一个因子代表的专家的学术观点；②将不同专家的观点进行分类归纳，得出基于多专家的主要观点；③根据每一因子包含的专家，结合专家的背景资料，可以研究不同观点的专家特点及不同因素对专家观点的影响，如地域、经历等。该研究方法最终得到的结果是基于多个专家对同一问题认可程度的因素集合，它可以反映不同专家对疾病共性规律的认识，弥补既往单一专家经验研究的缺陷，使得总结出的名老中医经验更符合客观实际，也更容易被广泛认可。Q 方法已经成为一种重要而且有效的方法。

（三）数据挖掘方法

数据挖掘（data mining，DM）是指从大量的数据中通过算法搜索隐藏其中信息的过程，并通过统计、在线分析处理、情报检索、机器学习、专家系统和模式识别等诸多方法来实现上述目标，通常与计算机科学有关。近年来 DM 广泛运用于名老中医经验研究工作，依托于中医传承计算平台，从大量临床病历、医案信息中进行客观规律总结，包括归纳病、证、症、方、药之间复杂的关系，并分析用药规律、常用的药对、方药等，从多维度并客观化分析大量数据，能够从一定层面反映出专家的学术经验和用药特点。

1. 统计方法　建立数据库，运用频次分析、判别分析、聚类分析、关联规则分析、复杂系统熵聚类等数据挖掘方法，挖掘出药物之间的关系，结合临床实际总结名老中医的用药经验。①频次分析：对名老中医辨证、立法、处方中药物的四气、五味、归经、类别、使用频次等基本信息进行分析，总结其诊疗用药特点。②判别分析：分为贝叶斯判别、费歇尔判别、非参数判别等模型。贝叶斯判别是指基于概率分析、图论的一种不确定性知识表达和推理的模型，它能直接从数据出发获取知识，从数据中发现变量间的因果关系，并用概率定量表示这些因果关系的强度，表示出定性知识和定量知识。在名医诊疗数据库基础上，运用贝叶斯网络方法可以提取证候要素，确定其定量诊断，阐释证候要素病证组合规律。费歇尔判别是用于判别个体所属的群体，基于已掌握的、历史上每个类别的若干样本的数据信息，总结出客观事物分类的规律性，并建立判别公式和判别准则。非参数判别是一类既基于参数族又基于概率分布的统计方法；非参数统计包括描述性统计及推断统计。③聚类分析：利用物以类聚的原理，把大量无序的数据分成数类，从而发现大量数据中的规则，主要分析哪几种或哪几类中药是最常用的药物组合，从而得出常用药对及用药规律。④关联规则分析：可以研究名老中医的组方规律，治疗疾病的基本方药组成，提炼出名医用药的一般规律，总结出核心处方。无尺度网络是基于关联规则的一种数理模型。基于古方及当代临床复方数据的分析表明，中医学理论指导下的复方配伍过程具有无尺度复杂网络现象。

应用这种方法可以分析名医诊治疾病的治疗原则和常用治法、核心方药、病证用药经验等，对名老中医学术思想和诊疗经验进行更为深入、客观、全面的总结。⑤复杂系统熵聚类分析：在总结核心处方的基础上，进一步提取关联规则，总结新方，转化成果并加以验证以用于临床，对名老中医学术思想和诊疗经验进行更为深入、客观、全面的总结。

2. 神经网络方法 这是模拟人脑工作机制的一种计算模型，是由非处理单元组成的非线性大规模自适应系统，以类似于人脑神经网络的并行处理结构进行信息的高级处理。神经网络方法具有自适应性、并行处理和非线性处理的优点，在医学领域被广泛应用。以名老中医病证结合医案数据库为基础，运用神经网络法可以建立证候诊断的数理模型，为证候诊断标准化提供依据。

3. 数据库方法 数据库方法主要是多维数据分析和联机分析处理（online analytical processing，OLAP）技术，此外还有面向属性的归纳方法。通过建立名老中医数据库，针对不同主题，通过设置病例数据的范围，利用多种数据挖掘方法，实现对不同名老中医共性及个性经验的知识发现。数据库方法可发现名老中医运用某些治法、方剂及药物的特点，得出不同名老中医针对中医、西医疾病的异病同治规律，从而总结出不同名老中医临床经验的共性规律及个性差异，有利于更加深入地认识中医个体化医学的核心内涵，发现其共性规律，明确个性经验产生的原因，为今后开展验证性研究及形成更加科学的中医理论提供了基础，同时为后学者博采众长，学习和汲取多位名老中医学术经验提供了示范。

上述方法分别从不同角度开展了名老中医学术经验研究，实践中可以将多种方法融合。目前已有不少团队基于扎根理论、病例系列、队列研究及数据挖掘等定性定量相结合的多元融合研究方法开展名老中医的全人研究，构建了名老中医道术传承研究新范式，可为现代研究名老中医学术经验提供借鉴。

三、研究范例——王烈国医大师学术经验研究

以王烈国医大师学术经验研究为例，包括学术思想研究，临床诊疗经验研究，医德医风与治学理念、治学方法的研究。

（一）学术思想研究

学术思想研究包括学术渊源、学术脉络与学术思想等的研究。国医大师团队认真梳理了王烈教授从事中医儿科的学习经历，包括年轻时接受的西医医学教育，参加国家首届西医学习中医班的学习经历，特别提到了走上中医道路过程中最重要的七位先师，在学习中药应用、临证经验传承、学术思想形成等诸多方面发挥的引领作用。其中吉林省中医药终身教授、著名的中药学家邓明鲁，带领王烈教授认识中草药400余种，以白屈菜尤为重要，后来王烈教授以其为君药研制多种新药并载入《中国药典》。上海市中医文献馆馆长董廷瑶、著名中医学家江育仁更是对王烈教授诊疗儿科疾病学术思想的形成发挥了重要作用。团队人员在多部专著的撰写中，对王烈教授学术流派传承史略和家谱、所获荣誉等进行了分析，为研究名老中医学术经验提供了借鉴。此外，以小儿哮喘病为代表性疾病，对王烈教授防治理论和学术思想进行了归纳、总结和分析，包括病因学理论、体质学说的“哮喘苗期理论”“三期分治理论”，以及对于慢性咳嗽等的“哮咳”理论、共患鼻炎的“鼻性哮喘”理论等，构建了全病程防控小儿哮喘的创新性理论体系，指导临床诊疗，提高临床疗效，在减少发病率、降低复发率和防止病情反复等方面发挥了积极作用。

（二）临床诊疗经验研究

王烈教授擅长应用中医药防治儿童呼吸系统疾病，尤其擅长治疗儿童哮喘病，形成了从预防、治疗至瘥后防复的诊疗经验和规范。其提出治哮十四法，包括总治法七法：清热法、解毒法、温寒法、活血法、调气法、补益法、祛风法；分治法七法：止咳法、平哮法、定喘法、化痰法、消积法、通腑法和开窍法。创立了苏地止哮汤、哮咳饮、固本方、缓哮方等多个有效方剂。应用虫类药治疗哮喘发作期，强调哮喘缓解后的无症状期，即“稳定期”应继续治疗以祛除宿根，巩固疗效，法当调补肺脾肾，减少疾病复发。基于“扶正”理论，确立“益气固表”“运脾和胃”“养阴润肺”“健脾化痰”“补肺健脾益肾”的扶正治肺原则，在小儿肺炎的防治中发挥了特色优势。上述基于文献和临床病例的诊疗经验研究，包括临床诊疗策略、辨证论治经验、临床诊疗技术等内容，形成了国家中医药管理局重点专科诊疗方案，并作为适宜技术在全国推广应用。

（三）医德医风与治学理念、治学方法的研究

本内容通过以下形式实现：第一，采访方式：通过采访学生、弟子、家人及科室医护人员，了解与其在一起工作、生活和学习的所见所闻，陈述王烈教授的医德医风、治学理念和方法。通过采访本人，侧面反映其医德医风等。王烈教授接受《中国中医药报》采访时，说出了对学生和弟子的期望“学我、像我、超我”，彰显了国医大师无私奉献的高尚品质。第二，文献研究：王烈教授著书立说，将 60 余年的临床经验在《王烈学术经验婴童系列丛书》中真实著述，毫无保留地向世人传授临床经验。所著《婴童薪传》一书，前传记述王烈教授的高尚医德及精湛医术对中医儿科人的影响；后传为弟子诸生学习、继承、发展、创新王烈教授的学术思想和学术经验，并应用于临床的心得体会。该著作全面反映了名老中医的医德医风。

综上所述，我国高度重视名老中医学术思想的综合性学术传承研究，在建设传承梯队、建立学术思想体系和科学客观的评价方法，以及形成可推广应用的系列成果等诸多方面取得成效，有利于中医药事业的传承、创新和可持续发展。

第六节　中医临床诊疗指南研究

中医临床诊疗指南是指针对中医诊疗措施，通过系统收集、综合评价临床干预措施利弊，结合专家临床实践经验而形成的指导性文件。中医临床诊疗指南的制定有助于规范医疗行为，提高临床疗效，降低医疗成本，科学配置医疗资源，促进循证证据向临床实践转化。中医药作为我国独特的医疗卫生资源，为保障我国人民群众的健康作出了巨大贡献，是我国医疗卫生事业不可或缺的重要组成部分。

随着中医药现代化进程的不断推进，中医药传承发展能力不断增强，中医药标准化建设工作越来越受到重视。2016 年，国务院印发《中医药发展战略规划纲要（2016—2030 年）》，强调“以制订、推广和应用中医临床诊疗指南为重点”。2024 年 7 月，《中医药标准化行动计划（2024—2026 年）》发布，为推进中医药现代化和产业化、促进中医药高质量发展提供有力支撑。现阶段制定中医临床诊疗指南是促进中医药标准化的重要途径，也是推动中医药现代化、科学化、国际化的重要抓手。

一、研究进展

我国中医临床诊疗指南的研制工作经历了局部探索、全面建设、快速发展三个阶段。相关调查显示，我国在 2003 ～ 2006 年发布了 5 项中医临床诊疗指南，在 2007 ～ 2010 年发布了 31 项，在 2011 ～ 2015 年发布了 79 项。《中医药发展战略规划纲要（2016—2030 年）》和《中医药标准化行动计划（2024—2026 年）》的发布，为中医临床诊疗指南制定工作提供了重要指导，推动了我国中医临床诊疗指南数量和质量的快速提升。

我国早期中医临床诊疗指南因缺少研制规范与临床证据，研制过程中多以专家经验 / 共识为主。随着循证医学的正式提出，医学实践开始由实践经验向循证证据转变，1996 年循证医学这一理念引入我国并推广应用，经过近 30 年的发展，极大地促进了中医标准化建设工作，"循证指南"逐步取代"共识指南"，中医临床诊疗指南的质量开始稳步提升。

二、研究思路与方法

中医临床诊疗指南的制定应当遵循国际指南研制流程，重视中医药自身特点，注重适用性和应用性，使中医药能够更好地发挥维护人民群众生命健康的作用。完整的中医临床诊疗指南制定流程通常包括选题与立项、组建工作组、临床问题的构建、证据的检索与系统评价、证据质量分级、形成推荐意见、指南撰写与发布、推广实施与评价、改编与更新等阶段。

（一）选题与立项

在制定指南前通常需要先选定指南的主题，在确定指南主题后，研制指南的工作组向指南权威发布组织提交申请，并按照相关规定撰写申请书，待发布组织通过审核后获得立项书及批号，最后在指南注册平台完成注册。

1. 指南主题的确定 指南的主题可以是某种疾病、症状、药物或操作方法，例如慢性阻塞性肺疾病中西医结合诊疗指南（疾病）、中风后躁狂发作中医诊疗指南（症状）、中成药治疗冠心病临床应用指南（药物）、埋线针刀技术操作安全指南（操作方法）。在选定指南主题时需要注意以下几点：①时效性：随着医学的不断发展，相关研究显示某些药物已不适用于临床，不适合制定相关指南。例如包含关木通的中医方药，研究发现其肾脏毒性较大，已被国家禁用。②临床适用性：某些院内制剂因其仅在单家医院使用，未进行多中心的临床验证，不适合在国内大面积推广。③指南制定可行性：指南选题需要考虑指南制定的工作量和时间限制，部分指南选题范围过大，易导致超出指南工作组的处理范围、超出发布机构的时间限定。

2. 指南的立项 指南立项通常向指南权威发布组织提交立项申请，常见的发布组织有政府机关、各级医学会、指南发布平台等。指南研制工作组需要按照发布组织的要求进行立项申请书的撰写，待发布组织统一进行审核后公布立项通知。

3. 指南的注册 在确定所选指南获得立项批准后，应当及时完成指南的注册。为确保指南制定的方法学质量及其制定过程透明，2014 年 1 月，国际实践指南注册平台（Global Practice Guidelines Registry Platform）正式成立，后更名为国际实践指南注册与透明化平台（Practice guideline REgistration for transPAREncy，PREPARE），网址为 http：//www.guidelines-registry.cn。注册信息主要包括指南题目、指南版本、指南分类、指南领域、国家地区、开始结束时间、制定目的、指南范围、证据分级方法、基金资助来源等。待工作人员完成全部信息的审核后，即可获得注册批号。

（二）组建工作组

指南工作组通常包括 4 个小组，分别为指导委员会、共识专家组、秘书组、外部评审组。

1. 指导委员会 指导委员会的主要工作包括：①确定指南的选题和范围；②组建共识专家组和秘书组；③把握指南研制流程是否规范；④批准推荐意见及指南全文。

2. 共识专家组 应当全面考虑参与专家的专业、地域、性别、年龄等差异，避免以上因素对指南的研制造成影响。共识专家组的人数一般不少于 20 人，过少的人数易出现专业、地域分布不均，过多的人数易造成推荐意见难以达成共识，因此应当根据指南的具体需求来确定最终的共识专家组人数。

3. 秘书组 秘书组的主要工作包括：①临床问题的调研；②完成证据检索、系统评价、证据分级、证据概要表的制作；③制作调查问卷、进行专家调研；④记录指南研制过程、撰写指南编制说明；⑤协调指南研制过程中的相关事项。

4. 外部评审组 外部评审组的工作包括：①评价指南制定流程是否合理规范；②评价指南的内容是否存在重大问题，并提出修改建议。

组建好工作组后，向各位专家确认是否存在利益冲突，并签署利益冲突声明表，避免研制过程中出现潜在的偏倚风险。

（三）临床问题的构建

临床问题的构建会对指南推荐意见的形成产生重大影响，因此研制指南时需要系统全面检索相关证据，必要时可进行专家咨询来确定指南拟解决的问题。通常包括以下步骤。

1. 形成问题清单 根据指南的主题和范围起草问题清单。

2. 构建 PICO 问题 PICO（Population 人群、Intervention 干预、Comparation 对照、Outcome 结局）原则可以保证检索的全面性，例如对于慢阻肺患者（P），针刺联合西医规范治疗（I），对比单用西医规范治疗（C），能够提高生存质量（O）？

3. 列出结局指标 制定小组需要列出指南关注相关结局的指标，包括有利和不利结局。

4. 问题与结局指标重要性评价 通过专家咨询 / 调研等方式，评价临床问题与结局指标的重要性并进行分级。

5. 问题与结局指标的选择与优化 根据调研意见对临床问题与结局指标进行优化，确定指南亟须解决的临床问题。

（四）证据的检索与系统评价

构建 PICO 问题，确定检索数据库与检索策略，根据 PICO 原则对现有的指南、系统评价、相关文献进行检索，确定纳入、更新、需要重新制定的系统评价。

1. 现有系统评价的检索 首先检索相关系统评价 /Meta 分析，如果已有的系统评价是近期发布且质量较高，则无须重新制定新的系统评价。

2. 系统评价的更新 如果研制小组检索到相关系统评价，但该系统评价自发布后又出现高质量证据，则需要对该系统评价进行更新。

3. 重新制定系统评价 如果指南推荐意见涉及的问题没有合适的系统评价，则需要秘书组根据检索到的高质量证据制作新的系统评价。

对于系统评价 /Meta 分析，使用 AMSTAR 工具进行质量评价。对于原始研究，随机对照试

验使用 Cochrane 协作网偏倚风险评价工具进行质量评价，非随机对照试验使用 ROBINS–I 工具等进行质量评价，病例系列使用病例系列研究方法学质量评价工具进行质量评价。对所有文献进行综合，形成证据体。

（五）证据质量分级

前期收集和形成的证据需要进行质量的分级，证据质量分级意见可供指南使用者参考。目前多采用 GRADE（the grading of recommendations assessment development and evaluation，GRADE）分级，GRADE 通常包含证据质量和推荐强度两部分，证据质量是指在多大程度上能够确信疗效评估的正确性，分为高（A）、中（B）、低（C）、极低（D）四个等级；推荐意见强度是指在多大程度上能够确信遵守推荐意见利大于弊，分为强推荐（1）和弱推荐（2）两个级别。

（六）形成推荐意见

在完成前期的证据检索、系统评价、质量分级等工作后，需要通过多次专家调研，综合证据质量、利弊平衡、患者的喜好与价值、卫生经济学等因素对推荐意见达成共识。达成共识的方法多采用改良的德尔菲法，借助证据概要表进行调研。证据概要表是用来描述和总结推荐意见和证据的表单，提供了推荐意见、证据质量、详细说明等信息。秘书组将制定好的调研问卷发放至共识组专家进行投票，单一推荐意见的专家投票大于 70% 为同意则定为达成共识，若未达到 70%，则由指导委员会讨论是否再次进行调研。需要注意的是，要严格遵守达成共识的规则，避免为了达成“共识”而“共识”。

（七）指南撰写与发布

在推荐意见达成共识后，指南秘书组按照指南报告规范进行正文与编制说明的撰写。不同的发布组织对指南正文的内容及格式要求有所差异，但通常包括前言、引言、指南应用范围、规范性引用文件、术语和定义、诊断标准 / 辨证标准、推荐意见、附录、参考文献等部分。编制说明通常包括指南制定的详细流程与资料性附件，指南使用者、第三方评价机构等个人或组织可根据编制说明的内容来判断指南研制的规范性与严谨性。正文与编制说明撰写完成，并通过外部评审后，交由发布组织进行发布。

（八）推广实施与评价

指南发布后需要通过一系列推广措施来促进指南的实施，并对指南的适用性、应用性等进行评价。推广途径通常包括：①发布组织官网 / 公众号；②期刊、书籍、报刊等；③其他平台如医脉通指南频道等。指南评价通常包括适用性评价、应用效果评价、指南方法学评价等，即特定范围内的适用情况、成本效益分析、指南制定流程规范评价。

（九）改编与更新

随着新的研究成果不断发表，高质量证据不断涌现，指南研制小组需要根据具体情况评估是否需要进行指南的更新，通常来说，指南的更新时间在 3 ～ 5 年。

三、研究范例——《慢性阻塞性肺疾病中西医结合诊疗指南（2022版）》

（一）选题、立项与注册

本指南通过世界中医药学会联合会立项，并于国际实践指南注册与透明化平台进行注册，注册批号：IPGRP-2018CN034。

（二）组建工作组

为保证指南研制工作的顺利进行，研制小组筹建了指导委员会、共识专家组、秘书组、外部评审组。四个小组成员来自全国18个省（自治区、直辖市），共计200位包括中西医结合、中医、西医呼吸专业、指南方法学、临床药学、流行病学等不同学科的专家，所有专家均签署了利益冲突声明表。

（三）临床问题的构建

基于前期文献研究，通过问卷星平台进行临床问题清单的遴选。第1轮问卷通过对全国18个省（自治区、直辖市）不同层次的128位临床医生进行问卷调研后，筛选出22个临床问题。第2轮问卷调查邀请全国26位临床医生［世界中医药学会联合会内科专业委员会、中国民族医药学会肺病分会、国家区域（华中）中医肺病诊疗中心成员］对临床问题、指南技术框架进行重要性评价，最终筛选出13个临床问题。

（四）证据的检索与系统评价

拟纳入的临床问题确定后，根据PICO原则，构建检索词对证据进行全面系统的检索。检索的中文数据库包括中国知网、万方数据、维普网、中国生物医学文献服务系统等；英文数据库包括PubMed、Embase、Cochrane Library，并手工检索美国临床试验注册平台、国际指南注册平台、英国国立健康与临床优化研究所、新西兰临床实践指南网、世界卫生组织官网；其他数据库包括中医药标准与指南信息服务平台、医脉通临床指南频道等。首先检索系统评价（包括Meta分析与网状Meta分析），并使用AMSTAR工具对纳入的系统评价进行方法学质量评价。当检索的临床问题缺乏相应系统评价时，则检索相应的原始研究来制作新的系统评价。对于原始研究，使用Cochrane协作网偏倚风险评价工具对随机对照试验进行质量评价，ROBINS-I工具对非随机对照试验进行质量评价，病例系列研究方法学质量评价工具对病例系列进行质量评价，最终对所有文献进行整理与综合后形成证据体。

（五）证据质量分级

本指南采用GRADE标准进行证据质量分级，对形成的证据体给予高、中、低、极低四个级别的判定，并综合患者偏好与价值观、临床实施应用难度等因素，给予强度推荐。证据质量及推荐强度确定后，进行证据概要表的制作。

（六）形成推荐意见

本指南工作组按照既定的原则制作推荐证据概要表，通过改良德尔菲法对推荐意见达成共识。邀请来自全国18个省（自治区、直辖市）中医、西医及中西医结合26位（包括12位中医

专家、7 位西医专家、7 位中西医结合专家）临床一线工作者进行问卷调查。根据专家提出的修改意见，经专家共识会议讨论后对指南进行修改，最终对推荐意见达成共识。临床问题与推荐意见如下所示。

临床问题：中西医结合治疗稳定期 COPD 的干预措施有哪些？疗效与安全性如何？

推荐意见：对稳定期 COPD 患者，常用的中西医结合治疗方案为在西医常规治疗基础上，联合中医辨证治疗、中成药、中医康复等方法。使用中西医结合治疗，可改善患者 CAT 评分、SGRQ 评分，减少急性加重次数，提高临床有效率，且未见明显不良反应。（强推荐；中等质量证据）

（七）指南撰写与发布

将初步达成共识的 13 条推荐意见进行综合整理，初步形成《慢性阻塞性肺疾病中西医结合诊疗指南》草案。随后邀请来自全国的 20 位专家，召开了专家论证会进行外部评审，对于草案中的若干具体内容，专家们进行讨论，并提出修改意见。秘书组根据修改意见进行完善，并形成指南终稿。最终版的指南包括研制方法、适用范围、中医病因病机、发病机制、诊断标准、中医证候诊断、防治目标、治疗原则、临床问题与推荐意见、总结讨论 10 部分。

将撰写完成的指南提交至学会，由世界中医药学会联合会内科专业委员会组织相关专家进行评审，指南最终稿于 2022 年 11 月 4 日发布（标准号：SCM–C 0054—2021），终版指南可在学会官网和微信公众号上获取。

（八）指南推广

1. 学会推广 团体标准版发布至世界中医药学会联合会官方网站、公众号，供临床医师及科研工作者查阅使用。在相关学术会议上进行宣讲与解读，促进指南的推广。

2. 举办培训班 定期举办指南应用推广培训班、继续教育学习班，培训相关专业人员，促进指南的宣传、推广和应用。

3. 刊登于期刊 在《中国循证医学杂志》上发表中英文版指南，可在杂志官网、相关数据库网站获取本指南全文。

（九）指南更新

本指南发布实施 3 ～ 5 年后，将依据临床研究的进展和技术方法的进步，对本指南进行补充、修订、更新。

第七节　中医临床研究注意的问题

中医临床研究是中医药传承与创新的关键。探讨和解决中医临床研究中遇到的问题，不仅对于提升中医学的研究水平和临床效果具有重要意义，还对促进中医的国际化和现代化至关重要。概括起来有以下四个方面的问题予以注意。

一、坚持中医学理论为指导

以中医学理论为指导，确保研究设计、实施和结论体现出中医的特色和优势。

（一）中医学理论指导的重要性

在临床研究中，中医学理论的指导作用体现在多个方面。首先，它为疾病的诊断和治疗提供了理论基础，使研究能够围绕中医的整体观念和辨证论治原则进行。其次，中医理论指导下的研究设计更能准确地选择和定义研究对象，例如，通过辨证分型来选择特定类型的患者。最后，中医理论还有助于解释研究结果，尤其是在评价治疗效果时，可以从中医的视角分析治疗的效应及机制。

（二）中医学理论应贯穿临床研究的全过程

在研究的各个阶段，包括问题的提出、研究的设计、数据的收集与分析，以及结论的得出等，都要以中医的基本理论为指导。

1. 问题提出阶段　以中医理论为导向确定研究问题，要对中医的基本理论有深刻的认识。应基于中医理论的视角，来观察和识别临床实践中的常见现象或问题，如某些疾病的高发病率、治疗中的难题、患者的特殊症状等。然后运用中医的辨证论治原则，分析临床现象背后的证候类型，如气虚、湿热、肝郁等，结合现代医学的疾病分类，将中医的证候与西医的疾病相结合，形成病证结合的研究范式。再通过文献回顾，了解该病证在中医理论中的地位、历史沿革及现代研究进展，寻找研究的空白点或争议点。最后根据中医理论提出可能的疗效机制或治疗原理，形成研究假设，如某种中药对特定证候的调节作用，明确研究的目标，如探索某种治疗方法的疗效机制、优化治疗方案，以提高疗效。通过这些步骤，可以确保研究问题既符合中医理论的特点，又能体现出中医在临床实践中的独特优势。

2. 研究设计阶段　构建研究的理论框架时要确保研究设计符合中医理论的逻辑和结构。选择与中医理论相适应的研究方法，如临床观察、案例研究、队列研究等。研究指标设定不仅要关注西医的生理生化指标，还要结合中医的证候变化。干预方法的设计上也应包含中药、针灸、推拿、食疗等多种治疗手段的方案，以适应不同病证患者康复的需求。

3. 数据收集阶段　要运用中医的望、闻、问、切等方法，全面收集患者的信息。不仅关注局部症状，还要评估患者的整体健康状况，体现中医的整体观。

4. 数据分析和结论得出阶段　要结合中医的辨证论治原则，对数据进行深入分析。研究结论应与中医理论相结合，反映中医理论在实际应用中的效果和价值。研究结果应有助于推广中医理论的应用，提高中医的临床治疗效果。

5. 理论和方法的创新　在研究过程中，鼓励对中医理论进行创新性思考和探索，以适应医学发展的需要。探索与中医理论相结合的新研究方法，提高研究的科学性和有效性。

以中医理论为指导的科研设计，要求研究者深入理解并运用中医理论，从问题提出到研究实施，再到结果分析和结论得出，都要贯穿中医的思维方式和理论体系。这种设计方式有助于保持中医学特点及优势，促进中医学与现代科学尤其是西医学的交叉融合，推动中医的现代化发展。

二、病证结合原则

病证结合原则是中医临床研究和实践中的一个核心原则，也是当前中医、中西医结合临床科研中普遍采取的模式。

（一）病证结合概念

“病”指的是根据西医学的病理生理学等客观指标所确定的疾病名称。而“证”则是根据患

者的主观症状和体征，结合舌象、脉象等中医特有的诊断方法综合判断出的疾病状态。病证结合原则强调，只有充分理解和应用这两方面的信息，才能做出准确的诊断和有效的治疗方案。

（二）病证结合在临床研究中的实践

在中医临床研究中，病证结合原则要求研究设计能够同时考虑疾病的生物医学诊断和中医证候分类。这意味着在选择研究对象时，研究者不仅需要根据常规的医学诊断标准来筛选患者，还需要按照中医的辨证分型来进行分组。此外，在评估治疗效果时，也需要同时采用生物医学指标和中医证候改善情况作为评价标准。

当前中医科研在病证结合上积累了丰富的经验，如疾病证候分类及诊断标准研究、疾病证候分布特点研究、疾病证候演变规律研究、病证双重诊断的中医临床研究、明确疾病前提下的中医证候差异性比较、病证结合临床疗效评价研究、“病证结合”的动物模型及实验研究、中西病证理论相关性探讨等。其中又以证候诊断标准研究和临床疗效评价研究较常见。

（三）面临的挑战与解决方案

实现病证结合原则在临床研究中的应用面临着多方面的挑战。首先，证候的标准化和量化是一个难题，因为中医证候往往依赖于医生的主观判断，不同医生之间可能存在诊断差异。为了克服这一难题，可以采用专家共识或开发标准化的诊断工具来提高证候诊断的一致性和准确性。例如舌诊图像采集、声音分析、气味分析、脉诊仪的开发和各种规范量表的使用，都是对中医诊断治疗信息的数据化和标准化的有益尝试。其次，中医临床研究具有自身的特点，不能完全等同于西医的研究。有时要根据自身的研究目的和条件，创新研究设计，以适应中医的个体化治疗特点，这可能需要采用更加灵活的研究设计方法。

三、以解决中医临床问题为导向

中医传承实践至今，核心是其具有良好的临床疗效，所以中医临床研究的核心目的是解决实际的临床问题以提高治疗效果及其价值。

（一）中医临床问题的界定

中医临床问题的明确界定是进行有效研究的第一步。在中医领域，这些问题可能包括但不限于特定疾病的中医治疗效果、中药的安全性和有效性、中医治疗手段（如针灸、拔罐等）在特定疾病中的应用效果等。中医临床问题的界定是一个动态的过程，需要不断地根据临床实践、患者需求、科研成果进行调整和优化。通过明确和精确的问题界定，可以更有效地推动中医临床研究和实践的发展。在界定中医临床问题时，重要的是要结合中医的特色和优势，如辨证论治、整体观念等，同时也要考虑现代医疗的需求和标准，确保问题界定的科学性和实用性。

（二）确保科研设计与临床问题紧密结合

科研设计紧密联系临床问题，意味着研究应以解决临床实践中遇到的实际问题为目标，从而提高研究的实用性和转化率。为确保科研设计与临床问题紧密结合，以下问题应予以关注。

1. 确定临床需求，识别问题　与临床医生合作，识别临床实践中遇到的常见问题和挑战。确保研究以患者的临床需求为中心，关注患者的生活质量和治疗效果，提高临床疗效，节约医疗成本。

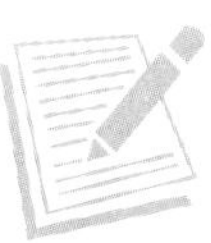

2. 明确研究目标　设定清晰的研究目标，这些目标应直接回应临床问题。目标应是可衡量和

可评估的，以便于研究结束时能够明确该目标是否达成。

3. 明确定义研究问题　明确界定研究问题的范围和深度，确保研究问题具有针对性。通过文献回顾，了解该临床问题的研究现状和知识空白。将临床问题具体化，例如，从“如何提高某种疾病的治疗效果”具体到“针对某种证型的治疗方案优化”。

4. 设计合适的研究方法　选择最适合解决该临床问题的研究方法，如随机对照试验、队列研究、病例对照研究等。考虑研究设计的可行性，包括时间、成本、资源和伦理等因素。鼓励多学科团队合作，结合现代自然科学尤其是西医学、药学、统计学等领域的知识和技能，共同解决临床问题。

5. 确定研究指标　选择与临床问题直接相关的指标，如症状改善情况、生存率、生活质量等，以及探索性的指标。确保指标的客观性和可量化性，以便于后续的数据分析和结果解释。

6. 考虑患者的多样性　确保研究设计能够包含不同背景和特征的患者群体。在数据分析时考虑对患者进行分层统计，以探讨不同亚组的治疗效果。

7. 伦理考量　确保研究设计符合伦理标准，保护患者的权益。在研究开始前需获取患者的知情同意。

8. 实施和监测　制订详细的实施计划，确保研究按计划进行。建立数据监测机制，确保数据收集的准确性和完整性。

9. 成果的临床转化　研究结果应具有高度的实用性，能够直接应用于临床实践。积极将研究成果转化为临床实践，如制定或更新临床指南、改进治疗方案等。

10. 持续改进　建立反馈机制，根据研究结果和临床反馈不断改进研究设计。对研究结果进行长期跟踪，评估其在临床实践中的应用效果。

通过上述步骤，使科研设计能够紧密联系临床问题，确保研究的出发点和落脚点都围绕临床需求展开，从而提高研究的有效性和影响力。以解决中医临床问题为导向的研究方法，要求研究人员从实际问题出发，通过科学的设计和严谨的研究，找到问题的解决方案。这不仅能够推动中医临床研究的发展，也能够促进中医疗效的提高，增强中医在现代医学领域的地位。未来，中医临床研究应当继续采取以问题为导向的研究方法，不断解决新出现的问题，推动中医的现代化和国际化。

四、中医现代化要求

中医现代化是指在保持中医学传统理论和实践精髓的基础上，通过采用现代科学技术和方法，提高中医学的科学性、有效性和国际化水平。

（一）中医理论体系的完善

中医理论体系的完善是实现中医现代化的基础。这要求既要深入挖掘和整理古代中医经典文献，保持中医学的传统特色和优势，也要引入现代科学理论和方法，对中医理论进行传承和创新发展。例如，通过现代生物学、生理学、药理学等领域的研究，探索中药作用机制和治疗原理，以科学化的语言和方法阐明中医理论的价值和有效性。利用现代科学技术和方法对中医理论进行实验验证和临床试验，阐释科学内涵。

（二）中医临床实践的标准化

中医临床实践的标准化是中医现代化进程中的重要环节，也是提高中医临床研究质量和国际

认可度的关键。这包括制定统一的诊断标准、治疗方案和疗效评价体系。标准化不仅有助于提高治疗的可重复性和可比较性，也是中医融入现代医疗体系、参与国际医疗合作与竞争的必要条件。此外，标准化还包括中医临床研究的质量控制和安全性评价，确保中药的安全性、有效性和一致性。具体体现在以下几个方面。

1. 诊断标准的统一 建立统一的中医证候诊断标准，包括症状、舌象、脉象等，以减少诊断的主观性。制定中医疾病分类标准，与国际疾病分类体系相衔接。

2. 治疗规范的制定 根据不同疾病和证候，制定标准化的治疗方案，包括药物配方、剂量、治疗周期等，对针灸、推拿、拔罐等非药物疗法制定操作规范和治疗指南。

3. 临床指南的编写 编写中医临床诊疗指南，为临床医生提供诊疗决策的参考。通过专家共识形成推荐意见，上升为中医行业诊疗标准，从而指导临床实践。

4. 疗效评价的标准化 确定统一的疗效评价指标，包括症状改善、生活质量、生理参数等。采用科学的统计方法和工具，对治疗效果进行客观评价。

5. 安全性和质量控制 对中药的安全性进行评估，制定药物使用的安全指南。建立中药质量控制标准，确保药品质量。

6. 教育和培训 编写标准化的中医教育和培训教材，提高医务人员的专业水平。开展中医临床实践标准化的继续教育，不断更新医务人员的知识。

7. 信息化建设 建立中医电子病历系统，实现诊疗信息的标准化记录和管理。利用大数据技术对中医临床数据进行分析，以支持临床决策。

8. 国际合作与交流 参与国际标准的制定，推动中医标准的国际化，加强与国际医学界的学术交流，推广中医标准化成果。

9. 法规和政策支持 制定支持中医临床实践标准化的政策法规，建立中医临床实践标准化的监管机制，确保标准的实施。

（三）中医科研方法的现代化

中医科研方法的现代化是指将传统中医研究方法与现代科学技术相结合，以提高中医研究的科学性、准确性和有效性，也是实现中医学国际化的重要途径。要求在中医临床研究中引入现代科研设计理念和方法技术，比如采用随机对照试验来评估中医治疗方法的有效性和安全性；通过多中心、大样本的临床研究，提高研究结果的普适性和可信度；鼓励中医与其他医学领域，如分子生物学、免疫学等进行交叉研究；利用现代科技方法，如基因组学、蛋白质组学等，探索中医疗法的作用机制等。利用现代科研方法可以更加客观、准确地评价中医治疗的效果和明确其治疗的作用机制，有助于中医学研究成果被国际学术界和医疗界接受和认可。

（四）实现中医现代化的挑战与对策

中医学作为中国传统科学文化的重要组成部分，拥有数千年的发展历史，它不断吸收和融合各个时期先进的科学技术和人文思想，体现了其深厚的文化底蕴、独特的医学理念、丰富的实践经验和不断的创新发展。发展至今，中医学仍在不断吸收现代科学技术，以适应现代社会的需求，但实现中医现代化也面临着多方面的挑战，包括：①中医理论体系在理论基础、诊疗方法、疾病分类和治疗目标等方面与西医学存在差异，需要用现代科学语言对中医理论概念进行诠释和补充。②在中医临床研究中，高质量的临床证据相对缺乏，限制了中医治疗方法的科学性和可信度。③中医诊断和治疗方法的标准化和规范化程度不足，影响治疗效果的一致性和可预测性。

④缺乏既懂中医又懂现代科学技术的复合型人才。中医科研方法需要与现代科研标准接轨，以提高研究的质量和效率。⑤中医信息化、数字化水平有待提升，特别是随着人工智能、网络信息技术日新月异的发展，中医更应积极吸纳新的方法技术，以适应医学研究进步和临床服务的需求。

为应对这些挑战，下一步需要：①进一步加强中医基础理论研究，利用现代科学技术验证中医理论。②开展高质量的临床试验，积累中医治疗的临床证据。③建立统一的中医诊疗标准，制定严格的中药质量控制标准，确保中药的安全性和有效性。④建立中医电子病历系统，实现数据的标准化收集和管理。利用大数据技术对中医临床数据进行分析，以发现其中潜在的规律和联系。⑤国家政策的支持和引导，通过制定相应的法律法规、标准规范，促进中医学的传承发展和现代化。

综上所述，中医临床研究在促进中医学发展和现代化过程中发挥着至关重要的作用。通过解决临床研究中的关键问题，不仅可以提高中医治疗的科学性和有效性，还可以增强中医学的国际影响力和竞争力。

思考题

1. 建立中医证候诊断标准的关键技术环节有哪些？
2. 中医治则治法研究设计中如何体现病证、治法与方药的统一？
3. 解释性随机对照试验（eRCT）与实用性随机对照试验（pRCT）有何异同？
4. 什么是 Q 方法？如何应用于名老中医学术经验总结？
5. 制定中医临床诊疗指南包括哪些流程？

第十一章
中医临床基础研究

扫一扫，查阅本章数字资源，含PPT、音视频、图片等

中医临床基础研究有别于中医临床研究，涉及中医动物模型建立、中医药物质基础研究、中医药作用特征评价及其作用机制研究等。

第一节　中医动物模型建立

由于法律和伦理限制，许多科学实验无法在人体进行，因而通常选择在动物身上进行实验，以研究疾病的病因、发病机制和治疗方法等，选择合适的动物模型对验证科研假说至关重要。中医学研究侧重于经典文献的校注、引证和临床观察，但为了实现中医现代化，必须转向现代研究模式。动物实验在这一转变中起到支持作用，复制标准化的动物模型可确保中医药现代化研究结果的真实性和可靠性。

一、动物模型的定义

动物模型是指为生物医学研究而建立的具有人类某种疾病的模拟性表现和基本病理特征的动物材料。使用动物模型是现代生物医学研究中常用且重要的实验手段。

二、动物模型的分类

动物模型按产生原因主要分为自发型动物模型、诱发型动物模型、基因工程型动物模型、抗疾病型动物模型和中医动物模型。

（一）自发型动物模型

自发型动物模型是指在自然条件下动物自然发生或由于基因突变的异常表现，通过遗传育种保留下来的动物模型，如无胸腺裸鼠、自发性高血压大鼠等。这类模型可培育具有某种疾病的突变系动物，在遗传性疾病、免疫缺陷病、肿瘤等方面得到广泛应用。然而，此类模型来源稀少，饲养条件要求高，技术操作复杂，因此不宜大规模应用。

（二）诱发型动物模型

诱发型动物模型又称实验性动物模型，是指研究者通过使用各种致病因素作用于动物，造成动物组织、器官或全身一定的损害，出现某些类似疾病时的功能、代谢或形态结构方面的病变。其优点是能迅速大量复制，适合广泛应用，是科研工作者的首选动物模型。缺点是相似性和稳定性较差，需要严格设计模型复制方法。

（三）基因工程型动物模型

基因工程型动物模型包括转基因动物模型和基因缺陷动物模型。转基因动物模型是通过实验手段将新的遗传物质导入胚胎细胞中，使外源基因在动物体内表达，培育出其表型与人类疾病症状相似的动物模型。基因缺陷动物模型是用基因工程的方法灭活或破坏动物的某种特定基因。基因工程型动物模型克服了传统动物模型研究中的不足，能从动物整体水平研究目的基因的生物学特性。

（四）抗疾病型动物模型

抗疾病型动物模型是指特定的疾病不会在某种动物身上发生，从而可以用来探讨为何这种动物对该病有天然的抵抗力。如哺乳动物均易感染血吸虫病，而居于洞庭湖流域的东方田鼠却从不得此病，可用于血吸虫病的抗病机制研究。

（五）中医动物模型

中医动物模型主要分为中医证候模型和病证结合动物模型，是在中医理论指导下，利用特定致病因素复制与人类疾病相似的证候特征和病理改变的动物模型。中医证候模型指单纯模拟中医证候的动物模型；病证结合动物模型是结合西医学方法技术，将疾病与中医证候因素同时作用于动物，形成“疾病＋证候”的动物模型。中医动物模型有助于探讨中医病证的实质、解释辨证论治的规律和中医药治疗作用，推动中医学理论的发展。

三、动物模型的设计原则

动物模型的设计原则主要包括相似性、重复性、可靠性、适用性、易行性和经济性。

（一）相似性

动物模型是为了研究人类疾病而在动物身上复制的，其目的是通过对模型动物的研究来获取与人类疾病相似或类似的信息，并进一步寻找可以外推到患者身上的相关规律。因此，复制的动物模型应尽可能与人类疾病相似，这样在使用研究数据进行外推时的风险将较小。动物模型的相似性是判断其质量的最重要指标，需要从形态、功能和代谢等多个方面进行全面检查，以判断动物模型是否与人类疾病相似。

（二）重复性

理想的动物模型应有百分之百的可重复性，例如，在低张性缺氧实验中，只要把缺氧瓶内的气压降到100mmHg以下，正常成年小鼠在1小时内100%死亡，这个缺氧模型的可重复性可达100%，符合可重复性的要求。为了增强动物模型复制时的重复性，必须保持动物品种、品系、年龄、性别、体重、健康状况、饲养管理，以及实验环境、实验方法、实验者技术操作熟练程度等方面一致，一致性是重复性的可靠保证。

（三）可靠性

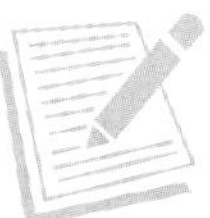

复制动物模型应力求可靠地反映人类疾病，即可以特异且可靠地展示某种疾病、某种功能、代谢、结构的变化。它应该具备该疾病的主要症状、体征以及与之相关的实验室指标的变化。不应选择容易自发出现某些相应病变的动物，也不宜选择容易产生与复制疾病相混淆的其他疾病。

（四）适用性

供医学实验研究使用的动物模型在复制时，应尽量考虑到将来的临床应用及对其疾病发展的控制能力，以便促进研究的展开。

（五）易行性和经济性

在复制动物模型时，应尽量选择易于执行且符合经济性原则的方法。在动物选择、模型复制的方法和观察指标的选择上均应遵循这一原则。

四、中医动物模型的复制方法

中医动物模型的复制方法主要包括模拟中医病因病机建立动物模型、采用西医病因病理复制动物模型和依据中西医结合多因素复合造模。

（一）常见证候动物模型复制方法

常见证候动物模型主要包括八纲证候动物模型、气血津液证候动物模型、五脏证候动物模型、温病证候动物模型等，此处仅以常用的 4 种为例。

1. 血瘀证动物模型　有关血瘀证动物模型的制作方法很多，如高分子右旋糖酐静脉注射引起的微循环障碍血瘀模型、自然衰老血瘀模型、家兔腹腔内自身血凝块血瘀模型等。造模成功后动物出现全血黏度、血浆黏度增加，微循环血流变慢等血瘀改变。

2. 脾气虚证动物模型　常用的方法有苦寒泻下、耗气破气、限制营养、劳倦过度等。如苦寒泻下法，以番泻叶浸泡液或厚朴、枳实、大黄按一定比例混合，制成煎剂喂饲大鼠。偏食加过度疲劳法，大鼠隔日轮流灌胃白酒及食醋，饲料限制营养，同时负重游泳。以大鼠出现溏泻、纳呆、食量减少、四肢乏力、毛发枯槁、萎靡、体温偏低等症状，作为脾气虚证模型评价标准。

3. 肝郁证动物模型　根据中医“怒伤肝，久则郁”理论建模。如连续多日钳夹大鼠尾巴远端或进行束缚，或对大鼠进行颈部带枷单笼喂养法，动物从愤怒至出现表情淡漠、反应迟钝和兴奋性减低、适应力差等症状，提示造模成功。

4. 肾阳虚证动物模型　肾阳虚证动物模型是研究最早、最广泛的证候模型，其造模方法很多，包括恐伤肾法、房劳伤肾法及药物抑制下丘脑－垂体－性腺轴等方法。如房劳伤肾法，取雄性小鼠与多只动情期雌鼠同笼，使之过度交配，同时强迫小鼠负重游泳，使之劳倦过度，连续多日，以小鼠出现饮食减少、萎靡不振、畏寒怕冷、拱背少动、腹部皮毛潮湿、阴囊皱缩、睾丸回升等症状作为模型评价标准。

（二）常见病证结合动物模型复制方法

常见病证结合动物模型主要包括糖尿病肾病、冠心病、支气管哮喘及类风湿关节炎的病证结合动物模型等，此处仅以常用的 3 种为例。

1. 糖尿病肾病病证结合的动物模型　采用给予大鼠高脂饲料和小剂量腹腔注射链脲佐菌素的方法，先建立 2 型糖尿病肾病模型。常见的证型包括气阴两虚证、脾肾阳虚证、气虚证和血瘀证等。如据“劳则耗气”“恐则伤肾”，采取疲劳游泳、敲击惊吓等干预措施制备气阴两虚证动物模型；据“苦寒伤胃”灌服大鼠苦寒中药制备脾肾阳虚证模型；采用高分子右旋糖酐静脉注射促使

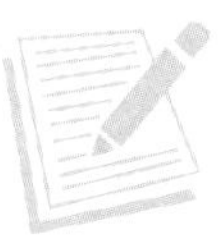

红细胞凝聚导致血液流变状态改变，制备血瘀证模型。通过动物宏观表征、肾脏病理改变、糖代谢及肾功能相关指标以及中药反证来进行模型评价。

2. 冠心病病证结合的动物模型　根据中医理论，先建立不同证型的大鼠动物模型，再采用高位结扎冠状动脉前降支建立冠心病动物模型。常见的证型包括气虚血瘀证、肾虚血瘀证、痰瘀互结证等。如根据“恐伤肾”及“寒凝血瘀”，对大鼠采取惊吓、使其处在寒冷环境及皮下注射激素氢化可的松等干预措施制备肾虚血瘀证动物模型；采取让大鼠疲劳跑步的干预措施制备气虚血瘀证动物模型。通过动物宏观表征、心电图、超声心动图、心脏病理检验等指标进行模型评价。

3. 支气管哮喘病证结合的动物模型　采用卵蛋白反复激发法、皮下注射致敏液等方法先制备哮喘动物模型。常见的证型包括肺肾气虚证、阴虚证、肾阳虚证等。如基于“恐伤肾”原理用小鼠作为攻击者模拟社交应激，制备肺肾气虚证动物模型；采取对小鼠灌胃甲状腺素制剂的方法，制备阴虚证动物模型。通过动物宏观表征、肺通气功能、肺组织病理及肺组织哮喘相关蛋白表达等指标进行模型评价。

中医动物模型研究经过多年发展，已有长足进步，然而目前仍存在不足，如由于部分中医理论的现代阐释未能统一，导致模型评价指标缺乏系统性和整体性，因此缺乏行业标准和共识，未来应紧跟学术前沿进行探索提高。

第二节　中医药作用特征评价

中医药的独特性在于其医学性质与自然科学属性，更具有文化、哲学性质及人文社会科学属性，体现着东方文化的底蕴和思维。中医药学的本质特征是从整体、功能、运动变化的角度来把握生命的规律和疾病的演变，但中医药作用也具有复杂性及多靶点、多途径、多机制等特性，中医药现代化之路仍存在许多困局等待突破。因此，建立高水平的中医药作用特征评价体系，对推动中医药创新发展具有重要意义。

中医药的现代化以客观、规范、定量、精确为基本要求，将传统医学理念与现代科学技术结合，开发符合中医临床病证特征的动物模型及其评价方法技术。基于发病机理、病理变化、治疗策略与方法以及疗效评估等宏观、整体的辨证模式，结合细胞、分子层面等微观证据，“取宏观之象、比微观之类”，并利用现代系统生物学理论与蛋白质组学、代谢组学、基因组学等技术，建立可充分反映中医药疗效与作用特点的评价体系，体现出效应物质基础明确、实验指标客观、证效标准的具体要求。

一、中医药研究的体内外实验及给药方法

（一）体内实验

中药体内实验是在活体动物模型中进行的研究，旨在模拟中药在人体中的药效、药动学、毒性和作用机理。这类实验能够反映动物整体或真实情况，能够研究生物体之间的相互作用等。这类实验对于验证中药的安全性和有效性至关重要，特别是在应用于临床之前。动物实验包括动物模型制备、给药处理及药效评价等。

1. 实验动物

（1）*动物模型建立*　动物模型作为中医实验研究的平台，是基础研究到临床实践的重要桥梁，也是阐明及创新中医理论的重要工具。现今中医药动物模型的建立，由单纯参照西医动物模

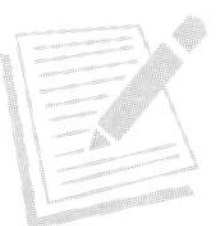

型进行造模发展为中医与西医相结合的造模方法，由单个证候模型变为证候与疾病相结合的模型研究。依据中医传统的病因病机理论，模拟中医证候的形成原因，将六淫外邪、劳逸失度、饮食不节等致病因素施加于实验动物，模拟出与证候表现基本类似的动物模型。常见的动物模型包括小鼠、大鼠、豚鼠、家兔、犬、非人灵长类动物等。

（2）常用给药方式

1）经口给药

①经口灌胃：是动物实验中常用的一种给药方法，在各学科的动物模型构建、药物毒性研究、药效评估和剂量确定等多个领域发挥着重要作用。这种方法操作简单，给药剂量精确，适用于溶液和混悬液等多种药物形态，例如中药煎剂等，并且支持重复给药，适用于小鼠和大鼠等多种实验动物。

②口服法：是将药物混入饲料或溶解于饮水中，让实验动物自主摄取药物的一种给药方式。这种方法的优点在于操作简单，易于实施，特别适用于动物疾病预防、治疗或某些药物的毒性研究，以及构建与食物摄入相关的人类疾病动物模型。然而，它也存在一定的局限性，主要是无法精确控制每只动物摄入的药物剂量。因此，这种方法更适合于需要长期暴露或剂量范围较宽泛的实验场景。

2）注射给药

①腹腔注射：作为常见的给药方式之一，是将药物注入胃肠道浆膜以外，腹膜以内。由于腹膜面积大，密布血管和淋巴管，这种注射方式能够实现药物的快速吸收，尤其适用于实验动物的麻醉。腹腔注射的药物必须确保等渗且无刺激性，在注射前需将药液加热至体温，以避免对动物造成不适。油乳剂、有沉淀或半固体状态的药物不宜通过腹腔注射给药，这些特性可能会影响药物的吸收和分布。

②皮下注射：是一种常见的给药方法，适用于多种药物的使用。在进行该操作给药前，需明确药物的吸收动力学，包括药物的吸收速度，即药物从注射部位进入血液循环的速率，以及吸收程度等。这些因素决定着药物在体内的生物利用度，影响其疗效和安全性。因此，选择合适的药物配方和溶剂，对于皮下注射确保药物有效吸收至关重要。

③肌内注射：这种方法可以确保药物迅速吸收并发挥疗效。在进行肌内注射前，应明确药物吸收速度。肌内注射通常选在肌肉丰厚、血管较少的部位进行，如后肢、臀部，这样可以减少药物吸收过程中的变异性，降低伤及血管和神经的风险。注射时，应避免在同一部位多次给药，以免造成局部组织损伤和炎症反应，影响药物的吸收效率，并且引起动物的不适或疼痛。

④尾静脉注射：是实验动物中常用的给药方法之一，特别是在小鼠和大鼠等啮齿类动物的实验中。该方法主要是将药物或实验物质直接注入动物的尾静脉，从而迅速进入血液循环，实现全身性分布。尾静脉注射的优点在于能够实现快速和精确的药物输送，同时避免了对动物的较大创伤。

⑤耳缘静脉注射：是一种在实验动物研究中广泛使用的精确给药技术，常见于兔的给药。这种技术通过直接将药物、实验试剂注入动物耳朵边缘的静脉血管，利用这些区域血管的明显性和易于接近性，从而实现对动物的快速、精确给药。

（3）实验动物用药量的确定及计算方法

1）用药量的确定：确定实验动物的用药量是一个科学严谨的过程，需要综合考虑多种因素以确保实验的准确性和动物的福利。通常采用以下几种方法来估算。

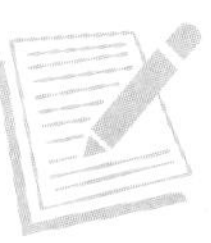

①文献调研：首先查阅相关文献，寻找结构、用途或提取工艺相似的药物剂量数据作为参

考，以估算受试药物的剂量范围。

②临床用量或其他动物用量：若缺少直接的文献数据，可参考药物的临床用量或其他实验动物的使用量。在不同动物或人类之间进行剂量换算时，需考虑生理和代谢差异，以确保剂量的等效性。

③预实验确定：在缺乏参考数据的情况下，还可通过预实验来确定剂量。从低剂量开始，根据动物的反应逐步调整剂量，直至找到安全且有效的剂量范围。对于全新药物，应使用少量动物（如小鼠）进行剂量摸索实验，以确定中毒剂量或致死剂量，初步估计药物的毒性大小，获取半数致死量（LD_{50}），为药效学实验提供参考剂量。

除此之外，动物的种类、年龄、性别、体重及生理状态也是影响剂量确定的关键因素。例如，幼年和老年动物由于代谢能力和耐受性与成年动物不同，所选剂量应小于成年动物。即便是同种动物，品系不同，对同一药物的反应也可能存在显著差异，这就需要分别确定适宜的剂量。不同给药途径，如口服、静脉注射、皮下注射等，由于药物的吸收速率和生物利用度不同，为确保药物在体内能达到预期的治疗效果和安全性，其所需的剂量也应有所差异。

2）常用计算方法：动物实验所用的药物剂量，一般按 mg/kg 体重或 g/kg 体重计算，应用时须从已知药液的浓度换算出相当于每 kg 体重应注射的药液量（mL），以便给药。人与动物对同一药物的耐受性相差较大，通常动物对药物的耐受性要比人类大，也就意味着在单位体重的基础上，动物可能需要比人类更大的剂量。因此，必须将人的临床剂量转换为实验动物的用药剂量。

由于体表面积与体重的比值在不同物种间具有可比性，考虑了物种间生理和代谢的差异。因此，按体表面积计算剂量被认为适用于不同动物之间剂量的换算。

表 11–1 为常用体表面积计算方法。

表 11–1　常用体表面积计算方法

人体体表面积计算法	许文生公式： 体表面积（m^2）=0.0061× 身高（cm）＋0.0128× 体重（kg）－0.1529
动物体表面积计算法	Meeh–Rubner 氏公式： A（体表面积，以 m^2 计算）$= K \times \frac{W（体重，以 g 计算）^{2/3}}{10000}$ 式中的 K 为常数，随动物种类而不同（小白鼠和大白鼠 9.1、豚鼠 9.8、家兔 10.1、猫 9.8、狗 11.2、猴 11.8、人 10.6）

2. 其他模式生物　中药活体模式生物实验常利用非哺乳类动物，如斑马鱼、线虫、果蝇等，来研究中药的药效、药理作用、毒性和生物活性。以上模式生物以其清晰的遗传背景和简便的基因操作，提供了一个介于体外细胞实验与哺乳动物实验之间的理想平台，既接近生理真实又规避了高等动物实验的高昂成本与伦理挑战。

斑马鱼是常用的脊椎动物模式生物，拥有透明的胚胎和幼鱼，发育迅速，且易于遗传操作，非常适合中药的药效和毒性评估。相关实验技术包括胚胎毒性测试、发育影响研究、疾病模型构建、药物筛选等。给药途径以水溶给药、显微注射、口服为主。

线虫是一种简单的多细胞生物，其生命周期短、体细胞数目固定、易于遗传操作，是研究老化、疾病和药物作用机制的理想模型。相关实验技术包括寿命测定、行为学测试、遗传筛选、细胞凋亡研究等。给药途径以食物给药、直接接触为主。

果蝇的基因组与人类高度保守，许多基因和信号通路在两者之间是同源的，在遗传学、发育

生物学、神经生物学和疾病模型研究等领域占有重要地位，是研究中药活性成分和药理作用的优秀模型。相关实验技术包括遗传操作、疾病模型、行为学测试、解剖与细胞水平研究、药效与药代动力学研究等。给药途径以食物给药、直接喂食、气雾吸入、表面接触为主。

（二）体外实验

中药体外实验作为中医药药理学研究的重要组成部分，是利用细胞、微生物或组织样本等生物材料来研究中药成分生物活性的科学方法，能够提供初步的药效数据，指导后续的体内实验和临床研究，为高效筛选中药活性成分、鉴定作用靶点、阐明药物作用机制提供更加全面、精准的研究策略和工具。细胞体外实验，也称为细胞培养实验，是生物学研究中非常重要的工具之一，应用较为广泛。相比于体内实验，细胞体外实验有其独特的特点和显著的优势，尤其是在控制实验条件、简化系统和高通量筛选等方面。

1. 给药方法

（1）直接给药法　是一种直观且有效的体外实验技术。将中药成分或提取物直接引入细胞培养基或生化反应体系中，从而研究这些成分对细胞生理或分子行为的直接影响。若调整中药成分的浓度和作用时间，还可以系统地探索其对细胞增殖、分化、凋亡及信号传导途径的影响。这种方法旨在模拟体内环境，以观察和分析中药成分在细胞水平上的作用机制。

（2）含药血清 / 浆法　是一种模拟中药在体内环境的实验技术，通过将中药成分或提取物给予实验动物，随后采集并使用含药的血清或血浆进行细胞实验，从而研究中药对细胞功能的影响。这种方法能够反映中药成分在体内的初步代谢、转化和分布情况，为理解中药作用机制提供了一个更为贴近生理状态的模型。

2. 给药剂量的确定及换算　在细胞实验中，药物浓度是指在特定体积培养基中药物分子的数量，通常以 μmol/L 为单位。药物浓度的精确控制对于评估药物的细胞毒性、疗效和潜在副作用至关重要。不恰当的浓度可能导致错误的生物学结论，过高的浓度可能对细胞造成不必要的损伤，而过低的浓度可能无法观察到药物效应。因此，药物浓度的优化是确保实验结果科学有效的关键。

（1）已知药物的临床剂量　通过剂量换算法将已知的临床剂量转换为动物剂量进行实验参考，以下列公式得到细胞实验中的给药剂量。

给药剂量＝临床常用量 × 动物等效剂量系数（按体表面积）× 培养基内稀释度

（2）新化合物或未知剂量药物　通过文献调研或预实验确定药物的有效浓度范围，设置多个剂量点进行实验，绘制剂量 – 反应曲线，以筛选出可能的最低有效浓度和最大无毒性浓度，并确定药物的半数抑制浓度（IC_{50}）或其他药效学参数，为后续实验和临床应用提供依据。不同类型的细胞（如肿瘤细胞等）对药物的敏感性不同，需要根据细胞特性进行剂量确定。

二、中医药实验研究的常规生物效应评价

中医药实验研究的常规生物效应评价，旨在从多层面评估中医药对疾病模型的防治作用，并揭示其潜在机制。这种评价不仅关注症状的缓解和生理指标的改善，而且深入细胞和分子层面，探索中医药成分如何影响细胞信号传导、基因表达调控、免疫反应及代谢途径，有利于对中医药疗效的全面理解。

（一）症状观察及生理指标监测

对实验动物及相关疾病模型的症状进行详细记录和观察，如疼痛减轻、炎症消退、活动能力提升等。这些都可以作为评估中医药疗效的直观指标。或者可以通过精密仪器测量，记录实验动物生理参数的变化，如心率、呼吸频率、活动轨迹等，进一步评估中医药对生理功能的影响。

（二）生化数据分析

可对实验动物的血液、尿液、粪便等生物样本进行生化分析，检测肝功能、肾功能等生化指标，以及炎症因子的水平变化，以评估中医药对器官功能的影响。

（三）组织病理学检查

该方法是评估中医药疗效的重要手段之一，它通过组织切片和特异性染色等方法，直观地观察中医药对动物器官、组织结构的影响。在这一过程中，可通过观察组织切片的炎症反应、细胞损伤、坏死区域及组织修复的迹象，对比中医药干预前后的组织变化，进而评估中医药促进病变组织修复和再生的能力。此外，组织病理学检查还能揭示中医药对细胞增殖、分化及细胞外基质重塑的影响，为理解中药作用机制提供重要信息。这种方法不仅有助于评价中医药方法的防治效果，还能为药物的安全性评估提供重要依据，确保其在临床应用中的有效性和安全性。

（四）生物功能及分子机制分析

对细胞及动物组织而言，可利用 qPCR、Western blot、免疫沉淀等技术，研究中药成分或提取物对细胞及组织内分子表达和信号传导的影响。qPCR 技术定量检测细胞及组织内特定基因的表达水平，评估中药成分对基因转录活性的调控作用。Western blot 技术则可检测蛋白质的表达量和修饰状态，从而揭示中药对蛋白质合成、降解及磷酸化等翻译后修饰的影响。还可以通过先进的分子生物学技术，如单细胞凝胶电泳、穿梭质粒、基因芯片技术等的应用，全面分析中医药对细胞内基因表达模式的影响，以及复杂的调节信号传导网络。这些技术的应用不仅明确中医药作用靶点和途径的识别，还有助于发现新的生物标志物和药物作用的潜在机制。

此外，MTT、CCK-8、流式细胞术、免疫荧光染色、ELISA 等方法在体内外实验中的应用，还能够全面评估中药对细胞周期的调控、对细胞凋亡的诱导或抑制作用，以及对细胞内信号通路的激活或抑制效果。流式细胞术可以通过标记细胞表面或内部的特定分子，定量分析细胞周期的各个阶段，识别细胞增殖和 DNA 复制的变化；免疫荧光染色则利用特异性抗体标记细胞内的蛋白质或核酸，在显微镜下直观观察到中药成分对细胞形态和结构的影响，以及细胞凋亡的形态学特征；ELISA 方法通过特异性抗原－抗体反应，定量检测细胞培养上清或组织样本中的细胞因子或酶的活性变化，从而评估中药对细胞信号传导途径的影响，为深入探究中药作用机制提供了有力的工具。

三、中医药研究的系统性评价

（一）中药系统药理学方法

中药系统药理学是一种跨学科的研究领域，它建立在系统生物学的基础之上，融合了经典药理学、分子生物学、医学、计算机技术和生物信息学等多个学科的前沿技术和知识。这一领域

利用系统生物学的原理，结合药代动力学与药效学的桥梁，创建了一个定量的分析框架，用以理解和模拟生物体系中变量间的复杂动态相互作用。通过这种方法，中药系统药理学能够构建从微观层面（如分子和生化网络）到宏观层面（包括组织、器官和整个生物体）的多尺度药物作用模型。这一过程涉及分子数据库的建立、活性分子的筛选、靶点的预测和验证，以及系统的分析，从而深入探讨中药的复杂作用机制。

1. 系统药理学相关数据库 中药复方通常由多种天然产物如草药、动物药和矿物药配伍而成，构成了一个复杂的活性化合物网络。这些活性化合物通过与疾病相关的功能失调蛋白相互作用，发挥其治疗潜力。因此，准确鉴定中药中的有效成分及其作用靶点，对于揭示中药复方的作用机理至关重要。随着系统药理学的发展，已经建立了多个数据库和分析平台，如中药系统药理学数据库与分析平台（TCMSP）、中医药整合药理学研究平台（TCMIP）等，提供了中药的全面信息，包括疾病相关信息、方剂组成、草药或天然产物特性、生物活性成分及潜在的作用靶点。这些数据库成为中医药与现代生物医学之间的桥梁，在中药系统药理学研究中发挥了重要作用。

2. ADME/T 评价与药代计量学 药物吸收（absorption）、分布（distribution）、代谢（metabolism）及排泄（excretion）是药物发现和开发过程中的重中之重。药物分子进入机体，需要克服 ADME/T 屏障，才可能是活性分子。这些分子和机体内的靶标结合进而产生药效，药物将会在网络水平及器官整体水平上和机体发生相互作用。因此 ADME/T 评价、药物计量学、药代计量学分析是系统药理学的关键内容之一。

3. 系统打靶和通路关联 发现并阐明活性物质、发现靶标是药物发现研究的核心。基于还原论的传统做法是通过分析化学手段得到化学成分，而系统药理学采用分子生物学、生物化学和结构生物学、病理学等技术开展实验验证，寻找可能的靶点。当前开展网络靶标预测、药物－靶标关联是多靶标药物发现的新思路。

4. 网络药理学建模和分析 网络药理学是系统药理学的一个创新，其从系统生物学，特别是从生物网络的角度研究疾病的发生发展过程，认识药物与机体的相互作用并指导新药发现。网络药理学借助高通量组学数据、分子网络数据及计算机模拟分析，进而从静态和动态角度研究药物的作用机制和促进药物创新。

5. 多尺度系统整合 系统药理学从系统水平揭示药物和生物系统内基因、蛋白质，以及生化网络等各组成之间，在时间次序和空间位置上的相互关系和系统动力学功能，从而在不同层次信息上理解生物系统的复杂生命行为，最终实现在给定条件下对生物系统的干预、改造和修复。

（二）中医药作用的多组学技术研究

20 世纪 80 年代沈自尹院士首次提出“微观辨证”的概念，历经近半个世纪的发展，现在“微观辨证”被定义为应用现代科学技术检测生物体内的微观指标，达到利用微观指标认识和辨别“证”的过程。多组学技术凭借系统性、关联性、动态性、整体性等优势，为中医药研究提供了“微观辨证”的平台，以无偏差的方式去整合基因组学、转录组学、蛋白质组学及代谢组学等，从而系统解析复杂生命系统的机理和表型。其突破了单一组学研究的局限性，对生物体问题进行多维度信息表征，将基因、mRNA、蛋白、代谢等不同层面之间信息进行整合，构建基因调控网络，深层次理解各个分子之间的调控及因果关系，从而更深入地认识生物进程和疾病过程中复杂性状的分子机理和遗传基础。

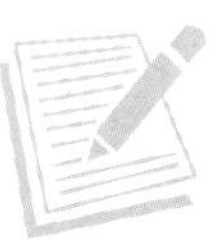

1. 基因组学 聚焦于生物体基因组的全面解析，涉及基因组结构、功能、变异和进化的研究。关键工作包括基因组测序、变异检测（如 SNPs、CNVs）和基因组比较分析，旨在揭示基因

组变化与疾病之间的关联。基因组学研究能够识别出个体对特定疾病的高度遗传倾向，为中药预防措施提供了依据。中医药干预，尤其是那些能够调节基因表达或影响遗传易感性因素的中药，可以作为预防策略的一部分，用于降低疾病风险。

2. 转录组学　致力于描绘特定条件下生物体的基因表达全景，通过 RNA 测序技术（RNA-seq）量化 mRNA 丰度，反映细胞的生理状态及响应模式，尤其在疾病诊断和机制研究中发挥重要作用。转录组学技术可高精度捕捉中药干预下机体基因表达谱的微妙变化，不仅有助于揭示中药成分如何巧妙地调控基因活性，更进一步阐明了它们如何通过影响疾病相关的关键信号通路及复杂的代谢网络来发挥其独特的治疗效果，为每位患者根据具体病情及遗传背景量身打造最优化治疗策略提供可能。

3. 蛋白质组学　其目的是深入探究细胞内蛋白质的种类、数量及其动态变化。其依赖质谱技术进行蛋白质鉴定、翻译后修饰分析和蛋白质网络构建，通过全面分析蛋白质表达水平、修饰状态及其相互作用网络的变化，精确识别出直接与中药成分发生交互的关键靶点，以及更广泛的生物学过程，为中医药研究提供了宝贵的线索，成为药物开发、疾病标记物筛选和生物功能理解的关键工具。

4. 代谢组学　专注于生物体代谢产物的整体分析，分为非靶向代谢组学及靶向代谢组学（包括脂质组学）。其通常采用气相色谱质谱联用法、液相色谱质谱联用法和核磁共振法等技术，结合主成分分析、偏最小二乘法判别分析及正交偏最小二乘法判别分析等统计方法，揭示生物体对内外环境变化的代谢反应，对疾病机制和药物效应评价至关重要。代谢组学通过对患者在接受特定中药干预前后的代谢谱进行比较，识别出与疾病状态改善或副作用出现相关的特定代谢标志物，揭示不同个体对同一中药反应差异的原因，从而实现更加个性化、安全有效的中医药治疗策略。

相关简要总结如表 11-2 所示。

表 11-2　多组学技术概况

类型	主要技术	特点	应用
基因组学	高通量测序技术，如 Illumina 测序、PacBio SMRT 测序、Oxford Nanopore 测序	提供静态遗传信息，鉴定基因变异和结构	研究中药材中活性成分的生物合成途径，个体遗传差异对中药反应的影响
转录组学	基因芯片、单分子测序、高通量测序技术	动态反映基因转录水平，监测基因剪接变异	明确中药干预后组织或细胞中转录情况；识别与中药疗效相关的生物标志物
蛋白质组学	双向蛋白电泳、同位素标记、蛋白质芯片、质谱分析	高通量、高灵敏度、高精确性，直接反映基因功能，检测蛋白质翻译后修饰	鉴定中药作用的关键蛋白质靶点；研究中药对蛋白质网络的影响
代谢组学	核磁共振、气相色谱质谱联用、液相色谱质谱联用	实时动态性、整体性、快速高效性、选择性高，反映生物体的即时生理状态	分析中药成分的代谢途径和代谢产物，评估中药对机体代谢的影响

第三节　中医药物质基础研究

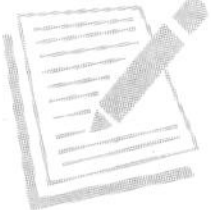

中医药物质基础研究的对象主要是中药及复方的化学组成、化合物的理化特性、中药代谢动力学规律及中药活性成分的发现等。

一、中药化学成分分析

中药治疗疾病的物质基础是其化学成分的组合，其不仅是各单味药化学成分简单加和的结果，而且是化学成分的综合作用体现。

（一）中药成分提取

中药化学成分分析样品的制备一般包括取样、粉碎、提取、分离纯化（精制）、浓缩和衍生化等步骤。在制备过程中可根据被测化学成分的性质、分析目的、分析方法及干扰成分的特性等条件来选择适宜的方法。选择的原则是最大限度地保留被测化学成分，除去干扰化学成分，浓缩被测化学成分至高于分析方法最小检测限定所需浓度。

（二）中药成分分析

1. 化学分析法 是指利用物质的化学反应为基础的分析技术，即利用特定的化学试剂与中药中特定的化学成分发生反应，产生特殊气味、发生颜色变化、生成沉淀或结晶等现象，进行定性鉴定。

2. 色谱法 包括液相色谱法和气相色谱法。液相色谱法是以液体为流动相，采用高压输液系统，将具有不同极性的单一溶剂或不同比例的混合溶剂、缓冲液等流动相泵入装有固定相的色谱柱，在柱内各成分被分离后，进入检测器进行检测，从而实现对试样的分析。气相色谱法主要用于测定中药挥发性组分的含量。将气化后的试样通过载气依次带入检测器，根据各组分浓度或质量变化转换成电信号变化，记录成色谱图，利用色谱峰保留值进行定性分析，利用峰面积或峰高进行定量分析。

3. 质谱法 是通过对样品离子的质量和强度的测定来进行定性定量及结构分析的一种分析方法。被分析的样品首先离子化，然后利用不同离子在电场或磁场中运动行为的不同得到质谱图。通过样品的质谱和相关信息，可以得到样品的定性和定量结果。

4. 色谱 – 质谱联用法 以色谱为分离系统，质谱为检测系统，使分离和鉴定连续完成，实现中药复杂混合物中化学成分的快速、微量的定性和定量分析。

5. 中药材成分研究新方法 如多维色谱法，利用不同性质固定相色谱柱的串联，能更好地分离中药的复杂成分。还有质谱成像技术，可实现快速准确定位质谱成像，既能用于化学成分在中药材或植物的定位，也能用于高通量监测中药多种组分在体内的代谢变化情况。与其他化学分析方法相比，质谱成像不需要复杂的提取分离过程，具有快速、灵敏度高、无标记、高通量等优点。

二、中药药物代谢动力学分析

中药药物代谢动力学简称中药药动学，是应用药物代谢动力学的基本原理，研究中药体内过程及动态变化规律的一门学科。单味中药或复方是一个含有多种成分的复杂体系，所含成分在给药后能被机体有效利用，是其在体内产生药效作用的物质前提。因此，阐明中药主要成分在生物体内的吸收、分布、代谢和排泄特征，对于揭示中药药效物质基础具有重要意义。

（一）中药药代动力学研究策略

由于中药化学成分的复杂性、中药药效的多样性、中医临床应用的辨证施治及配伍等中医药特色，使得中药药代动力学的研究思路有其特殊性，如证治药动学、中药胃肠药动学、药动学 –

药效学联合研究、多组分整合动力学是常用的研究策略。

以临床前药代动力学研究为例，其基本的研究流程是，选取模型实验动物，以适当的给药途径给予一定剂量中药，确定主要入血成分；再以入血成分为研究对象，结合生物样本前处理方法，开发生物样本分析技术，进行系统的方法学验证；然后以确定的方法测定中药给药后体循环中多种成分在各个取样时间点的血药浓度，分析血药浓度－时间关系，建立药动学模型，求算药动学参数；最后分析多种成分的体内药动学特征。

（二）生物样本前处理

中药药代动力学研究采集的生物样本通常是体液和组织器官，为提高分析灵敏度和准确度，降低基质干扰，生物样本需要进行提取、分离与富集等样品前处理。常规的处理方法主要有蛋白沉淀法、液－液萃取法和固相萃取法，还有微萃取法、微透析法和样本自动化前处理法。由于中药原型成分及代谢产物的复杂性等，研究人员需要针对具体生物样本和待测目标成分的理化性质系统地优化并选择适合的处理技术。

（三）中药体内代谢成分分析

中药给药后进入体循环的活性成分及其代谢物能够被实时追踪，即被有效地定性、定量分析，是了解其体内过程的前提，因此灵敏、可靠的生物样本分析技术，是开展中药药代动力学研究的关键。

目前，在中药药代动力学研究领域，大多数研究采用液相色谱与具有多反应监测功能的三重四极杆质谱联用技术，主要包括高效液相色谱－串联质谱、超高效液相色谱－串联质谱及超快速液相色谱－串联质谱。如具有多反应监测功能的三重四极杆质谱是中药定性鉴定和定量测定不可缺少的工具，而离子阱质谱的多级串联功能和四极杆－飞行时间质谱的高分辨及串联功能可为中药代谢物的结构表征提供重要信息。这些联用技术具有高灵敏度、高专属性、高稳定性和快速检测的特点，可实现对生物体内多达十几种甚至二十几种化合物成分的定量分析，在中药药代动力学研究领域得到广泛应用。

三、中药活性成分发现

中药活性成分是指中药及其中发挥作用的化学成分，即产生某种药效的全部活性物质的总和，也称为中药药效物质基础。中药活性成分研究是阐释中药整体功效及其作用本质的核心环节，是中药安全、有效和质量控制的重要基础，对揭示中药配伍的内在规律、发展中药配伍理论、有效研发中药新产品与指导临床应用有重要意义。常用研究方法如下。

（一）活性组分发现

基于活性组分筛选的方法主要是谱效关联发现技术，该技术对不同批次或不同组方的中药分别进行指纹图谱分析和药效评价，对指纹图谱与药效的差异进行相关性分析，从确有疗效的中药复方中发现具有配伍关系的成分组合，揭示中药的药效物质基础及药效物质间的相互作用规律。

谱效关系的研究过程：首先建立指纹图谱，并对指纹峰进行成分分析；然后建立药效评价模型，获得药效学数据；最后采用一定的数据处理方法将指纹峰与药效数据进行关联分析，建立谱－效模型。该方法的优势是可以体现中药复杂体系的整体药效，以及成分变化对药效的影响，弥补了传统研究模式中仅注重成分而忽视了药效的缺点。

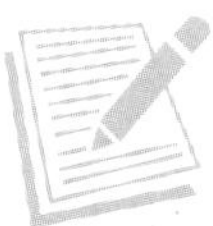

（二）活性单体发现

1. 活性导向分离技术 对于中药中蛋白质类、肽类、多糖类等生物大分子物质，通常采用多维色谱联用的手段，基于活性评价导向进行分离纯化和结构鉴定，这是中药物质基础研究的经典方法之一，但存在耗时费力、纯化制备量少等缺点。

2. 高通量筛选技术 该技术主要用于筛选小分子化合物，需要先建立中药样品组分库，然后用高通量筛选技术在此样品库中筛选活性成分。高通量筛选技术具有快速、灵敏和准确的特点，只需少量样品即可同时筛选多种成分，从而提高药物的生物利用度。

3. 靶向垂钓技术 以配体垂钓和靶标垂钓为代表的靶向垂钓技术，具有快速筛选功能与结构鉴定功能，适用于从多组分的体系中筛分出潜在的药物活性物质。

配体垂钓是指依托分子间的亲和作用，筛选出能够相互作用的配体与受体，再与液相色谱或质谱等现代有机分析手段联用，最终得到中药活性成分的一类分析方法。这些基于亲和力的筛选方法不仅可用于研究在生物系统中存在的多种相互作用对，例如受体－配体、抗原－抗体、抑制剂、激活剂及蛋白质间的相互作用，而且也能应用于众多类型的靶标，包括酶、受体、神经递质、转运蛋白、DNA 和任何其他生物大分子，甚至细胞膜和活细胞。常用的配体垂钓技术包括亲和超滤法、亲和磁性法、细胞膜色谱法、受体色谱法、基于表面等离子共振的生物分子相互作用分析法、毛细管电泳法及生物反应器法等。

药物靶标是指在体内通过键合的方式与药物结合而发挥药效作用的生物大分子，如蛋白质、酶、受体等。靶标垂钓是指通过对多种蛋白混合物进行筛分操作，捕获可能与药物活性物质发生特异性相互作用的靶标蛋白，再利用靶标蛋白作为诱饵，直接从复杂的中药样品中精准地垂钓活性成分的一种分析方法。分子探针技术是新药靶标发现和靶蛋白特异性识别的重要方法。

4. 基于配体 / 受体的虚拟筛选技术 虚拟筛选技术是指基于药物设计理论，借助计算机的计算能力和专业应用软件，从大量化合物中筛选出新的能够与靶点结合的活性化合物。虚拟筛选可以分为两类，分别是基于受体的虚拟筛选和基于配体的虚拟筛选。前者是指通过分析受体大蛋白靶点的结构和特征等信息，运用理论计算和分子模拟方法来筛选符合条件的化合物，其主要代表性技术是分子对接技术；后者是从小分子化合物出发，通过分析比对已知化合物和待测化合物之间的相似性来筛选出符合条件的活性化合物，其主要代表性技术是基于配体的药效团筛选。

第四节　中医药作用机制研究

随着现代科学技术的进步，对中医药作用机制的研究也逐渐深入，以期更科学地解释其疗效和作用机制。

一、网络药理学

网络药理学是一门跨学科的新兴研究领域，它结合了中医药学、系统生物学、生物信息学、网络科学等多个学科的知识和技术，揭示了中药多成分、多靶点、多途径的作用特点，以及中药复方成分与成分之间、成分与靶点之间、靶点与生物过程之间的复杂相互作用关系。

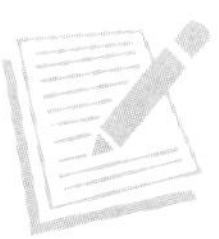

网络药理学的一般研究流程包括：①从文献、数据库和实验数据中提取药物、靶点、蛋白、毒性、副作用等多种要素；②将这些要素作为网络中的节点，通过计算节点之间的相互关系，构

建药物、基因、靶点与药物相互作用的网络；③在此基础上推测各要素间的相互关系，从而研究药物的药理学性质及相关机制等。

（一）网络药理学常用的中医药数据库

网络药理学研究涉及中药成分、靶点、通路、表型、证候、疾病等多种实体。本部分对近年来网络药理学相关数据库及分析平台进行简要介绍。

1. 中医药百科全书（ETCM） ETCM 中汇集了 403 味中药（产地、性味归经、适应证、所含成分、质量控制标准等）、3962 个中药复方（名称、剂型、组成、适应证、所含成分等）、7274 种中药化学成分、2266 种有效或预测的药物靶点，以及 3027 种相关疾病。ETCM 按照药味（酸、苦、甘、辛、咸）、药性（寒、热、温、凉、平）、归经（肺经和肝经等）将中药进行分类。

2. 证候关联的中医药整合数据库（SymMap） SymMap 收录了 1717 种中医症状，499 种中草药，19595 种药物成分，4302 种药物靶点、5235 种疾病、6638 种中草药 – 中医症状关联，2978 种中医症状 – 西医症状关联，48372 种中草药 – 药物成分关联，12107 种西医症状 – 疾病关联，29370 种药物成分 – 药物靶点关联和 7256 种基因 – 疾病关联。

3. 中药分子机制的生物信息学分析平台（BATMAN–TCM） BATMAN–TCM 的主要功能包括：①中药成分的靶点预测；②靶点的功能分析；③成分 – 靶点 – 通路 / 疾病的相互作用网络可视化；④多个中药的比较分析。BATMAN–TCM 利用“多成分 – 多靶点 – 多通路”的整合策略来揭示中药的作用机制。

4. 中医药综合数据库（TCMID） 是用于中药分子机制分析的中医药整合数据库。TCMID 由处方、药材、成分、靶点、药物和疾病六个数据字段组成，包含了 1588 个处方、1313 种中草药、5669 种中药成分及 3725 种药物成分的三维结构，可以自动建立化合物靶点和靶点疾病网络。

（二）网络药理学常用靶点相关数据库和蛋白相互作用数据库

1. 人类孟德尔遗传病在线数据库（OMIM） OMIM 收录了所有孟德尔遗传性疾病和超过 15000 种人类基因的相关信息，包括所有已知的遗传病、遗传决定的性状及其基因。

2. 药物靶点数据库（TTD） TTD 数据库收录了 34019 种药物、3101 个药物靶点。TTD 数据库中包含的已知药物结构和靶点信息可作为未知药物靶点预测的阳性对照数据集，通过化合物结构和功能相似性的比对，获得未知药物的候选靶点谱。

3. 基因信息数据库（GeneCards） GeneCards 数据库已收录并整理了 268549 个人类基因的数据，包括基因组、转录组、蛋白质组、遗传、临床、功能等信息。

4. 京都基因与基因组百科全书（KEGG） KEGG 是一个集成的数据库资源，分为系统信息、基因组信息、化学信息和健康信息，具有描述代谢途径、预测基因功能、获取基因组信息同源性识别及解析蛋白质和其他大分子相互作用等诸多功能。

5. 基因 / 蛋白相互作用关系数据库（STRING） STRING 数据库收集和整合已知和预测的大量生物蛋白质 – 蛋白质关联数据信息。

（三）网络药理学与组学整合分析

网络药理学在中医药研究中的应用存在一定局限性，主要包括数据积累不足、数据库不完善、数据研究质量参差不齐、预测核心靶点和通路富集结果相似等问题。包括转录组、蛋白组、代谢组在内的多组学分析涉及在单个实验中对多个生物分子（如 DNA、RNA、蛋白质和代谢物）

进行研究，从而提供了一个全面的生物标志物和机制视角，弥补了网络药理学的上述不足，具体包括以下几方面。

1. 全面的生物表型理解 网络药理学无法充分捕捉复杂的生物表型，尤其是在疾病状态下。多组学整合分析可以帮助研究者更全面地理解疾病的分子背景，包括基因表达、蛋白质功能和代谢途径的变化。

2. 机制揭示 虽然网络药理学可以预测药物与靶点之间的相互作用，但它可能无法完全揭示药物作用的所有潜在机制。多组学分析可以提供详细的分子变化数据，帮助揭示药物影响的更深层次机制。

3. 个体差异揭示 多组学分析可以揭示个体之间的差异，这对于理解药物在不同人群中的效果和副作用至关重要。结合网络药理学可以预测和解释这些差异，并帮助制定个性化治疗方案。

4. 药物－药物相互作用 多组学数据可以帮助识别药物可能影响的多个途径，这有助于预测复杂中药成分之间的相互作用。

5. 系统水平的整合 多组学提供了一种整合不同数据类型的方式，可以与网络药理学模型相结合，从系统水平上为中医药复杂作用提供一个连贯的视角。

6. 验证和精细化 多组学数据可以用来验证网络药理学模型的预测结果，并帮助精细调节网络模型，以提高其准确性和预测能力。

（四）网络药理学在中医药作用机制研究中的应用

1. 预测中医药作用的潜在靶点 从数据库中预测中医药成分对应的蛋白靶点和疾病相关靶点，对其取交集可得到中药治疗疾病的潜在靶点。

2. 预测与辨识中医药活性成分群 在中药化学成分分析技术的基础上，通过生物信息学手段，构建“成分－靶点”网络，对已经鉴定出的中药化学成分进行靶点和作用通路的预测分析，阐明中药复杂的体系。通过网络药理学确定中药的药效物质基础不仅能够对中药的活性成分进行筛选和鉴定，还可以为后续中医药创新药物研发提供候选物质。

3. 阐明中医药疾病治疗的作用机制 通过建立化学成分－靶点－信号通道－疾病多层次网络模型，可同时考察中药对多种信号通路的调节作用，系统揭示中药核心分子靶点和药效生物网络，解释其分子作用机制。

（五）网络药理学中医药研究案例

将近年来的相关研究进行梳理、归纳与总结，旨在通过具体的应用实例，帮助读者熟悉网络药理学在中医药现代化各个主要方面的研究思路和研究方法，并增强对基于网络分析的中医药科学内涵的认识。相关研究简要总结如表 11–3 所示。

表 11–3 典型网络药理学在中药复方研究中的应用

中药方剂	对应疾病	数据来源	研究方法	研究结论
六味地黄丸（LWDH）	—	数据库 drugCIPHER	通过 drugCIPHER 进行 LWDH 的靶点预测，基于“药物－靶点－通路－疾病”及蛋白质相互作用（PPI）的网络分析，分析结果的实验验证	网络分析结果表明 LWDH 主要作用于内分泌、免疫系统相关的通路，例如 PPAR 信号通路等，用于治疗骨质疏松症、关节炎等与阴虚证相关的疾病，且能够治疗食管癌、结肠癌等其他类型的疾病

续表

中药方剂	对应疾病	数据来源	研究方法	研究结论
桂枝芍药知母散（GSZD）	类风湿关节炎（RA）	数据库	“中药–通路/药理效应”网络，“药物–靶点”网络及“中心靶点–通路”网络分析；实验验证	GSZD可通过逆转炎症–免疫系统失衡和调节HDAC1-HSP90AA1-NFKB2-IKBKB-TNF-α信号来缓解RA症状
复方丹参滴丸（CDF）	心血管疾病（CVD）	数据库分子模拟	“化合物–靶点”网络、“化合物–通路”网络、“靶点–疾病”网络分析	CDF中一共有101个活性化合物，其中56个来自君药丹参，臣药三七中有29个活性分子，佐药冰片中仅有9个活性化合物，其他还有7个活性的。从靶点层面看，CDF通过靶点eNOS、CYP2C9、HSP90s、PPARα/γ和MIF抑制发炎并阻止炎症因子对血管和心肌的损伤
血府逐瘀汤（XZD）、瓜蒌薤白半夏汤（GXBD）	冠心病（CHD）	数据库	基于共同靶点关系的“化合物–化合物”网络构建及分析	作为CHD“同病异治”的中药方剂XZD和GXBD，从化学成分层面看，差异较大，但是从靶点层面看，相似性较高，两个方剂的共同靶点成药靶的可能性较大，包括NOS3、PTPN1、GABRA1等
玉屏风散（YPF）	免疫疾病	数据库	基于共同通路关系的“靶点–靶点”网络构建及其集群的功能倾向性分析	筛选出对免疫相关疾病贡献最大的网络中心性较高的靶点作为YPF潜在的治疗靶点，包括PRKCA、MAPK3、PRKACA等

二、中医药活性组分的靶点发现

中药药效物质和作用靶点不清晰是阻碍中药现代化与国际化发展的重要因素，用现代科学技术阐明中药活性成分的作用靶点是中医药研究的关键。随着化学蛋白质组学技术和计算机虚拟筛选等技术的进步，越来越多的方法被建立并用于中医药活性组分的靶点鉴定。

（一）基于标记法的靶点筛选

基于标记法的靶点筛选，即通过化学改造将中药活性成分改造成具有标记的探针，进而通过富集技术对靶蛋白进行鉴定。

1. 配体垂钓技术　配体垂钓是基于亲和色谱理论，运用靶点固定化技术建立起来的复杂体系筛选策略，即利用药物靶点与活性配体之间的相互作用，将活性配体从复杂的样品体系中“垂钓”出来。一般由靶点固定化（酶、细胞等）、亲和垂钓、配体洗脱与液相色谱–质谱联用4个部分组成。由于高选择性、高通量性的筛选优势，配体垂钓技术已广泛用于中医药活性成分筛选。配体垂钓技术可分为离线模式配体垂钓和在线模式配体垂钓。

亲和超滤法是离线模式配体垂钓的经典方法。通过将天然产物与目标受体共孵育，利用其相互作用充分结合，然后将配体–受体复合物通过一定孔径的半透膜，以此分离混合物中与受体相结合和未结合的部分；对结合的配体进行质谱分析，从而表征具有目标受体结合活性的分子。目前，该方法已被广泛用于从中药提取物中筛选与特定蛋白靶点相结合的小分子活性物质。

在线模式配体垂钓包括生物亲和色谱法和毛细管电泳法等。与离线模式相比，亲和分离和配体结构分析是同时进行的，自动化程度高，更为简便和灵敏。另外，亲和分离与分析的同步进行可以实现在线动态监测，获取中药组分与靶点的相互作用动力学参数。

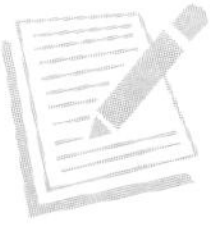

2. 活性蛋白质表达谱（activity-based protein profiling，ABPP）　ABPP是发现小分子药物

靶点的重要技术，可以在复杂的蛋白质组体系中直接获取某类蛋白质的活性功能信息。ABPP 的核心在于使用特定的活性分子探针来识别和标记具有特定生物活性的蛋白质，这些探针能够与蛋白质的活性位点特异性结合并进行共价修饰。通过这种方式，ABPP 能够在复杂的中医药组分样本中直接探测到目标蛋白的功能状态，而不仅是其表达水平。

3. 人类蛋白质组芯片 HuProt™20K 人类蛋白质组芯片有超过 2 万种人类全长蛋白质，覆盖 81% 的人类基因组 ORF 区。其提供了一个快速、系统性发现中药活性成分结合蛋白的技术平台，可通过生物信息学对潜在作用靶点进行分析，为中医药深入机制研究提供思路。

（二）基于非标记法的靶点筛选

基于非标记法的靶点筛选，即不需要对中药成分进行修饰，基于中药活性成分和靶点蛋白结合后会影响靶点蛋白的热稳定性、氧化速率等生物物理性质，实现中医药组分靶点的识别。

1. 细胞热位移分析（cellular thermal shift assay，CETSA） CETSA 是一种基于配体诱导的靶蛋白热力学稳定性改变原理进行药物靶点研究的方法。由于中药成分复杂且在临床上多以复方形式应用，很难对其进行全面分析，因此可以在药效剂量下进行体内 CETSA 实验，直接对其作用靶点进行研究。通过快速银染试剂盒发现差异条带蛋白，利用质谱等技术对可能与中药活性成分结合的蛋白进行鉴定。

2. 药物亲和反应的靶点稳定性（drug affinity responsive target stability，DARTS） DARTS 的原理为小分子配体与蛋白质结合后可增强该蛋白质的稳定性，通过质谱检测 SDS-PAGE 中的保护带，实现靶蛋白的鉴定。在中医药作用机制研究中，DARTS 既可以作为筛选药物靶点的手段，也可以进行中药活性成分作用靶点的验证。

（三）中药活性成分的直接靶点的验证

1. 表面等离子共振技术（surface plasmon resonance，SPR） 是一种基于光学、非标记的检测技术，可用于实时检测两个或更多分子间的结合作用。在中药靶点研究中，其最大的优点是可以获得药物 - 蛋白一对一的作用关系，但在低浓度、小分子样品的检测和药物在体内与非特异性蛋白分子结合的研究中存在一定的限制。

2. 生物膜层干涉技术（biolayer interferometry，BLI） 是基于光干涉原理的非标记技术，通过对光干涉信号的实时监测，BLI 技术能够广泛应用于生物分子相互作用的分析和快速检测。BLI 技术耐受粗样品的优势，更适于中药复方提取液等复杂粗放样品的药效物质识别与靶点互作机制的研究。

3. 微量热泳动技术（microscale thermophoresis，MST） MST 是一种实时监测在有温度梯度的环境中的分子定向泳动，用于表征获得生物分子发生结合的 KD 等参数，具有样品无须固定化、检测时间短、检测灵敏度高、操作方便简单等优点。MST 技术具有分析样品用量少的优势，所以更适合于微量中药样品的分析表征。

随着科技的进步，靶点鉴定技术也在不断发展，但不同技术具有不同的优缺点，在实际科研工作中需要根据实际情况灵活选用相应的靶点鉴定方法。目前，利用微流控技术、多组学技术、单细胞测序技术、CRISPR/Cas9（clustered regularly interspaced short palindromic repeats-associated protein 9）基因编辑技术、计算机反向找靶、人工智能和机器学习等手段有助于深度解析与发现中医药的活性组分及潜在靶点，为中医药的现代化发展提供理论依据。

三、中医药组分的分子机制

中医药组分的分子机制研究是指中医药组分在分子水平上的作用原理和生物化学过程。然而，由于中医药组分的多样性和中药与人体相互作用的复杂性，揭示中医药组分的相关分子机制仍然十分困难，涉及多层次、多靶点、多途径的作用模式和机体复杂的代谢过程。

（一）中医药组分作用机制特点

中医药组分作用机制涉及多个核心环节，具有独特的作用特点，主要体现在以下几个方面。

1. 化学体系多成分　中医药组分不是单一成分作用于疾病的某一个方面，而是强调多成分的整体性和协同作用，实现机体的整体调节，有助于恢复机体的平衡状态，从而治疗疾病。另外，中药成分往往能够根据机体的需要，双向调节生理功能，既可以促进也可以抑制特定的生物过程，以维持平衡。

2. 作用水平多层次　中医药组分可以从多个层面发挥调节作用，包括分子、细胞、组织、器官乃至整体生理和病理层面，影响整个生物网络，达到治疗疾病的目的。

3. 治疗效应多靶点　中医药组分可以针对多个生物分子靶点或多个通路发挥调控作用，是中药在临床实践中表现出广泛应用和良好疗效的关键。

（二）中医药组分作用机制研究方法

中医药组分多维药效作用的实现，得益于其成分的多样性和复杂性，以及中医药理论的整体观和辨证论治原则。单一通路研究难以诠释中医整体观念的治疗思想，而现代科学技术的发展为中医药组分的研究提供了新的工具和方法。

1. 多组学技术　基于高通量分析检测的基因组学、转录组学、蛋白质组学和代谢组学等多组学技术可在多个层面上解释分子的复杂性，用于全面了解健康与疾病的关系，解释中医药组分治疗疾病的分子机制。运用多组学整合研究，从多角度、多方面探索其作用机制，与中医整体观相一致，符合中医药的研究思路。目前多组学技术已在中医药组分作用机制研究中广泛应用，如利用代谢组学技术研究中医药组分对生物体代谢途径的影响，利用蛋白质组学技术研究中医药组分对蛋白质表达和功能的影响。

2. 系统生物学　系统生物学是在 20 世纪末提出的一种全新的生物学研究方法。传统的生物学研究通常关注单一基因或蛋白质的功能，而系统生物学则将研究范围扩大到细胞、组织、器官等生物系统的整体层面。目前，系统生物学研究涉及多个重要的生物过程，如细胞信号传导、基因表达调控、蛋白质相互作用网络等。研究方法包括分子生物学实验、数学建模、计算机模拟、生物信息学方法及统计学方法等，分别从整体药效层面、组织学层面、细胞层面、分子层面等多尺度、多维度研究生物系统。其中分子层面还包括基因的转录、翻译及翻译后修饰等多个不同环节。

3. 基因编辑技术　基因编辑技术是一项革命性的技术，允许研究者精确敲除、替换或插入特定基因，以深入探索基因的功能和调控机制。在中医药组分机制研究中，可用于基因导向的中医药组分作用机制研究，为中药机制的研究提供了更为精细和直接的实验手段。目前常见的基因编辑技术包括 CRISPR–Cas9、TALENs（transcription activator–like effector nucleases）和 ZFNs（zinc finger nucleases）。CRISPR–Cas9 系统因具有高效性、精确性和易于操作性，已被广泛用于基因功能研究。然而这项技术也存在一些挑战，如脱靶效应、基因编辑的效率和安全性问题，仍需要在

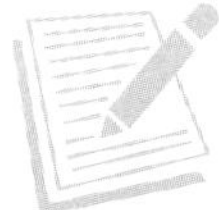

实际应用中进一步研究和改进。

4. 生物信息学技术 网络药理学通过预测潜在靶点，对药理学和生物信息学综合分析，实现药物在体内的过程以多成分 – 多靶点 – 多途径展现，已被广泛应用于中医药组分机制研究。将网络药理学、转录组学、蛋白质组学和代谢组学相结合，有可能为中药治疗疾病的复杂过程提供全面、系统的解析。另外，网络药理学与分子对接技术是现代药物研发中的重要工具，通过构建药物 – 靶点 – 通路的网络模型模拟药物与靶点之间的相互作用，揭示中医药组分的作用机制。

5. 病毒载体系统 病毒载体系统是一种用于基因传递和表达的生物技术工具。研究者可以将感兴趣的基因插入病毒载体中，然后将病毒载体导入细胞，基因在细胞内复制和表达，从而研究这些基因在细胞中的表达模式和功能，揭示中医药组分的作用机制。病毒载体系统的类型包括腺病毒载体（AdV）、腺相关病毒载体（AAV）、逆转录病毒载体（RV）及慢病毒载体（LV）。在使用病毒载体系统进行中医药组分的相关作用机制研究时，需要考虑载体选择、细胞类型、基因表达调控及安全性等因素，以确保研究的准确性和可靠性。

另外，中医药组分在体内外的机制研究中，常规技术手段还包括聚合酶链反应（polymerase chain reaction，PCR）、蛋白质免疫印迹（western blot，WB）、免疫共沉淀（immunoprecipitation，IP）、酵母双杂交（yeast two–hybrid，Y2H）、RNA 干扰（RNA interference，RNAi）及质粒转染（plasmid transfection）等。这些方法的应用有助于研究基因的功能和深入解析中医药组分的作用机制，为中药的现代化和国际化提供科学依据。

综上所述，中医药组分的作用机制具有化学体系多成分、作用水平多层次、治疗效应多靶点的特色，强调整体性和协同作用发挥药效。同时，现代科学方法的应用不仅为中医药组分的科学研究提供了强有力的工具，而且为揭开中医药的神秘面纱作出了重要贡献，其科学性和实用性得到了更广泛的认可。

思考题

1. 病证结合动物模型的优点及意义？
2. 总结分析实验动物与其他活体模式生物在科研领域应用的特点与局限。
3. 如何将常规的生物效应评价方法与系统性评价策略有效结合？
4. 简述中医药活性组分的靶点发现方法。
5. 简述中医药组分作用机制研究方法。

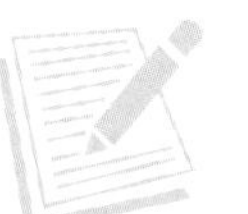

第十二章
中医交叉学科研究

扫一扫，查阅本章数字资源，含PPT、音视频、图片等

学科融合是未来科学发展的必然趋势，也是加速科技创新的重要驱动力。中医药创新发展亟须跨学科交叉研究予以推动。目前与中医学交叉的学科领域包括大数据挖掘、智能诊疗、生物信息学、大健康管理和人文医学等。

第一节　中医学与大数据挖掘

中医学是中国传统医学的重要组成部分，具有悠久的历史和丰富的理论体系。随着时代科技的快速发展，利用大数据挖掘技术对中医文献和临床研究中的数据进行挖掘将为研究中医文献知识、辅助中医临床决策提供重要帮助。

一、研究进展

大数据时代的崛起改变了信息和数据获取、分析和处理方式，给中医学研究带来了重要的机遇和挑战。在大数据研究中，每个个体的数据都得到全方位的记录，包括静态数据和动态数据。当数据量达到一定水平时，大数据能够全面地描绘其内在关系和涌现现象，这为医学研究提供了更全面、深入的理解和分析。通过有目的地对中医大数据进行分析和研究，并结合数据可视化技术，可以直观地揭示中医文献数据内涵。利用数据挖掘技术构建疾病的诊断、预测模型，可以辅助中医个性化诊断和制定中药智能化配方，这对解决中医领域难题、推动中医信息化发展具有重要意义。

（一）大数据挖掘在中医学中的应用

1. 标准化证候诊断　中医在症状、体征、证候分型中往往有各自的表述，将中医的症状、体征等证候构成元素及证候分型本身进行规范和统一，对于中医学的长远发展具有重要意义。通过应用大数据挖掘技术分析中医文献古籍和临床研究中的证候特征，总结证候分布特点，分析疾病常见证型组合规律，为疾病的中医辨证提供参考。例如，某研究对广泛性焦虑症的症状进行数据挖掘，提取证候要素，结合专家临床经验和中医基础理论，确定广泛性焦虑症有肝郁化火证、肾虚肝旺证、痰热扰心证、心脾两虚证、肝郁脾虚证、心肾不交证共 6 个证候，并制订广泛性焦虑症的中医证候诊断标准。

2. 推荐中药组方　利用大数据挖掘技术，可分析中医文献和临床研究中疾病的治疗方案及治疗效果，可以发现常用中药组合，推荐适合特定病情和个体特征的中药组方。这种个性化的中药推荐能够提高治疗的准确性和有效性，为患者提供更加精准的治疗方案。例如，某研究对李东垣

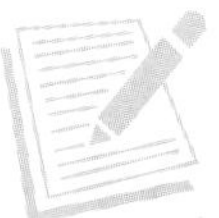

的脾胃方进行数据挖掘，发现当归、黄芪、升麻、柴胡常同时出现，提示补气升阳时可共同使用这四味药。

3. 构建中医专家系统　将中医文献和临床研究中的名老中医疾病诊治经验与大数据挖掘技术相结合，可以构建更加智能化、个性化的中医专家系统，同时也可挖掘临床实践辨证用药的规律，有助于从信息化角度传承和研究名医经验和中医医案，还可以帮助新医师快速积累临床经验，提升医疗服务的水平和效率。

（二）中医学与大数据挖掘的发展前景

大数据思维与中医思维都具有整体性、复杂性、开放性、关联性和层次性的特征，使得中医药更适合采用大数据技术进行研究和处理。为更好地融合大数据挖掘技术与中医学，大数据挖掘技术需要从扩展数据范围和改进算法两方面深入发展，例如采用多源数据融合的方式增加数据样本量，结合辨证论治原则设计算法模型改进挖掘算法，有利于提高中医药数据挖掘的效率和准确性，更好地支持个体化诊疗和治疗方案的制定，有利于推动中医药研究与现代科技深度融合，实现信息化应用，促进中医药的发展与创新。

二、研究思路与方法

中医学与大数据挖掘的主要研究思路是收集文献或临床中的数据，构建相关数据库，应用大数据挖掘技术进行深度分析，探索理 – 法 – 方 – 药的内在联系，从而提升中医临床诊疗水平、促进中医药的科学研究和传承创新。这一研究思路涉及多个关键步骤和方法，主要包括数据采集、数据清洗、数据挖掘和结果分析与模型构建。

（一）数据采集

文献研究和临床研究中数据采集要点包括 5 个方面：①文献检索和病历收集：文献检索需要选择合适的检索数据库，构建有效的检索式。常用的电子数据库包括中国知网、万方数据知识服务平台、维普中文期刊服务平台、中国生物医学文献数据库、PubMed 等。此外，为获取更全面的信息资源，也可结合手工检索古籍文献。病历收集需要选取临床上符合相关疾病诊断标准的病历。②文献和病历筛选：明确纳入与排除标准，规范评价与筛选方法。例如，文献筛选需要仔细阅读文献的摘要、关键词、目录或全文等方面，临床研究中研究对象需要签署知情同意书。③信息提取：提取文献或病历中涉及的病因、病机、治法、方药等信息，建立系统化的文献数据库。信息提取是数据采集的核心，确保提取的信息准确完整至关重要。④术语规范：统一内涵相同但表述不同的术语，以确保数据的一致性和准确性。例如参照国家标准《经穴名称与定位》对腧穴名称进行统一规范，参照《中医临床诊疗术语・证候部分》标准对中医证型名称进行统一规范，参照《中华人民共和国药典》和《中药学》对中药名称、功效和四气五味进行统一规范。⑤统计分析：应用统计分析方法和必要的数据挖掘技术，对提取的信息进行系统性的总结和深度分析，从而获取更深层次的理解，为研究提供科学支持。

（二）数据清洗

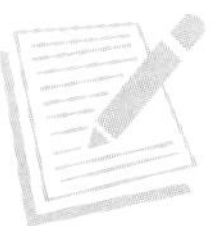

数据清洗是对原始数据进行检查、修正和完善的过程，旨在解决数据挖掘中可能出现的问题，以确保数据的准确性、完整性和一致性。清洗的主要目标包括排除数据中的缺失值、异常值和重复数据，统一数据格式、单位和标准，确保数据的质量、准确性和可信度，为后续数据分

析、建模和决策提供可靠的基础。例如，合并不同数据库中导出的文件，检查并修改目标文献标记方式，确保能够被相关数据分析软件识别，剔除重复数据。

（三）数据挖掘

数据挖掘是通过运用各种机器学习方法从大规模数据中挖掘出有用的信息、模式和关联性的过程。在中医文献和临床研究的数据分析中，数据挖掘可以帮助揭示中医证候、疾病模式、治疗方法等方面的规律，为中医临床实践和科学研究提供支持。机器学习方法包括无监督学习算法和监督学习算法。无监督学习算法包括相关性分析、关联规则分析、聚类分析、因子分析等；监督学习算法包括决策树算法、贝叶斯算法、Logistic 回归分析等。

1. 无监督学习算法

（1）相关性分析　相关性分析法是一种数理统计方法，主要用于研究随机变量之间的统计相关关系。它借鉴了统计学中相关性和回归分析的原理，旨在揭示不同变量之间的相关规律。在中医医疗数据分析中，相关性分析被广泛应用于确定医案中各要素之间的关联程度。通过计算相关系数或相关性指标，可以量化各要素之间的线性或非线性关系。这一方法有助于识别影响疾病发展或治疗效果的关键因素，从而为医疗决策提供科学依据。例如，运用相关性分析的方法分析中医体质类型与原发性骨质疏松症的关系，发现老年女性绝经后骨质疏松症患者与血瘀气郁体质密切相关，尽早干预偏颇体质能更好地预防骨质疏松症的发生发展。

（2）关联规则分析　关联规则分析从给定的事项中识别事物一起出现的模式，挖掘出事物特征之间满足一定支持度和置信度的关联现象。用于发现中医医疗数据中变量之间的关联关系，广泛应用于药物配伍、方证、药症等中医临床诊疗规律研究。在中医医案中，可以帮助分析证候、治法方药等之间的关系，有助于客观反映所研究疾病的发生发展规律。例如，对原发性高血压病中医证素、症状、舌象、脉象等分布规律及相关性进行研究，发现具有强关联关系的证素有 3 组，即脾、气虚、痰、湿，肝、肾、阴虚、阳亢，心、肾、精亏、气虚。

（3）聚类分析　聚类分析是一种将样本中的不同事物根据它们的性质进行比较并归类的方法，从而帮助理解大量数据中的规律性。在中医医疗数据分析中，聚类分析能够避免分类过程中可能存在的主观因素。通过将观察对象按照其特征进行分类，有助于发现其中的内在规律，有助于发现潜在的疾病亚型、病情发展模式和对治疗响应较为一致的群体。例如运用聚类方法研究高血压病中医证候类型，将高血压的中医证候分为 7 类，依次为痰湿壅盛证、阴阳两虚证、气虚血瘀证、肝火亢盛证、中气不足证、阴虚阳亢证、肾阳不足证，其中痰湿壅盛证在所调查患者中占比最高，肾阳不足证所占比例最低。

（4）因子分析　因子分析又称为因素分析，用于发现存在于可观测变量中的潜在因子。这些潜在因子无法直接观察到，但它们影响或支配着可观测变量。在中医医疗数据分析中，因子分析被用来揭示隐藏的因素或变量。通过观察多个观测变量之间的共同变化，因子分析可以将它们归纳为更少的潜在因素，从而简化数据集并提供更深入的理解。利用此方法可以分析医家的处方规律和常用药物组合。例如，运用因子分析探讨失眠症中医证候要素的分布规律，发现其涉及的病性类证候要素分别为火热、血虚、气滞、阴虚、痰湿、气虚、血瘀，病位类要素为肝、心、肾、脾。

2. 监督学习算法

（1）决策树算法　决策树算法是一种常用于分类和回归分析的机器学习算法。其将众多样本的属性进行解析和归纳，最终形成一种类似于流程图的树型结构；每个内部节点代表一个属性判

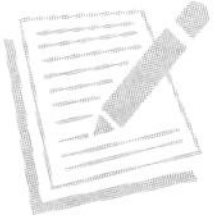

断，每个分支代表一个属性的取值，而每个叶节点则对应着一个类别标签或者数值输出。通过对输入数据逐步进行属性判断，最终到达叶节点，决策树就能够对数据进行分类或回归预测。常见算法有 CHAID、C5.0、CART、QUEST 等，其中 CART 算法还可以对分类进行“剪枝”，从而更为准确地进行数据分类。例如，应用决策树算法分析胃食管反流病的辨证规律，发现无舌有裂纹、无咽堵、无大便溏薄、后背痛可诊断为郁热阴伤证。

（2）*贝叶斯算法*　朴素贝叶斯算法是一种基于贝叶斯定理的统计学算法，用于进行概率推断和分类，解决复杂不确定性的问题。贝叶斯网络充分考虑各个特征间的关联性，更全面地表示和推理变量之间的概率关系。例如，运用贝叶斯网络研究疾病与证素的关系，可将双相抑郁的中医证型分为心胃蕴热证、心脾两虚证、心肾不交证、肝郁血虚证、心气虚证、肝胆湿热证共 6 种证型。

（3）*Logistic 回归分析*　Logistic 回归分析是用于处理分类问题的线性回归分析方法，常用于预测二分类变量的概率。将一个或多个自变量与一个二分类的因变量相关联，分析一件事情是否发生跟其他自变量的关系。例如，使用 Logistic 回归技术分析中医证素与中医证型之间的关系，提示脘腹胀满、口干苦、食欲不振、舌有裂纹、脉细数时辨为郁热阴伤证的可能性大，即患者出现上述证素时，较大可能属于郁热阴伤证。

（四）结果分析与模型构建

将中医文献和临床研究中挖掘到的数据加以分析，能够得出辨证规律和用药规律。这些规律构成了针对特定中医临床问题或药物研发的模型和算法。为了验证这些模型和算法的有效性和准确性，可以进行临床试验设计和中药药效评价等实验研究。这样的研究工作为中医临床实践和药物研发提供了科学依据和指导，促进了中医学的发展。

三、研究范例——稳定型心绞痛

稳定型心绞痛是在冠状动脉严重狭窄的基础上，因心肌负荷增加引起心肌急剧的、短暂的缺血缺氧临床综合征，属于中医学“胸痹心痛”的范畴。主要病机为胸阳不振，阴寒痹阻心脉。目前西医学对这类疾病尚缺乏有效的治疗手段，且预后多不佳，病情易反复。中医药以其整体观念和辨证论治理论的优势在心血管疾病的防治中发挥着重要作用。因此，收集和整理治疗稳定型心绞痛的临床医案，运用数据挖掘技术对稳定型心绞痛的选方用药规律进行挖掘分析对临床治疗意义重大。

（一）数据挖掘

以“稳定性心绞痛”“稳定型心绞痛”等为检索词构建检索式，检索中国知识资源总库、万方数据知识服务平台、维普资讯中文期刊服务平台、中国生物医学文献数据库等有关稳定型心绞痛的临床研究文献，获取治疗稳定型心绞痛的名医验案及处方。严格规范纳入标准和排除标准，如医案中药处方药物完整地予以纳入，包含加减方的验案只保留初诊方，重复发表的文献仅纳入其中 1 篇，排除服药治疗后症状无明显改善的医案等。经纳入与排除标准筛选后得到文献 105 篇，包含处方 111 个，涉及中药 123 味。将方药录入并建立数据库，根据 2020 年版《中国药典》和《中药学》对中药名称进行规范，并规范中药性味归经及功效分类。例如，将“炮附子”“炮附片”统一规范为“附子”，将“山萸肉”规范为“山茱萸”，将“广郁金”规范为“郁金”。运用关联规则分析、聚类分析、因子分析等方法，获取组方的常用药物及其性味归经、药对、关联

组合、核心组方等。

（二）结果分析

1. 关联规则分析　对高频药物进行关联规则分析，发现支持度最高的 2 项药为“川芎 – 当归”, 3 项药对为“红花 – 桃仁 – 川芎”, 4 项药对为“当归 – 桃仁 – 红花 – 川芎”, 5 项药对为“当归 – 桃仁 – 赤芍 – 红花 – 川芎”。关联规则分析发现治疗稳定型心绞痛医案中多选用理气药纠正人体气血的瘀滞，用药规律与中医基础理论中“气为血之帅，气行则血行”的观点不谋而合，进一步说明稳定型心绞痛治疗以理气通滞、活血化瘀为要。

2. 聚类分析　对高频药物进行聚类分析得到 4 个药物核心组合，包括瓜蒌、薤白、半夏、桂枝、陈皮、茯苓、白术；人参、香附、枳实、甘草、郁金；三七、延胡索、水蛭、丹参、葛根、山楂、黄芪、党参、麦冬；柴胡、枳壳、桔梗、川芎、赤芍、红花、桃仁、当归、地黄。聚类分析发现这些药物组合注重化痰降浊、活血化瘀、益气通脉。痰浊是稳定型心绞痛反复发作的重要病理因素，常和瘀血共同致病，气虚也是导致稳定型心绞痛发生的重要因素。这些组方用药规律提示化痰降浊、益气通脉之法是现代中医治疗稳定型心绞痛的重要思想。

第二节　中医学与智能诊疗

多学科交叉发展是指两个或多个不同学科领域的知识、理论和方法相互融合。中医与人工智能技术的融合为中医传承与发展提供了新的契机。中医临床诊疗通过人工智能技术辅助可提高诊疗的准确性和效率，提供更加丰富及系统的中医资源。

一、研究进展

人工智能是研究、开发用于模拟、延伸和扩展人的智能的理论、方法、技术及应用系统的一门新的技术科学，广泛应用于医疗、金融、交通、教育、工业等各个领域。其在医疗领域的应用涵盖多个方面，如辅助诊断、治疗、药物研发和临床试验等。中医学与人工智能相结合具有独特作用，一方面，中医学的独特理论和方法为智能诊疗提供了丰富的资源和应用场景；另一方面，智能诊疗的先进技术为中医学的现代化和国际化提供了有力支持。两者的结合不仅有助于提高中医诊疗的效率和准确性，还有助于推动中医学的传承创新。

（一）中医诊断学与智能诊疗

中医诊断学是根据中医学的理论，研究诊察病情、判断病种、辨别证候的一门学科。中医诊断学与智能诊疗的关系主要体现在望、闻、问、切四个方面，中医的整体观念和辨证论治的诊断理念与人工智能有机结合，可使临床诊断更具有系统性和科学性。

1. 人工智能在望诊中的应用　望诊主要通过观察患者的神、色、形、态、舌象、络脉、皮肤、五官九窍等情况以及排泄物、分泌物的形、色、质、量等，了解患者的健康或疾病状态，为进一步的治疗提供有价值的参考。人工智能在中医望诊中的应用主要体现在图像识别和处理技术上，尤以望面和望舌的相关研究最为深入，主要可以通过深度学习、图像识别等技术，对患者的面色、舌苔等图像进行综合性自动分析和识别，从而帮助医生快速准确地判断患者的体质和病情。人工智能可根据患者的面色和舌象进行分析，判断其气血是否充盈，从而推断出脏腑功能和病情轻重。此外，人工智能还可以通过自然语言处理等技术，对患者的语音、语调等进行分析，

从而推断出其情绪状态、心理状态等。但是，人工智能望诊仍然与真正的临床要求存在较大差距，如图像数据的角度、光源的强度，而真实世界下光源多变。因此，如何使人工智能算法适应复杂多变的环境仍需进一步探索研究。

2. 人工智能在闻诊中的应用 闻诊主要是医生通过听觉和嗅觉来感知患者发出的声音、身体及排泄物发出的气味，从而推断疾病的种类和程度。在闻诊的研究中，主要采用的研究方法有空气动力学法、频谱分析法等。人工智能闻诊系统主要是通过专门的传感器和仪器将收集的数据进行预处理后，消除噪声和其他干扰因素，运用神经网络或气体传染期阵列对数据进行特征提取，包括声音的频率、音调、音色等特征，以识别气味中的特定成分。气味主要是气体中的分子作用于受体产生的一种刺激过程，其特征可以通过直接顶空分析、红外光谱、气相－液相色谱分析等方法对气体中的刺激性分子判别。目前，中医电子鼻技术的稳定性和灵敏度得到一定发展，可以识别 2 型糖尿病患者口腔中气味以判断其虚实；在胃部疾病及外感疾病中也得到了较好发展。然而人工智能闻诊中使用的采集仪器规格尚不统一，采集环境要求较高，难以量化，且气味特征图谱知识库不全面，临床应用尚有待研究。

3. 人工智能在问诊中的应用 问诊也是中医诊断中不可或缺的一部分。通过医生与患者进行详细的交流和询问，了解患者的病情、病史、症状、体征、生活习惯、情绪状态等信息，从而初步判断疾病的性质、病位、病因和病情轻重等。人工智能问诊较其他中医诊断手段发展较早，如基于极值随机森林算法、极限学习机算法的慢性胃炎中医问诊模型，基于隐结构的启发式双重爬山算法中医脾系病问诊模型等。自然语言处理技术是人工智能问诊系统的核心之一，能够理解和分析患者输入的文本或语言信息，提取关键的症状和病史信息。通过自然语言处理，系统可将患者的描述转化为结构化的数据，便于后续的分析和诊断。另外，人工智能问诊系统通过持续学习和优化可提高自身的诊断能力。系统从中学习新的知识和模式，更新和优化自身的模型和算法，从而提高诊断的准确性，更好地适应临床需求。

4. 人工智能在切诊中的应用 切诊包括脉诊和按诊两个方面。医者运用手和指目的感觉，对患者体表某些部位进行触摸按压，同时，医生还需要结合望、闻、问等其他三诊，综合判断患者的病情，以制定出最适合的治疗方案。人工智能切诊主要涉及对患者脉象的感知和分析，医者可使用传感技术来模拟切脉过程，将脉象感受器贴合在患者的脉搏部位，通过压力传感器、振动传感器等多种传感器来捕捉脉象信号；信号经过滤波、去噪、特征提取等步骤的处理和分析可以得到较多有价值的信息。通过对大量脉象数据的训练和学习，使其能够识别出与不同疾病或体质相关的脉象特征。

（二）人工智能在中医治疗中的应用

中医治疗强调因人制宜的治疗原则，人工智能在中医治疗中的应用逐渐深入并扩展，其涉及领域广泛，从数据挖掘到健康管理等多个方面都有人工智能技术参与。人工智能在中医治疗中发挥的作用主要依靠基于数据挖掘的治疗经验，指导“辨病”和“辨证”，并以临床疗效作为最终导向。在鉴别中药材、中药毒性预警及中药性味筛选等方面，深度学习分类方法均发挥了重要作用，可加深医者对中药功效的认识，辅助临床药物配伍和应用。深度学习具有拟合和泛化功能，对复合方组成规律、处方及功效进行对应分析，有助于中医的传承和创新。在新型冠状病毒疫情中，借助基于网络的模型、基于结构的方法及深度学习三种人工智能技术，将分子生物学、实验室研究、临床试验及真实世界的数据等有机结合，从而能够更深入地探索药物治疗疾病的潜力，缩短药物研发周期并降低开发成本。中国中医科学院中医药数据中心进一步研发中医智能处方推

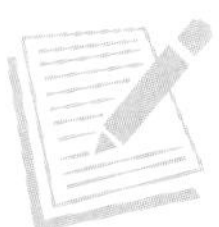

荐系统，建立新型冠状病毒疫情诊疗专题知识库，协助医生在中医辨证论治时对患者病－症－证的关系进行准确判断，并智能推送适合病证的中成药、中草药、名医医案及适宜技术等，为医生提供中医药治疗辅助开方功能，提高一线人员工作效率。

（三）人工智能在中医诊疗中的展望

中医智能辨证系统可与中医的望、闻、问、切理论进一步结合，研发出一种综合性的，适用于整体观念的智能诊疗系统。此外，应提高诊断结果的可信度，扩充中医智能辨证系统内四诊的数据量，统一数据推理方法，提高中医智能诊断推断结果的可解释性。舌诊仪和脉诊仪在人工智能诊疗方面的关键技术应进一步突破，如提高四诊合参与患者信息的联系性及中医诊断获取的数据质量。数据处理分析技术应进一步完善。中医诊疗数据存在大量的定性信息，这类信息需要语言处理技术进行有效甄别。对信息的分析方法应深入剖析其本质与规律，从而提高中医临床诊疗的科学性。

二、研究思路与方法

目前中医学与智能诊疗尚无统一的研究思路与方法，研究较为广泛的思路与方法分为以下三个方面。

（一）数据收集和整理

1. 数据收集　包括中医文献、病历、诊断信息、治疗方案、药材药性、方剂配伍等。数据收集要确保来源的权威性和准确性，以确保数据库的质量。

2. 数据预处理　原始数据进行预处理，包括数据清洗、格式转换和标准化。例如，病历数据需去除冗余信息，统一格式，将文字描述转化为可计算的数值或分类。

3. 数据标注　对需要机器学习和深度学习的数据部分进行标注。例如，对于中医诊断的图像数据由专业的中医师进行标注，指出图像中的病灶或异常。

4. 数据库设计　设计数据库结构，包括数据表、字段、索引等，以便高效地存储和查询数据。同时，需要考虑数据的安全性和隐私保护。

5. 数据存储　将预处理和标注后的数据存储于数据库中，根据数据的特性和使用需求选择关系型数据库或非关系型数据库。

6. 数据库维护　数据库建立后，进行定期的维护和更新，包括数据的备份、恢复、优化及新增数据的导入等。

（二）数据挖掘与分析

1. 关联规则分析　这是中医数据挖掘中较为常用的方法之一。通过关联规则分析，可以发现在同一疾病或处方中出现的不同药材、症状或治疗方法之间的相关性。例如，分析哪些药材组合在治疗某种疾病时具有更好的效果，或者哪些症状组合更常见于某种疾病。这种分析方式有助于揭示隐藏在大量数据中的潜在规律和模式。

2. 聚类分析　这是一种将相似的对象或数据点分组的方法。在中医领域，聚类分析可以用于将具有相似症状或疾病特征的患者分为不同的类别，从而更好地了解他们的疾病特点和治疗需求。此外，聚类分析还可以用于药材或处方的分类，以便更准确地了解治疗效果和适用范围。

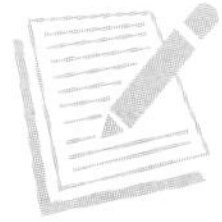

3. 决策树和随机森林算法　机器学习算法可用于构建预测模型，根据患者的症状、体质和其

他因素预测其可能的疾病类型或治疗效果。通过训练模型，中医人工智能可以学习并模仿专家的诊断思路和治疗方案，从而提高诊断的准确性和治疗的个性化程度。

4. 神经网络和深度学习 该方法适用于处理复杂和非线性的数据关系。在中医领域，可以用于从大量的病例数据中学习疾病的发病机制和演化规律，以及药物作用的机理。通过深度学习，中医人工智能可以逐渐提高其对复杂病例的诊断能力和治疗方案的优化能力。

5. 文本挖掘 通过文本挖掘技术，可以从这些文献中提取出与特定疾病、药材或治疗方法相关的信息，以为临床决策提供支持。此外，文本挖掘还可以用于分析中医术语和概念之间的关联和演变，从而更深入地理解中医理论。

（三）模型构建与优化

1. 特征提取与选择 从预处理后的数据中提取出与中医诊断和治疗相关的特征。这些特征可以是症状、舌象、脉象等客观指标，也可以是医生的经验性判断。通过特征选择，可以筛选出对模型性能影响最大的特征。

2. 选择合适的算法 根据问题的性质和数据的特点，选择合适的机器学习或深度学习算法。例如，对于分类问题，可以选择支持向量机、随机森林等算法；对于序列预测问题，可以选择循环神经网络或长短期记忆网络等算法。

3. 模型训练与验证 使用提取的特征和选择的算法构建模型，并使用一部分数据进行训练。然后，使用另一部分数据进行验证，以评估模型的性能。

4. 算法优化 根据验证结果，对算法进行调整和优化，以提高模型的准确性和泛化能力。这包括调整模型的参数、更换更合适的算法等。

5. 特征优化 进一步分析和优化特征，加入新的特征或删除对模型性能贡献较少的特征。同时，对特征进行变换或编码，以提高其表达能力。

6. 集成学习 通过集成多个模型的预测结果提高整体性能。例如，可以使用 Bagging、Boosting 等集成学习方法，将多个模型的预测结果进行加权平均，以得到更准确的预测结果。

7. 持续学习与更新 对新数据不断收集并对模型持续学习和更新，以保持模型的时效性和准确性，使其适应不断变化的中医临床环境。

三、研究范例——中医面色提取和识别

卷积神经网络是一种特殊的神经网络架构，主要用于处理网结构数据，特别是在图像和视频识别、分类及相关的视觉识别任务中，作用较为突出。卷积神经网络中关于中医面色提取和识别的研究为中医面诊的现代化和标准化提供了新的思路和方法。

（一）人脸集的获取与预处理

数据集分为常色人脸集与病色人脸集。病色人脸集来源于真实拍摄的患者人脸，常色人脸集来源于网络，通过爬虫算法爬取公开的证件照，对每张图片采取标准化与归一化处理，采用 Gamma 矫正对图像的色调进行调整，加大图像中颜色深浅敏感的对比度。

（二）人脸定位与感兴趣区域提取

采用 opencv 框架实现人脸检测与剪裁，将人脸从原图像中提取出来，从而避免人脸以外区域的特征影响目标区域。对面色的分类分为整体面色分类与局部面色分类，将剪裁出的人脸图像

变换成 128×128 像素的图像，作为整体面色分类的目标图片；局部面色分类的对象为人脸的 8 个感兴趣区域，对 8 个区域的人脸采用 opencv 框架法进行 68 个特征点定位，参考中医同身寸概念，提出感兴趣区域共识。

（三）面色分类

采用 3 种机器学习方法对目标图片进行分类。试验数据分训练集与测试集，测试集固定位 292 张，其中常色人脸集 180 张，青色人脸集 15 张，赤色人脸集 35 张，白色人脸集 32 张，黑色人脸集 30 张。训练集分为 2 批，第 1 批为 550 张，第 2 批为 1230 张，第 2 批在第 1 批训练集的基础上采用随机剪裁去除及左右对换的方式进一步将数据增强训练。

（四）卷积神经网络

本研究为基于 Tensor Flow 框架实现卷积神经网络对人脸面色进行分类。定义两层卷积层进行特征提取，卷积核尺寸为 3×3，3 个颜色通道，16 个不同的卷积核，使用 Re LU 激活函数，进行非线性处理，采用 2 次步长为 3×3 的尺寸进行最大池化操作。定义两层全连接层，设置 128 个隐含节点。最后，定义 softmax 层获取最后的概率输出结果。定义的损失函数为 cross entropy，学习速率为 0.0001。

（五）支持向量机

将样本数据映射到一个高维空间，通过求解一个具有最大间隔的超平面将样本数据分开。当样本点无法完全分开时，则加入一个松弛变量以便实现样本点的划分。

（六）聚类

采用 K–means 聚类，根据训练集途径将图像循环读入列表，对每张图片进行区间分割并对每个区间提取像素值，对获取的数据进行降维向量化。设定 K–means 的类别个数为 6，即青、赤、黄、白、黑、正常，识别整体和局部面色的准确率。

第三节　中医学与生物信息学

生物信息学能够对生物分子的结构、序列、功能及相互作用关系进行探究，运用基因组学、蛋白质组学等现代先进科技手段分析中医理论、方药的物质基础、作用机制、配伍规律、优化组分结构等关键问题。利用生物信息学技术还可构建疾病的基因网络，识别相应的功能模块，筛选疾病的潜在生物标志物并筛选可能的小分子药物，预测中药及复方的分子靶点，探讨其作用机制，促进中医药的多层面研究。

一、研究进展

生物信息学是一门新兴学科，诞生和发展最早可以追溯到 20 世纪 60 年代。其主要研究生物信息的采集、处理、存储、传播、分析和解释，综合利用应用数学、信息学、统计学和计算机科学的方法来解析数据，获得基因组、蛋白质、代谢等方面的信息。近年来，随着数学、信息学、统计学和计算机科学等的发展，生物信息学的应用越来越广泛，包括农学、环保、公共卫生、中医药研究等方面。

（一）生物信息学在医学领域价值分析

生物信息学作为一门集生命科学、计算机科学和数学等多学科为一体的交叉学科，能够对全面系统认识生命的本质有巨大帮助。现阶段，生物信息学主要在基因组序列信息提取和分析、基因分子结构知识的模拟、药物设计和生物信息的技术与方法研究三个方面取得了一定的成果，渐渐成为新世纪医学研究的热点之一。到目前为止，生物信息学运用现代网络技术已经集成融合了基数庞大的生物信息，对于推动未来医学的发展意义重大。

（二）生物信息学在中医药研究中的意义

1. 阐明中医理论的本质和内涵 生物信息学虽然是一种微观层次的生物信息分子研究方法，但其运用的动态分析方法和计算机信息处理方法都有着独特的优势，而且其与中医的整体观念有着许多相似之处，能够实现良好的结合。

生物信息学在中医学研究中可以通过以下方式阐释其内涵：一是利用生物信息学的理论和方法来解析中医的理论体系，包括中医理论的实质、中药的作用机理等；二是通过分析基因组数据，理解疾病的发生机制，从而预测更有效的治疗方法；三是利用生物信息学的手段，例如蛋白互作、靶点分析、组学技术、序列分析、基因注释、蛋白质结构预测等，分析中药复方及其有效成分的作用靶点及相关通路，为临床药物开发及中医药的推广提供理论依据。

总之，生物信息学在中医研究中的应用主要是通过对大量的中医药相关生物信息数据进行科学的分析、特征提取和规律探索，逐步揭示中医理论的本质和内涵，从而推动中医学的发展和现代化。

2. 中医临床试验设计与分析 生物信息学方法可以用于中医药临床试验的设计和优化，确保试验的科学性和可行性。同时，可以通过统计学方法对临床试验数据进行处理和分析，评价中医药治疗效果和安全性，为中医药临床决策提供科学依据。生物信息学与中医学的深度融合将继续推动中医学在现代诊疗体系中扮演更加重要的角色。这种融合不仅促进了病理学研究和药物开发的进步，还开辟了中西医结合的新途径。

总之，生物信息学为中医研究提供了一种全新的视角和方法论，有助于深化我们对中医理论的理解，提高中医临床治疗的精准度和有效性，同时也为中药的研究和开发提供了新的思路和方法。

二、研究思路与方法

生物信息学可对生物样本进行系统性研究，并将基因组学、转录组学、蛋白质组学、代谢组学、免疫组学等多组学的数据集加以整合分析，得出各组学与疾病之间的关联性。生物信息学技术在中医药研究中广泛应用，其研究思路和方法主要有以下三个方面。

（一）生物信息学在中医基本理论研究中的应用

中医学的特色是天人合一、整体协调、辨证论治，单一的研究手段往往难以深入研究其理论实质。而生物信息学作为现代科学技术发展的产物，能够较全面地采集、存储、传递、检索、分析和解读生物信息，从而更深入全面地了解各种生物过程。例如，通过生物信息学技术可以研究中医“同病异治”“异病同治”的实质。利用代谢组学、蛋白组学、基因组学等生物信息学技术，从分子层面解释“痰湿”的微观基础，表明“痰湿”存在氨基酸代谢、脂质代谢、胆汁酸代谢、

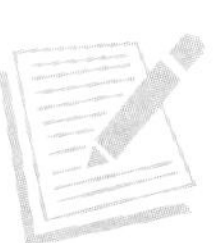

氧化应激、磷脂代谢、碳水化合物代谢及能量代谢的紊乱。通过对高血压病的痰湿壅盛证和支气管哮喘的痰湿内阻证患者的血浆代谢组学研究，发现其病理机制均涉及糖类、脂肪、氨基酸、维生素等物质代谢，为中医"异病同治"提供了理论依据。

再如，同为慢性乙型肝炎，肝胆湿热证与脾胃湿热证之间虽有湿热共性，但是存在客观差异。对慢性乙型肝炎的肝胆湿热证与脾胃湿热证从差异表达蛋白进行生物信息学分析，发现人癌胚抗原相关细胞黏附分子 1（CEACAM1）、基质细胞衍生因子 1（SDF-1）、胰岛素样生长因子 1（IGF-1）是二者主要差异表达蛋白；慢性乙型肝炎肝胆湿热与脾胃湿热证候差异的生物学机制可能与 NF-κB 信号通路介导的氧化应激反应等有关。可见在同一种疾病中，不同的中医证型会有表达蛋白的差异，为中医"同病异治"提供了理论依据。

（二）生物信息学在中医证候研究中的应用

辨证论治是中医的特色之一，寻找证候的内在规律，进行证候客观化、定量化、规范化研究是中医现代化研究的难点之一。中医证候往往难以用单一指标来表示，某一微观指标的改变往往难以辨别是证的特征性结果，还是病的普遍影响。随着生物信息技术的发展，通过差异基因、蛋白质组学、代谢组学等分析得出的不同证候的物质基础，能够在一定程度上实现宏观和微观的融合，一方面可加深对中医证候实质的认识，另一方面可为证候客观化、证候疗效的评价提供一定的依据。

例如，通过生物信息学的方法研究气滞血瘀证可能的生物学基础与发生机制，结果表明，在生物过程方面，气滞血瘀证相关基因主要与细胞对环状化合物的反应，对转录、神经元凋亡基因表达的负性调控以及炎症反应相关；在细胞组成方面，气滞血瘀证相关基因主要与蛋白复合物、核质、细胞表面相关；在分子功能方面，气滞血瘀证相关基因主要与可识别蛋白结合、酶结合、转录调控区域的基因结合等相关。可见中医的证候是机体的综合反应，生物信息学可帮助深入理解中医证候的分子基础，探索中医证候与生物分子网络之间的关联，揭示证候的生物学基础。

（三）生物信息学在中医方药研究中的应用

中医方药在作用机制和功能上，主要通过与神经－内分泌－免疫网络等相关蛋白质相互作用影响人体生理状态，从而起到治疗疾病的作用，这使得中医药学与生物信息学有着密切的关联。生物信息学的应用不仅限于分析中医复方、单味药及中药单体的物质基础和作用机制，还涉及功效、归经、配伍规律和优化组分结构等研究方向。

1. 方药的作用机制　中药复方研究通常以临床验证疗效确切的经典方及传统工艺为起点，应用现代研究方法和手段，进行全方位的临床观察。在这个过程中，可以利用生物信息学的方法来研究并建立其化学成分库和复方有效组分库，这有助于提高中药研发的质量。通过网络药理学及生物信息学相关数据库获取疾病基因，借助数据库获得中药主要活性成分及相应靶点，筛选中药－疾病的交集基因作为两者的共同靶点，并构建"中药－成分－靶点－疾病"网络，探讨中药治疗疾病的分子作用机制。如通过生物信息学结合体内实验探讨黄芪治疗局灶节段性肾小球硬化的分子作用机制，表明黄芪可能主要通过槲皮素、山柰酚、甜菜碱、黄芪甲苷等主要成分调节免疫－炎症和自噬－凋亡相关通路治疗局灶节段性肾小球硬化症。

采用生物信息学技术中的相关方法，分析中药复方所含中药成分的相关基因富集性、信号通路富集性及病种富集性，进而阐明中药复方的作用机制。如研究发现柴芩承气汤在急性胰腺炎的治疗中可能通过清除炎症因子、预防发生炎症反应综合征及改善肠道动力功能而起到预防多脏器

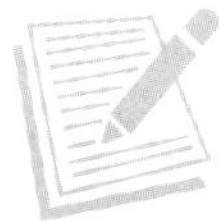

功能衰竭的作用。

2. 生物信息学对中药药性的研究　“四气五味”理论是传统中药学的核心理论之一，其中“四气”是中药寒、热、温、凉四种特性。中药的多靶点效应及其与机体相互作用后的复杂作用效应，使得对中药药性实质的研究具有一定的挑战性。生物信息学的不断发展，使得生物学因素与实验手段形成了一个前所未有的融合，从关系 – 网络 – 功能的角度深入探索中药药性多靶点作用的内在机制成为可能。利用生物信息学可以较好地阐释中药四气对各种相应证候的“多靶点”综合效应，通过生物信息学数据整合与计算，开展常用中药的药性 – 成分 – 功效数据库构建、中药与生物效应分子信息采集与挖掘，一方面可围绕中药四气，开展含有中药药性多层次信息的中药功能生物网络的综合构建与通路分析，另一方面可对传统理论不能确定的中药的属性进行预测。

总之，利用生物信息学手段可综合探索中药药性多靶点协同作用的内在机制，在一定层面上揭示其科学基础。应用生物信息学构建中医药多层次多维相关性可以为中药药性理论的研究提供新的现代科学依据，开辟中药药性现代研究新途径。

3. 中药组方预测　“中药共性靶点组”是基于多个中药之间功效或药性的共性，一方面通过生物信息学技术手段找到它们之间富集分析功能与通路的共性，揭示中药功效和药性的生物学基础，通过“单味中药 – 成分 – 靶点 – 机制”模式的研究，进行中药的分析；另一方面通过生物信息学技术筛选疾病差异基因，预测其潜在治疗中药，利用生物信息学手段，对中药和疾病进行综合研究，以更好地指导临床药物的配伍和应用，提升临床疗效。

三、研究范例——生物信息学在新冠疫情和《辅行诀》研究中的应用

新冠疫情是危害全球的公共卫生事件，中医在新冠疫情的防治过程中发挥了重要作用；敦煌《辅行诀》中蕴含独特的辨证治疗体系，极具研究价值，生物信息学的手段在二者的研究中可发挥重要作用。

（一）生物信息学在中医防治新冠疫情研究中的应用

生物信息学的应用使中医学能更深入地理解疾病的本质，为疑难杂症的治疗提供了新的方法和思路，也显著提高了治疗的安全性和有效性。反向对接为药物靶点的发现提供动力，可发现药物潜在的作用机制和副作用，用于中药潜在作用靶点、作用机制、新药毒性及副作用等方面。此外，生物信息学方法可以用于中医药临床试验的设计和优化，确保试验的科学性和可行性。

新冠疫情是危害全球的公共卫生事件，中医有其独特的外感病治疗体系，在新冠疫情的防治中发挥了重要作用。应用数据挖掘、科学求证，建立了分子对接 – 网络药理学 – 药效机制研究多学科交叉研究体系，在此基础上利用生物信息学大数据挖掘与数学分析，科学求证代表方清肺排毒汤、连花清瘟胶囊 / 颗粒、宣肺败毒方、化湿败毒方等方剂防治新冠疫情有效性的分子机制及其药效物质基础，得到较为明确的功效本质及有效小分子，用现代科学语言揭示了方药“多点显效、协同增效”及其针对不同病证、发病阶段、治则治法差异化多通路调节的科学内涵。通过收集成分，虚拟筛选排毒、抑制炎症风暴、利水化饮等成分，通过分子对接，分析各靶点代表性成分作用机制，筛选代表性潜在高活性化合物，为中医组方协同增效提供佐证。

（二）生物信息学在敦煌《辅行诀》研究中的应用

独具特色的敦煌《辅行诀》以五行学说为基础，将理、法、方、药有机融合，它遵循法从理出、依法统方、据方遣药等基本原则，对内伤杂病、外感病及药物的应用都有系统的论述，尤为

可贵的是其“体－用－化”辨证论治体系特色鲜明、独具一格。利用生物信息学的理念，通过构建中药性味归经网络、收集中药化合物成分、预测中药化合物靶点、收集疾病相关基因、分析疾病差异表达基因、分析蛋白质－蛋白质相互作用网络、分析通路及生物过程富集及分子对接技术、药效团模型、分子动力学模拟、聚类分析、化合物药代动力学、毒性预测等方法可深入研究《辅行诀》理论的微观实质。

1. 基于生物信息学挖掘敦煌《辅行诀》方剂的功效及潜在优势证型　基于中医理论进行文献调研，运用靶点反向预测、蛋白互作网络分析和“疾病－靶点”网络分析等方法确定敦煌《辅行诀》中方剂应用的潜在优势疾病。如具有温补阳气、温散寒邪作用的小泻脾汤一方，可治疗脾肾阳虚型胃肿瘤、结肠炎、结直肠肿瘤、胰腺肿瘤、食管肿瘤、消化性溃疡等疾病。而通过生物信息学逐步挖掘小泻脾汤化学成分收集筛选、小泻脾汤入选成分靶点反向预测、小泻脾汤入选成分的关键靶点筛选、小泻脾汤入选成分关键靶点富集预测潜在优势疾病等一系列分析中发现，脾肾阳虚型结肠炎为其优势病证，小泻脾汤对于脾肾阳虚型结肠炎具有良好的防治作用。

2. 基于生物信息学挖掘敦煌《辅行诀》方剂的药味成分结构信息　敦煌《辅行诀》的最大特色在于用五味配五行指导用药方法，使用生物信息学研究酸、苦、甘、辛、咸味中药的结构信息，明确结构和性质，阐释“体－用－化”理论指导方剂配伍、临床证治的科学性、可行性。基于生物信息学方法分析《辅行诀》中药物的药性，从而归纳药物结构和性质的相关性，基于受体结构的分子对接、药效团模型的虚拟筛选、化合物结构的预测，获得更好的药代动力学性质和更高的生物利用度，有助于阐明敦煌《辅行诀》方剂的作用机制和单体药物的开发，为敦煌《辅行诀》理论的推广应用提供依据。

第四节　中医学与大健康管理

大健康、大卫生的概念于2016年在全国卫生与健康大会上被正式提出。大健康是根据时代发展、社会需求与疾病谱的改变，提出的一种全局的、对生命全过程全面呵护的理念。大健康管理围绕着人的衣食住行、生老病死，关注各类影响健康的危险因素和误区，提倡自我健康管理。它追求的不仅是个体身体健康，还包含心理、社会、环境等方面的和谐状态。这与中医的“天人合一”“治未病”等理念不谋而合。因此，将中医学与大健康管理相联系并进行整合研究，逐渐成为中医药交叉学科研究中取得原创性成果的一条途径。

一、研究进展

健康管理是对个体或群体的健康状态及危险因素进行全面监测、分析、评估，进而提供健康咨询、指导、干预的全过程。健康管理的内容集医学科学、管理科学与信息科学于一体，其在我国发展已历经十余年。随着大健康、大卫生概念的提出，健康管理逐渐与新兴的健康理念有机结合，形成大健康管理。大健康管理是一种综合、系统的健康管理理念和实践，它超越了传统的医疗服务，涵盖了预防、保健、康复等多个方面。

（一）大健康管理的主要内容

大健康管理的核心目标是通过全面的健康管理手段和策略，提升个体和群体的整体健康水平，减少疾病发生，控制疾病发展，提高生活质量。

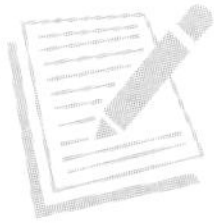

大健康管理主要包括以下几个方面。①疾病预防：通过健康教育、疫苗接种、筛查等手段预

防疾病的发生。②健康促进：通过改善生活方式、营养指导、心理健康支持等手段提高个体的健康素质。③慢病管理：对高血压、糖尿病等慢性疾病进行系统管理，帮助患者控制病情，减少并发症的发生。④疾病康复：对患病或受伤后的患者进行系统的康复治疗，帮助他们恢复健康。⑤信息管理：利用信息技术（如电子健康档案、健康应用程序等）进行健康数据的收集、分析和管理，提供个性化的健康指导和服务。⑥政策拟定：制定和实施有利于公众健康的政策和法规，改善公共卫生环境。⑦社会支持：建立社区支持系统，提供健康咨询、心理辅导等服务，帮助人们应对健康相关问题。

大健康管理强调个人、社区和政府的共同参与，通过多层次、多角度的干预措施，构建一个全方位的健康保障体系，最终实现个体和社会的全面健康。

（二）中医药与大健康管理的结合

中医药作为中国传统医学的重要组成部分，其独特的理论体系和实践方法可以在大健康管理中发挥重要作用。中医药与大健康管理相结合，可以通过以下几个方面实现。①疾病预防：中医药非常重视“治未病”的理念，即在疾病尚未发生之前进行预防。通过望、闻、问、切等诊断方法，中医可以早期发现健康问题并进行干预。②健康促进：中医药可以通过多种方法促进健康，提高整体健康水平。可以根据个人体质、季节变化等因素，提供个性化的养生建议，如饮食调理、作息调整、运动锻炼等；可以使用中药方剂进行预防性调理，如常用的四君子汤、六味地黄丸等，提高免疫力和身体素质；通过针灸刺激特定穴位，调节经络气血，改善身体功能，预防和治疗多种疾病；通过推拿按摩调节经络、气血，缓解疲劳和压力，改善身体健康。③慢病管理：中医药在慢病管理中发挥着独特的作用，通过中医药调理可以帮助控制病情，减少并发症。如根据患者的具体情况，开具个性化的中药方剂，如对高血压、糖尿病等慢性疾病进行长期调理；或者结合针灸、推拿、食疗等多种手段，进行综合治疗，提高慢病患者的生活质量。④疾病康复：中医药在康复医学中也有广泛应用，可以帮助患者加快康复进程。如针灸和推拿可以应用于术后或疾病恢复期，通过促进血液循环，减轻疼痛，加快恢复进程；或使用中药进行康复调理，如益气养血、活血化瘀等功效的中药内服，促进病后康复。⑤信息管理：中医药可以与现代信息技术结合，实现健康信息的有效管理。例如，建立中医电子健康档案，记录患者的健康状况和治疗过程，提供个性化的中医药健康管理服务。开发中医健康应用程序，为用户提供健康评估、养生建议、中药方剂推荐等服务。⑥政策拟定：中医药可以参与制定和实施有利于公众健康的政策和措施；也可以通过健康讲座、科普宣传等方式，推广中医药的健康理念和方法，提升公众的健康素养；或建立社区中医药服务网络，提供便捷的中医药服务，覆盖预防、治疗、康复全周期。⑦社会支持：中医药可以在社区健康支持系统中发挥作用。例如，在社区设立中医药服务站，为居民提供健康咨询、体质辨识、中医调理等服务；或组织中医药专业志愿者开展义诊、健康咨询等公益活动，帮助社区居民改善健康。

中医药理论与上述多方面的结合，能够在大健康管理中发挥其独特的优势，全面提升个体和群体的健康水平，实现预防、治疗、康复的全方位健康管理目标。

二、研究思路与方法

随着现代社会的发展和人们健康意识的提升，如何有效预防疾病、促进健康、管理慢病成为全球关注的热点问题。中医药作为中国传统医学的瑰宝，具有丰富的理论体系和实践经验，将中医药与大健康管理相结合，既是对传统医学的传承与创新，也为现代健康管理提供了新的思路和方法。

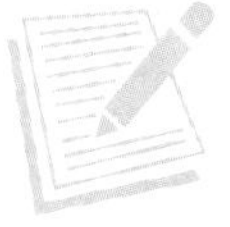

（一）理论研究

在相关的理论研究中，研究者可以将中医药理论与大健康管理理论相融合，整合两者的核心思想，形成交叉学科的理论基础，并构建交叉学科理论体系。特别是将中医的“治未病”理念、整体观、辨证论治与现代健康管理的预防医学、慢病管理、康复医学等学科理论相结合，构建新的健康管理框架。

1. 文献综述　以文献综述的形式，系统回顾中医药与健康管理相关研究，识别研究空白，提出新的研究问题。

2. 系统评价和 Meta 分析　综合评价中医药干预的有效性和安全性，提出更优的预防或诊疗方案。结合中医体质辨识与现代健康评估工具，制定个性化的预防和保健方案。

3. 政策研究　中医药与大健康的政策与管理也可以作为本交叉学科研究的方向之一，如政策分析研究、国际比较研究等。政策分析研究可以研究论证政府出台的中医药健康管理相关政策，评估其实施效果，提出优化建议。国际比较研究可以比较不同国家在中医药健康管理政策方面的差异，借鉴国际先进经验，改进国内政策。

（二）实验研究

临床前研究包括动物实验和细胞实验，在疾病模型的动物或细胞中得到相关研究数据；临床研究主要包括 RCT、队列研究等，使用来自临床患者的诊疗数据进行研究，证据等级更高。临床研究的结果可以验证中医药和大健康管理的理论，评估中医药干预的安全性和疗效，进而指导大健康管理中中医药的使用。

1. 临床前研究　可以通过动物或细胞模型研究中医药对特定疾病的预防和治疗效果，探讨其作用机制。例如，研究某种中药对实验性糖尿病小鼠的血糖调节作用，常需要以下几个步骤：选择合适的实验动物、建立模型、实验干预、指标检测、数据分析等。

2. 临床研究　通过临床研究，评估中医药干预在疾病预防和治疗中的效果。例如，应用 RCT 设计评估中药方剂对慢性阻塞性肺疾病患者的疗效，通常包括研究伦理审查、纳排标准制定、干预措施实施、数据收集分析、干预效果评估等步骤。又如采用前瞻性队列研究，长期跟踪中医药干预对健康的影响，通常包括研究对象选择、基线信息调查、暴露因素选择、随访调查和数据分析等步骤。

（三）交叉合作

在中医药与大健康管理研究中，也应纳入多学科交叉合作、国际交流合作的研究范式。中医药与大健康管理的交叉学科研究具有广阔的前景，通过理论融合、实证研究、技术创新、政策分析等多种科研思路和方法，可以推动中医药在现代健康管理中的应用和发展。通过多学科合作和国际化研究，以进一步提升中医药健康管理的科学性和国际影响力，促进人类健康事业的发展。

1. 多学科交叉　结合现代科学尤其是西医学方法技术，研究中医药在现代健康管理中的应用。例如，研究中医药在癌症治疗中的辅助作用，结合放疗、化疗等现代治疗手段。结合公共卫生的流行病学方法，研究中医药在疾病预防和健康促进中的作用。例如，研究中医药在流感预防中的效果，制定相应的预防控制呼吸道传染病的公共卫生策略。结合健康心理学的方法，研究中医药在心理健康管理中的作用。例如，研究针灸、推拿对焦虑、抑郁等心理问题的调节作用。利用生物信息学的方法，研究中医药的作用机制和个体化健康管理。例如，通过基因组学、蛋白质

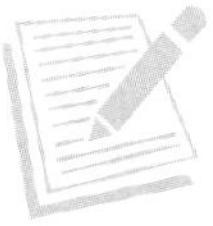

组学等技术，揭示中药成分的生物学作用。

2. 国际合作交流 大健康产业涉及社会生活的方方面面，开展中医药与大健康管理的国际化研究，借鉴国际先进经验，提升研究水平和国际影响力。例如，与国际知名大学合作，开展中医药健康管理的多中心研究。

三、研究范例——2 型糖尿病（T2DM）

糖尿病是一种以血糖升高为主要表现的全身性、多系统慢性代谢性疾病。糖尿病属于中医学“消渴病”或“糖络病”范畴，治疗糖尿病的经典名方如肾气丸、六味地黄丸、消渴方、白虎加人参汤等沿用至今。世界范围内，2 型糖尿病（Type 2 diabetes mellitus，T2DM）在糖尿病患者中约占总数的 90%，已成为常见的慢性疾病之一。

全面的健康管理使糖尿病患者能够更好地控制病情，预防并发症，提高生活质量。而在糖尿病管理中加入中医药理论的支持与指导，可以为糖尿病前期、糖尿病期、糖尿病并发症期全程都提供更全面的治疗和护理方案，有助于更好地控制血糖，预防和减轻并发症，改善生活质量。这种综合管理模式既发挥了中医药的特色优势，又弥补了单一治疗手段的不足，为糖尿病患者提供了更为全面、有效的健康管理。

（一）“治未病”理念健康管理模式对 T2DM 高危人群的干预研究

部分人群出现糖耐量异常和空腹血糖受损，但没有达到 T2DM 的诊断标准，称为“糖尿病前期”。《素问・四气调神大论》中记载：“圣人不治已病治未病，不治已乱治未乱……夫病已成而后药之，乱已成而后治之，譬犹渴而穿井，斗而铸锥，不亦晚乎。”“治未病”理论应用于健康管理，包括四层含义：一是通过养生保健的方法，达到未病先防；二是出现疾病早期表现时及早治疗；三是在明确疾病诊断后，防止病情进一步变化发展，即已病防变；四是在疾病的后期向愈阶段，做好善后治疗，防止复发。

在本案例中，研究者将“治未病”理念纳入 T2DM 患者的健康管理，选取 2 年内糖调节受损及存在糖尿病高危因素的患者，按干预方法不同将其分为观察组与对照组。对照组给予一般干预措施，包括控制饮食、血糖监测、适量运动、糖尿病知识宣传教育等；观察组在对照组的基础上给予中医“治未病”健康管理模式干预，包括中药、养生功法、针灸或穴位按摩等。比较干预前后两组血糖、血脂、体重指数、腰臀比、对糖尿病预防的认知程度、自我管理及生活质量；比较两组干预 1 年后糖尿病转化及血糖正常者比例。结果发现干预后，两组空腹血糖、餐后 2 小时血糖、体重指数及腰臀比均较干预前降低，且观察组均低于对照组（$P < 0.05$）；干预后，两组甘油三酯、总胆固醇及低密度脂蛋白水平均较干预前降低，且观察组均低于对照组（$P < 0.05$）；干预 1 年后，两组糖尿病转化率与血糖正常者比例比较，差异均无统计学意义（$P > 0.05$）；干预后，两组糖尿病知识知晓情况、自我管理及生活质量评分均较干预前升高，且观察组均高于对照组（$P < 0.05$）。推测中医“治未病”理念的健康管理模式可以改善糖调节受损及存在糖尿病高危因素的患者血糖、血脂及生活质量，且在糖尿病自我管理方面有较强的优势，值得在临床中进一步探索。

（二）中医体质辨识在 T2DM 患者健康管理中的应用

中医体质辨识可以根据患者的不同体质类型，提供个性化的治疗和健康管理方案。T2DM 患者的体质类型可能包括气虚、阴虚、痰湿等，通过体质辨识，可以有针对性地进行饮食调理、药

物选择和生活方式建议，提高治疗效果。中医注重整体观念和预防为主，通过中医体质辨识，患者可以更好地了解自身健康状态，增强自我保健意识和能力。

在本研究范例中，研究者选取一年内于体检中心接受健康体检的 T2DM 患者，随机分为对照组与观察组。对照组对健康体检的 T2DM 患者实施糖尿病常规健康管理，观察组对健康体检的 T2DM 患者实施中医体质辨识管理，根据相关量表被分类为阴虚型、痰湿型、阳虚型、气虚型等多种体质并接受相应的药物治疗、饮食指导、运动锻炼及心理干预等针对性措施。观察并比较患者的血糖、血脂、体重指数等各项指标情况。结果发现，实施管理后，观察组患者各项指标均明显低于对照组，差异有统计学意义（$P < 0.05$）。研究认为在糖尿病患者中医慢病健康管理过程中应用中医体质辨识理念，为患者制定科学有效的治疗干预方案，定期监测患者血糖水平的变化情况并及时调整降糖药物，同时根据患者不同中医体质类型制定个性化的健康指导、饮食方案及运动干预、健康宣教等管理措施，可有效改善临床各项症状，提升患者自我管理行为及生存质量。

第五节　人文医学

长期以来，医学发展多主要关注医学知识传授和医疗技术应用，而常忽略人文医学教育。随着社会发展，临床实践中的部分问题已不再是单纯的科学技术就能够解决。随着人们对医学科技及人文关怀相关思考的日益增多，人文医学逐渐形成与发展起来。

2017 年《国务院办公厅关于深化医教协同进一步推进医学教育改革与发展的意见》提出“推动人文教育和专业教育有机结合”，到 2018 年教育部等三部门联合发布的《关于加强医教协同实施卓越医生教育培养计划 2.0 的意见》指出“要把德育作为医学人才培养的首要内容，着力培养学生珍爱生命、大医精诚的救死扶伤精神”，可见医学人文精神已成为医学人才培养的重要内容。

一、人文医学的基本内容

人文医学是以医学人文精神和医学人文关怀为研究对象，涉及医学价值世界和身体感受性的医学分支学科，是当代医学体系的重要组成部分。患者的感受是医生与患者之间联系的重要纽带，若不了解患者罹患疾病的感受，不重视患者接受诊疗的感受，则难以成为一名好医生。人文医学将医学中的生命和人的价值均置于核心地位，是医学发展更为成熟和完善的产物，是医学由生物医学转向生物 – 心理 – 社会医学必然衍生的硕果。

（一）目的

人文医学发展最直接的目的是人的健康，延伸的发展是机体健康和心理健康并存。人文医学是融入医学中的人文价值，是在具体实践中从医务工作者的个体劳动中呈现出的群体效应。

（二）概念

人文医学的概念有两种含义：一是指一门独立学科，具有独立的研究对象、研究内容和研究思路；二是指一个学科群，包括医学伦理学、医学法学、医学心理学、医患沟通学、医学哲学、医学社会学、医学史等。

（三）人文医学与医学人文的联系和区别

人文医学与医学人文的使命和价值目标一致，都是揭示医学的人文性质和内涵，彰显和强化医学关爱生命的使命，张扬医学的人文情怀，维护医学宗旨的神圣性和不可动摇性。但两者也存在区别：医学人文的历史发展起源较早，涉及范围较宽，落脚点在人文，内涵上强调价值判断并表现为一种精神理念（如“大医精诚”精神），一般是作为人文素质和价值理念判断的范畴，常见于医学与人文的关系、加强医学的人文品格、提高医务工作者的人文素质等情境；而人文医学的起源稍晚，涉及范围较窄，落脚点在医学，内涵上强调具体实践（如人文关怀），一般是作为学科建设和学术研究的范畴，常见于培养医生基本人文品格和对医学生进行人文教育等情境。

二、人文医学的源流和认识

人文医学是医学在当代社会情境中产生的新的医学形态，是一门正在成长和发展的学科，但其思想却源远流长。发掘、梳理和传承中外医学思想史中的人文医学思想，探寻人文医学的思想根源，揭示人文医学发展的历史脉络，是人文医学正本清源之举。

（一）西方人文医学

在西方医学的发展历程中，医学与人文经历了三个阶段。从古希腊到文艺复兴时期，经验医学与人文相辅相成，《希波克拉底文集》中即表达了“哪里有人类之爱，哪里也有医学之爱”理念。17 世纪至 18 世纪，随着实验医学的兴起，医学走上科学化轨道，研究对象被分割成器官、细胞、分子、基因等，并大量应用实验和统计等方法，整体促成了现代医院和医学教育的发展，而这本身就是人文精神的产物。到 20 世纪后期，西医学的发展取得了令人瞩目的成就，医学界相信技术发展可以解决许多问题，而与此同时，人们也日渐意识到医学技术的高速发展可能引发一些负面效应，尤其可能导致对人本身关注的缺乏，故开始呼吁人文精神的回归。

在此发展过程中，关于人文医学的理论发展也取得较好进展，目前主要有以下学说：①生物医学身体学说：认为建立在生物医学基础之上的人文医学才能更为透彻地开展关于身体感受和行为的研究，才能更为准确地研究医学人文精神的实质和医学人文关怀的实施。②当代哲学－社会科学的身体理论：近几十年来该研究在全球方兴未艾，代表性的有身体哲学、身体伦理学、身体人类学、身体社会学、关怀理论等；其中身体哲学因为强调关注身体的感受、倾听身体的呼声，是人文医学的本真和使命，故一般认为其更适合作为人文医学之元哲学。③人本主义心理学与人文医学相关的理论：认为身体不仅是躯体的存在，更是心理和精神的存在，其研究成果如突出人的本性与价值、突出人的动机系统、突出身体高级需要的重要作用等，对人文医学研究身体的精神现象、心理现象具有重要意义。

（二）中国人文医学

在几千年的临床实践活动中，中医学始终体现着浓郁的人文关怀。早在《素问·疏五过论》中即阐明“五过”，讨论了医生在诊治疾病时易犯的五种过失，如忽视患者的社会地位变迁、思想情绪变化、精神内伤状况和患病的始末过程，以及不明诊脉的原则，进而发生误诊与误治，并明确了心理、社会的致病因素，强调“病从内生”的病因病机，概括了“诊有三常”的原则，即诊治前需常规询问患者的贵贱、贫富、苦乐等社会性因素情况。

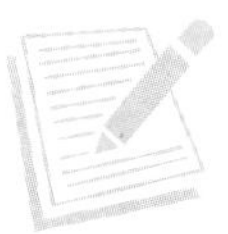

在后续的发展长河中，我国许多医家将仁爱作为行医宗旨。汉代张仲景“上以疗君亲之疾，

下以救贫贱之厄，中以保身长全，以养其生"，表现了作为医学大家的仁心仁德。唐代孙思邈《备急千金要方》中的"大医精诚"开篇即提出医者应具备的职业行为规范：一要医术精湛，尽快解除患者的疾苦，要求"学者必须博极医源，精勤不倦"；二要至诚至仁，感同身受，提出"凡大医治病，必当安神定志，无欲无求，先发大慈恻隐之心，誓愿普救含灵之苦"；三要德艺兼优，有良好的职业道德风范，如"夫大医之体，欲得澄神内视，望之俨然，宽裕汪汪，不皎不昧……夫为医之法，不得多语调笑，谈虐喧哗，道说是非，议论人物，炫耀声名，訾毁诸医，自矜己德"，体现了"医者仁心"的人文思想，是医学人文内涵和人文价值的生动概括。清代名医徐大椿强调治病应重实效，杜绝猎奇心理，针对当时好用奇异方法炮制配伍药材的趋势，劝诫医者应当本着敬畏和慎重的态度用药。传统中医学中这种平等博爱、一视同仁、视患者如同亲人的伦理道德是其人文关怀精神的集中体现。

20 世纪 80 年代后，我国人文医学研究汇入国际研究大浪潮，学科建设迅速发展，多所医学院校成立了人文医学的教学研究机构，积极组织国际性医学人文学术会议。例如，2006 年在北京举办了第八届国际生命伦理学大会。2012 年，卫生部、国家食品药品监督管理局、国家中医药管理局联合印发《医疗机构从业人员行为规范》，其中第四条提出："以人为本，践行宗旨。坚持救死扶伤、防病治病的宗旨，发扬大医精诚理念和人道主义精神，以患者为中心，全心全意为人民健康服务。"习近平总书记在 2016 年全国健康大会的报告中指出"没有全民健康，就没有全面小康"，在 2019 年全球健康论坛大会上讲话提出"人人享有健康是全人类共同愿景，也是共建人类命运共同体的重要组成部分"。目前，在中国共产党坚强领导和健康中国国策指引下，中国人文医学的内涵正在发生质的改变，即以社会主义核心价值观为基础，学习借鉴全球优秀人文思想，不断丰富自身人文内容，携手各国共建人类卫生健康共同体。

三、人文医学的研究方法

人文医学作为一个重要的学科领域，涉及医学实践中的人文、伦理、社会等方面的问题，实证方法与非实证方法共同构成人文医学的研究方法。

（一）人文医学研究方法分类

分为以下三类：①非实证方法：如哲学思辨法、价值分析法和逻辑分析法等；②狭义实证方法：以统计计量为特征；③广义实证方法：如对偶故事法、案例分析法、史料研究法、比较研究法、历史考察法、文献研究法、直接观察法、量表测验法、实验研究法、人物访谈法、问卷调查法、规范分析法等。例如医学心理学通常采用问卷调查法、量表测验法等，医学社会学中经常采用社会学领域的实证研究方法，医学史研究中的文献研究法、历史考察法、人物访谈法等也属于广义的实证研究法。

（二）人文医学实践方法

叙事医学和平行病历是重要的实践方法，也是人文医学的重要组成部分，它们共同关注医患关系中的人文因素和个体经验，相互依存，共同构建了人文医学的理论框架和实践方法。

1. 叙事医学　叙事医学是人文医学发展到一定阶段的产物，是解决医学逐渐远离人文关怀问题而出现的人文回归。它由美国哥伦比亚大学的丽塔 · 卡伦（Rita Charon）于 2001 年创立，强调证据与故事的结合，超越救死扶伤，去回应患者苦难。其定义是指由具有叙事能力的临床工作者所实践的医学，根据实践主体不同，分为狭义和广义两种：狭义叙事医学是由有叙事能力的医

务人员和医学生自上而下主动实施的实践；广义叙事医学是其他学科甚至公众按照各自的方法对医患相遇过程中的体验进行研究和描述。主要特点：①把人的叙事作为研究对象；②用叙事分析来研究对象；③用叙事来呈现并解释研究的发现。

2. 平行病历 平行病历要求研究者推行床边叙事，为接诊的患者书写一份与普通病历迥异的人文病历。它通过患者的疾苦叙事走进患者的世界，书写患者的故事，是临床工作中诊疗常规指导下的标准病历之外的关于患者生活境遇的“影子”病历，要求用非教科书、非技术性语言来见证、书写患者的疾苦和体验，继而通过小组讨论来交换对患者疾苦的理解和自我诊疗行为的反思，强化以患者为中心、医者以慈悲为怀、治疗与照顾并重等职业精神。平行病历的目标是让医者懂得患者的真实遭遇，以及清晰地审视自己在临床实践中的心路历程。

四、人文医学的未来发展

人文医学的未来发展涉及医生、社会和国家三个层面，需三者共同努力推动其持续蓬勃发展，服务人类健康。

（一）医生角度

在具体的临床诊疗实践过程中，医务人员等医学主体需要注重患者的身体感受，在医疗过程中提供全面、系统、细致的医学人文关怀。著名院士、医学家吴阶平先生曾说过：“医学的服务对象是人，世界上最复杂的事物莫过于人。要做一名好医生，首先一点要研究人，全身心地为患者服务，这就是医德。医德不光是愿望，更是一种行动，这个行动要贯穿医疗的全过程，贯穿一名医生的整个行医生涯。”

1. 加强沟通、理解关爱 《素问·五脏别论》记载：“凡治病必察其下，适其脉，观其志意，与其病也，拘于鬼神者，不可与言至德；恶于针石者，不可与言至巧；病不许治者，病必不治，治之无功矣。”医生在解释病情、诊断和治疗方案时，需要根据不同的患者采取不同的沟通技巧，否则可能产生反效果。在与患者及其家属交流时，医生还应该掌握适当的技巧，实现因人、因环境、因时机而采取不同的沟通方式。同时，医生应该更加理解和关爱患者，真正以患者为中心，而非以疾病为中心。

2. 加强医者之间的协作 孙思邈曰：“古来医人，皆相嫉害。扁鹊为秦太医令李醯所害，即其事也。”“夫为医之法，不得多语调笑……炫耀声名，訾毁诸医，自矜己德。”明确指出了医者之间的不和谐性，需要众医者引以为戒。医生对医学的态度及与其他医务人员的合作至关重要，不同医院、特别是不同级别医院的医生之间需要建立良好的沟通和合作关系。鉴于各医院医疗条件的有限性，每位医务人员都应更加包容和谦逊，医生之间应相互尊重，避免产生门户之见。

（二）社会角度

要将医学人文的教育目标对象还原给广大医务人员。中国人文医学的人文价值目标不仅应指向患者与大众，还应指向医务卫生人员、医疗机构、政府主管部门及社会相关机构，即不仅要求医务卫生人员关爱患者和社会大众，也要求各级政府、社会各界及医疗机构关爱医务卫生人员，大家各尽其责共同担起维护人民生命健康的使命和责任。

（三）国家角度

强力推进医学人文教育和医学人文学科建设。2020 年 9 月，国家出台了《国务院办公厅关于加快医学教育创新发展的指导意见》，其中强调了要培养仁心仁术的医学人才，要强化医学生职业素养教育，加强医学伦理、科研诚信教育，发挥课程思政作用，着力培养医学生救死扶伤精神。加强政策支持、经费资助及人才培养和引进工作，促进多学科教师之间的交流、沟通和协作。一方面，可以推动基础和临床教师间的研究项目合作，以促进知识的相互融通；另一方面，可以加强教师跨学科背景的继续教育培训，或者积极吸纳具有多学科背景和临床经验的教师。同时，可以通过人文医学学科的建设培养高水平人才，从而共同推动多学科背景的教师协同合作，建立一支复合型医学人文师资队伍。在这一基础上，鼓励并促进更多以问题、案例、病例和主题等为特色，并融合多学科的综合性医学人文课程的设置。

五、人文医学的示例

谢颖桢教授等从王永炎院士成功防治中风复发及痴呆 10 年的验案中分析其蕴含的叙事医学内涵及价值，并阐述了构建中医平行病历的临床意义。

验案显示 2002 年 6 月沙庆林院士在酷暑烈日下长时间工作导致突然晕厥并中风，请王永炎院士为之诊疗。在治疗康复的 10 年内，沙院士在 75 岁完成了标志其最高研究水平的原创理论著作，创新形成我国高等级公路半刚性路面的修建模式。研究团队通过对沙院士及夫人访谈，了解到更多王永炎院士常规病历记录以外的诊疗内容，其中不仅从理法方药上体现了中医形神一体、科学人文交融的整体系统个体化的特点，而且还在与患者及家属的沟通中践行了叙事医学的理念，即倾听患者故事，感受见证其疾苦，弥合医患在病因、病情及生死观等方面的分歧，在关注、再现与归属中彰显生命伦理学健康人文底蕴等；阐述了构建中医平行病历的目的和意义，即发展叙事能力，承担见证，实践医学人文关怀，以及从生活最深处认识人与疾病，弥合整体论与还原论的分歧，建立相互尊重与信任、共同承担的医患归属关系，构建生命科学健康人伦。

思考题

1. 如何数字化和量化中医学核心理论，如阴阳五行、经络系统？
2. 如何运用人工智能技术促进中医学个性化、精准化治疗，并保障中医理论知识的传承与发展？
3. 如何理解人文医学的具体含义？
4. 叙事医学的主要特点是什么？
5. 请谈谈在实际的临床诊疗过程中如何体现医生的人文关怀？

第十三章
开题报告、学位论文与科技论文的撰写

扫一扫，查阅本章数字资源，含PPT、音视频、图片等

开题报告作为学位论文课题研究不可或缺的初始阶段，是确保学位论文质量的重要前提。学位论文的撰写过程，不仅是对研究生在学期间所得研究结果的综合梳理，更是对其研究工作的进一步深化与提升。科技论文通常是研究生毕业的必要条件之一，其撰写与发表过程遵循特定的规律和特征，与学位论文存在明显差异。

第一节　开题报告的撰写

开题报告是研究生培养工作的重要环节，目的是论证选题的合理性，具有一定的程序和要求，主要内容包括研究背景、研究目的、研究方案和预实验结果等方面。

一、开题报告的目的和意义

开题报告是为阐述、审核、确定研究生毕业论文选题及科研设计而举行的报告会，专家组对选题的创新性和研究方案的可行性等方面进行严格的评议审核并提出建议和意见，使课题内容得到进一步的补充和完善，旨在提高研究生毕业论文的质量。

二、开题报告的主要内容

在开题报告的过程中，开题者应将中医药理论、临床问题和作用机制等相关研究背景、研究目的、研究方案和预实验结果等方面向专家组做全面的汇报。开题报告的内容主要有如下 11 点。

1. 课题名称　课题名称中的关键词应使用得当，要能体现科研的三大要素（研究对象、处理因素和实验效应），准确地表述课题的性质和内容，明确选题范围。

2. 选题来源和依据　选题主要有 3 种来源：①个人的专业经验或生活经验；②文献查询；③导师的建议。开题者需着重说明确定该选题的依据，调研相关的国内外研究进展，阐述该课题的创新性和研究价值。

3. 课题的目的和意义　选题的目的和意义可以从以下 3 个方面描述：①应用前景；②科学意义；③理论价值。开题者可以从上述几方面着手，针对该科学领域中仍然存在的问题或争议，提出自己的学术观点或科学假说，确定选题的目的和预期达成的目标。

4. 研究方案　包括研究目的、研究内容、研究方法、技术路线和预期结果等。其中研究方法一定要具体，而不能只提及一个大的方法学概念。预试验的目的是说明理论依据、研究内容和技术路线的可行性，对预实验结果的汇报，将证明其理论和技术方法的可信度。技术路线包括实验对象、实验步骤、技术方法、预期结果等，可采用简明的技术路线图来表示。预期结果是指课题

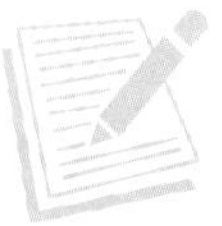

经研究后可能取得的成果。

5. 课题的创新点　课题的创新点包括研究的科学问题有何创新，课题研究的思路、方法或设计有何新颖性，预期成果与以往的研究相比有何独特之处，使得课题更加独特、有价值。

6. 统计学处理　应从统计学描述和统计推断的角度说明将要采用的数据统计指标和统计方法。如对于等级资料和计数资料，可用相对数（及构成比等）来进行统计描述，而计量资料则可用均值与标准差进行统计描述。最后还应说明拟采用的检验水准，如 α=0.05，$P \leqslant 0.05$，即组间具有显著性差异有统计学意义。

7. 必备条件　完成课题所必须具备的条件包括实验环境、仪器设备、试剂耗材、实验对象（人、动物、细胞等及伦理审核情况）等，开题报告应对上述条件加以说明。对可能遇到的困难和问题，及拟采取的办法和措施也应特别说明。

8. 工作计划　可分为预实验、正式实验、数据分析与统计学处理、论文撰写等阶段，按季度或学期制订相应的工作任务，并列明每个阶段的工作内容和任务指标。

9. 经费预算　课题研究的经费预算应符合实际，不应盲目地追求高、精、尖的指标。经费预算按规定应包括实验材料费、测试化验加工费、资料和论文印刷费、专家咨询费、劳务费等。

10. 参考文献　开题报告中所涉及的选题来源和依据、课题的目的和意义、研究方法和创新点等，都应附上相应的参考文献，按引用的先后顺序进行编排，并列于开题报告的文末，以供专家组核查。所引文献应当尽可能是近 3 ～ 5 年的论著。

11. 文献综述　文献综述是开题报告中必不可少的。开题报告应有与本课题密切相关的文献综述内容，其反映了开题者对国内外相关研究进展的了解程度。

三、开题报告的一般程序和要求

科研课题获得批准后，确定开题报告时间，进行开题报告书面材料准备，举行开题报告会，专家组对开题报告评审并提出修改意见，科研项目组根据修改意见对科研项目实施方案进行修改，再启动科研项目的实施。

第二节　学位论文的写作

研究生学位论文是研究生在学术生涯中独立完成的研究成果展示。该论文不仅映射出研究生对基础理论和专业技能的掌握程度，而且应展现作者对研究领域，尤其是其研究方向的最新成果和前沿进展的深刻理解。

一、学位论文的分类

根据《中华人民共和国学位法》规定，学位分为学士、硕士和博士三个等级，并对各等级学位论文提出了明确的要求。学士学位论文应能表明作者已较好地掌握本门学科的基础理论、专门知识和基本技能，并且有从事科学研究工作或担负专门技术工作的初步能力；硕士学位论文应能表明作者掌握了本门学科坚实的基础理论和系统的专门知识，对所研究的课题应当有新的见解，具有从事科学研究工作或独立担负专项学术工作的能力；博士学位论文应能表明作者掌握了本门学科坚实宽广的基础理论和系统深入的专门知识，具有独立从事科学研究工作的能力，并在科学或专门技术上作出创造性的成果。按照研究方法不同，学位论文可分理论型、实验型、描述型三类；按照研究领域不同，学位论文又可分为人文科学、自然科学与工程技术三大类。学位论

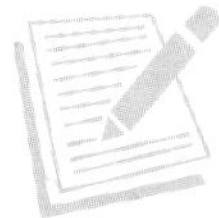

文的字数、图表和参考文献不受限制，可根据研究内容的多少而定。

二、撰写学位论文的原则

撰写学位论文是研究生阶段的重要内容，需要研究生对其研究课题进行详细阐述和总结，要求具有独创性、确证性、逻辑性和规范性。

1. 立论客观，具有独创性 学位论文的选题应遵从科学性原则，其核心观点必须与基本科学原理和客观实际相符，且须有充分理论与事实支撑；科学研究应坚持可行性原则，审慎评估主客观条件是否足以保障研究的完成；学位论文的目标应秉持价值性原则，重视其应用价值或学术价值；学位论文内容应符合专业性原则，确保其研究领域与所属专业相契合；论文的宗旨应坚持创新性原则，研究内容应展示新颖性与前瞻性，追求发现、发明与创造。

2. 论据翔实，富有确证性 论文理论依据应翔实，能够做到旁征博引，多方佐证，不能从主观出发武断臆测；论文应资料充分，所使用的素材应做到言必有据，数据翔实可靠。

3. 论证严密，富有逻辑性 论文在提出、分析和解决问题时，必须遵循客观事物的发展规律。论文应结构合理、层次清晰、逻辑严谨、详略得当，从而构成一个有机统一的整体，使判断与推理言之有序，围绕核心论点逐步深入。

4. 体例明确，标注规范 论文必须以核心论点作为全文的中心，围绕核心论点构建论文结构框架，并以多角度的论证内容构成论文的充实主体，通过深入的理论分析，使全文熠熠生辉。确保概念清晰、观点明确、论点突出，整体结构和标注要求规范得体。

5. 语言精练，表述清晰 学位论文基本的要求是易于读者理解。因此，要求论文思路清晰，说得明、想得深、讲得透，实现深入浅出、言简意赅、行文流畅，避免使用晦涩的语言、生僻的词汇，确保文理通顺。

三、学位论文撰写的格式与要求

学位论文可分为前置部分、主体部分及附录部分。前置部分包括封面、题名页、目录页、摘要、关键词、附表和插图清单，以及符号、标志、缩略词、计量单位、名词术语等注释表；主体部分内容主要有前言、正文、结论、致谢、参考文献；附录部分由必要的相关资料所组成。整篇论文每一部分的版面和格式安排要符合所在单位的要求，层次清晰。

1. 前置部分

（1）*封面、题名页* 封面内容包括图书分类号、本单位代码、密级、题名、申请者姓名（学号）、指导教师姓名、申请学位级别、专业名称、申请日期等。一般在封面左上角按《中国图书资料分类法》注明分类号，便于信息交换和处理。学位论文的密级按国家规定的保密条例在右上角注明。申请学位级别应按《中华人民共和国学位法》规定的名称进行标注。专业名称系指学位申请者主修专业的名称。题名页是论文录著的依据，除封面的内容外，必要时还可以补充地址，以及参加部分工作的合作者。

（2）*目录页* 目录页既是学位论文的提纲，又是学位论文各组成部分的小标题。每项内容的末尾应注明页码。

（3）*摘要* 学位论文摘要是以提供学位论文正文内容梗概为目的，不加评论和补充解释，简要确切地记述学位论文正文内容的短文，其基本要素包括研究目的、方法、结果和结论。除了中文摘要，学位论文还要有相应的英文摘要，基本要求是在内容上要与中文摘要一致。

（4）*关键词* 学位论文一般可以选取 3 ～ 5 个词作为关键词，另起一行排在摘要的下方。英

文关键词应与中文相对应，也另起一行排在中文摘要的下方。关键词可参照国内外公认的主题词表工具书所提供的规范词。

（5）附表和插图清单　学位论文中如果图表较多，可以分别列出清单置于目录页后。图的清单应有序号、图例和页码，表的清单应有序号、标题和页码。（此部分非必需）

（6）符号、标志、缩略词、计量单位、名词术语等注释表　根据实际需要，将上述数项内容的注释说明汇集成表，置于图表清单之后单独成页。（此部分非必需）

2. 主体部分

（1）前言　前言也称引言、序言、绪论、导言等，这部分是为了对选题依据做简要的论述，也是为了体现作者对这一研究领域知识内容的掌握程度，因而也需要单独成章来阐述。前言应涵盖三方面的内容：①选题依据及拟解决的关键科学问题；②课题设计思路、采用的研究方法，以及预期目标；③本研究在该学科领域中的学术地位及其相关中医理论意义或实际价值。

（2）正文　正文的撰写与科技论文相同，其同样也是学位论文的核心部分，占最主要的篇幅，主要包含了以下几方面内容。

①材料与方法：该部分内容同科技论文，但文字叙述要更为详细、具体，要列明实验对象、药品试剂及主要仪器设备。对于研究方法，若运用了成熟的常规方法则不需要详细介绍，只要插入相关引文即可；对较成熟，但具体参数已发生改变且可显著影响实验结果的方法应详细介绍；对有重大改进的方法，需要重点详细描述改进部分并说明改进的理由。实验数据的表示方法及统计学处理方法也要说明，特殊的统计学方法需作详细描述。

②结果：该部分也同样是学位论文的核心部分，内容包括观察的现象、测定的数据、记录的图像和结果差异等。结果的表达可采用文字叙述结合图、表等。

③讨论：该部分是学位论文学术水平的主要体现，可充分体现出申请者的基础理论水平、逻辑思维能力，以及学术思想的深度和广度。该部分要对重要实验结果进行分析与解释，揭示其中的因果关系及规律，阐述所得结果的必然性、偶然性和创新性，还要说明重要结果和论点的理论意义和应用价值。另外，课题完成过程中出现的问题、误差和经验教训也要说明，并可以提出进一步研究的展望、设想、方向和建议，以及对中医药理论科学内涵的发展。

（3）结论　学位论文的结论不是各部分内容中小结的简单重复，而是最终的整体结论。该部分内容应该准确、完整、精练，能高度概括全文的主要结果和论点，切忌重复摘要中的内容。

（4）致谢　致谢在正文后单独一页，对下列几方面进行致谢：导师及指导小组成员；相关科学基金、合作单位及支持的企业、组织和个人；协助完成课题工作和提供便利条件的组织和个人；在研究工作中提供材料、图片、文献、研究思路及其他提供帮助的组织和个人。

（5）参考文献　参考文献的格式一般参照 GB/T7714–2005 的标准来进行（部分高校与研究机构会有细微改动），但必须格式统一。不同类型参考文献具体引用示例如下：

［1］余敏 . 出版集团研究［M］. 北京：中国书籍出版社，2000：179–193.

［2］昂温 G，昂温 PS. 外国出版史［M］. 陈生铮，译 . 北京：中国书籍出版社，1980.

［3］PIGGOT T M.The cataloguer's way throng AACR2：from document receipt to documentretrieval［M］. London：The Library Association，1990.

［4］中国力学学会 . 第 3 届全国实验流体力学学术会议论文集［C］. 天津：［出版者不详］，1990.

［5］World Health Organization.Factors regulating the immune response：report of WHO Scientific Group［R］.Geneva：WHO，1970.

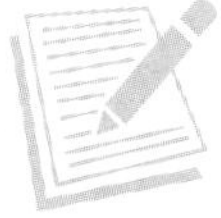

四、学位论文原始资料审查

学位论文相关原始资料，包含原始数据、实验记录、调研记录、问卷调查记录、拍摄素材和案例、病例、统计学分析结果等。审核程序：①研究生整理提交学位论文及与学位论文相关的原始资料，确保资料的完整性；②研究生导师审查学位论文及原始资料是否完整、属实及两者的关联性，科研记录是否规范，数据分析是否正确；③各研究生二级培养单位根据学科情况组成若干审查专家小组，每个小组成员不得少于 3 人（博士学位论文要求正高级专家、硕士学位论文要求副高级以上专家），审查小组针对学位论文原始资料是否完整、属实，导师审查程序是否完成等进行审查；④学校组织专家对研究生学位论文及原始资料按照一定的比例进行随机抽查，对学位论文中涉及的原始资料的完整性、真实性、一致性、可靠性，以及数据统计的正确性进行核查和评估，学校有权基于任何原因，在任何时候，对任一篇学位论文及原始资料进行检查。

五、学位论文盲审

学位论文盲审是一项对研究生学位论文的专业评审过程，通常由同行专家进行，是研究生学位论文中的重要环节。

1. 盲审原则　学位论文盲审要求参与的工作人员严格遵守“双盲”的原则，不得将研究生、导师及评阅人姓名等信息泄露给任何人，研究生及导师也不得从任何途径了解评阅人情况，妨碍评阅的公正性。

2. 盲审对象　所有申请博士学位人员、在职申请硕士学位人员和具有研究生同等学力申请硕士学位人员的学位论文在答辩前必须进行匿名评阅。其他硕士研究生的学位论文由学校按比例随机抽取或全部进行匿名评阅。

3. 盲审流程　各分委员会在学校规定的时间内审核答辩申请人员情况，通过研究生信息管理系统确定抽评人员名单，按要求审核上报匿名评阅材料。分委员会组织的评阅工作由分委员会自行安排。申请人应按规定时间提交相关材料，论文匿名评阅的时间一般不少于 40 天，未按要求提交材料造成学位论文答辩延期的，由申请人承担相应后果。评阅意见返回后，由学校和分委员会安排专人做好保密处理，登记备案后将评阅结果录入研究生信息管理系统，供申请人及导师查看。对于涉密的学位论文，按学校涉密论文管理的有关规定，根据具体情况，由分委员会委托有保密资质的单位和专家进行匿名评阅。

第三节　科技论文的撰写与发表

医学科技论文聚焦于医学领域，旨在报道自然科学的研究成果和技术开发的创新性工作。此类论文借助现代科学理论与技术手段，在医药卫生领域内进行新发现的探索与新经验的总结，并通过严格的审查流程后公开发表，以推进医学科学和技术的发展。

通过中医药科技论文的撰写，作者可以将自己的研究成果和学术观点公之于众，接受同行的评议和审查，促进中医药学领域的学术交流和合作。同时，中医药科技论文的发表也是评价中医药学研究成果和学术水平的重要指标之一，对于推动中医药学的发展和提升中医学在国际上的影响力具有重要意义。

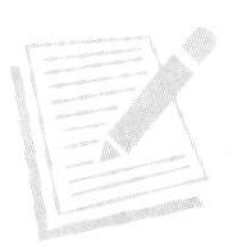

一、科技论文的撰写

中医药科技论文的撰写是指以中医药学为研究对象，经过系统研究、实验和数据分析后，采用科技语言和科学逻辑思维方式，按照一定的写作格式，将研究成果以书面形式表达出来的过程。它是一种重要的学术交流方式，旨在向读者传递中医学领域的新知识、新观点和新方法，推动中医药学的发展和进步。

在撰写中医药科技论文时，作者需要遵循中医药学和科技论文写作的相关规范及要求，注重论文的科学性、创新性、实用性和可读性。同时，作者还需要具备扎实的中医药理论知识和科研能力，能够运用科学的方法和技术手段对中医药学问题进行深入研究和探讨。

中医药科技论文主要由以下部分组成：标题、作者和单位、摘要和关键词、正文（包括引言、材料与方法、结果和讨论三个部分）、结论、参考文献。引言部分应该首先确定研究的背景与重要性，描述研究领域现有不足，再说明自己工作的假设和目的，可以简要提出课题设计。材料与方法部分要详细且清晰地介绍开展研究所采用的各种材料与方法。结果部分的介绍要准确。讨论部分，起始要能够与引言提出的不足或研究目的呼应；后续应紧紧围绕本研究的结果，客观合理地解释研究结果，并与相关文献进行比较分析，获得本研究与以往研究一致以及不一致之处，从而凸显本研究的创新性和意义；最后可以简要介绍本研究存在的不足之处，以及对未来研究的展望。

在撰写中医药科技论文时，需要注意论文的整体结构应清晰合理，逻辑严密；语言应准确、简洁、明了；数据应真实可靠；分析应深入透彻。同时，还需要遵循学术道德规范，尊重他人的知识产权和学术成果。

二、科技论文的发表

中医药科技论文的发表是一个涉及多个步骤的复杂过程，主要步骤为：选择期刊、撰写论文、投稿、审稿与修改、录用与发表。同时，要避免一稿多投等学术不端行为，确保论文的质量和学术价值。

中医药科技论文的发表涉及多个影响因素，这些因素可能会影响论文被接受和发表的机会。常见的影响因素有论文质量、期刊选择、作者资历、研究领域和热点、审稿过程和反馈、学术道德规范、论文的推广和传播等。作者需要在撰写和投稿过程中充分考虑这些因素，以提高论文被接受和发表的机会。

思考题

1. 请简述开题报告选题来源和依据。
2. 请简述撰写学位论文的原则。
3. 医学科技论文发表的步骤及影响医学科技论文发表的因素有哪些？

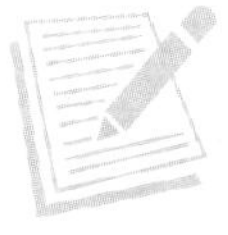

第十四章
医学科研课题的申报与实施

扫一扫，查阅本章数字资源，含PPT、音视频、图片等

医学科研课题作为医学科研活动的主要形式之一，从申报到完成结项需要历经诸多环节。首先，科研课题的分类决定了其不同的研究设计，不同来源的科研课题，研究时间和资金资助存在差异。科研工作者要充分了解医学科研课题的分类和来源，从中选择适合自己研究的课题。其次，课题申请书的撰写至关重要，其不仅是课题获批的基础，也是课题顺利实施的关键。课题实施过程中，质量控制尤为重要，在一定程度上影响课题的成败。对课题产出的研究成果要及时登记转化，增强知识产权意识。最后，课题实施过程中应严格恪守伦理要求及诚信原则，确保课题圆满完成。

第一节　医学科研课题的分类与来源

医学科研课题是指在医学领域中需要研究和解决的问题，包括疾病的预防、诊疗、预后等方面。医学科研课题的研究对于提高医疗水平、维护人类健康具有重要意义。

一、医学科研课题的分类

医学科研课题大致有以下几种分类方法，包括按研究的性质分类、按研究的方法分类、按研究的时间点分类等，每种分类方法下划分不同的研究类型。

（一）按研究的性质分类

按研究的性质分类，可分为基础研究、应用研究、开发研究、软科学研究。

1. 基础研究　是指为了获得关于现象和可观察事实的基本原理的新知识（揭示客观事物的本质、运动规律，获得新发现、新学说）而进行的实验性或理论性研究。如中医药基础理论研究。

2. 应用研究　是指为获得新知识而进行的创造性研究，主要针对某一特定的目的或目标。应用研究主要是把已有理论发展为实际运用的形式，中医药临床研究通常为应用研究。

3. 开发研究　是对基础研究和应用研究成果的实现，是为了推广新材料、新产品、新设计、新流程和新方法进行的系统的创造性活动。中医脉诊仪、舌象仪等设备技术即为开发研究。

4. 软科学研究　是指应用软科学理论、方法和技术，针对社会、经济发展及各类工作中的问题，经过系统的研究，制定出新方案，常以咨询报告、科学论著等形式表达成果。如中医药事业发展战略研究。

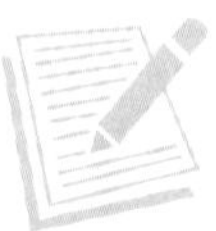

（二）按研究的方法分类

按研究的方法分类，可分为实验研究、调查研究和经验体会。

1. 实验研究　是研究者能够人为给予干预措施，通过实验手段取得科学资料的研究方法。如中医药作用机制研究。

2. 调查研究　是利用调查研究的方法和手段发现本质特征和基本规律的科学研究方法。如流行病学、中医证候学等方面的研究。

3. 经验体会　是中医药临床科研比较独特的研究方法。往往是在自己或他人临床经验的基础上，对某一问题产生新的认识，再进一步搜集资料，进行规律性总结。如名老中医经验的继承和整理。

（三）按研究的时间点分类

按研究的时间点分类，可分为回顾性研究和前瞻性研究。

1. 回顾性研究　是以现在为结果，回溯过去的一种科学研究方法。回顾性研究是从已有的记录中追溯从那时开始到其后某一时间或直到研究当时这一期间内，每一研究样本的情况，是一种由“果”至“因”的研究方法。如对名老中医临床经验的回顾性整理研究。

2. 前瞻性研究　是选定研究对象，预定研究方式，纳入相关影响因素，并做持续的追踪研究，分析判断，然后做出评估，呈现出全部结果。最终，选择的结果经过计算纳入统计范围，相关影响波动有效的因素构成重点目标，继而对这些因素进行深入研究。如采用随机对照方法进行的中医药新药物、新诊断方法、新治疗方案的研究。

二、医学科研课题的来源

医学科研课题的来源大致分为指令性课题、指导性课题、委托课题和自选课题。

（一）指令 / 定向委托性课题

各级政府主管部门考虑全局或本地区医药卫生事业中迫切需要解决的问题，指定有关单位或个人必须在某一时段完成某一针对性很强的科研任务。这类课题具有行政命令性质，因此称为指令性课题。如中医药古籍整理保护项目《中华医藏》。

（二）指导性课题

国家有关部门根据医药卫生科学发展的需要，制定若干科研项目，引入竞争机制，采取公开招标方式落实计划。主要有以下渠道：由科技部主管的国家重点研发计划、国家自然科学基金委员会资助的国家自然科学基金（面上项目、重点项目、重大项目等）、政府管理部门的科研基金（国家、省市及地市科技、教育、卫生行政部门设置的医药科学专用研究基金）、单位科研基金（由各单位资助的主要面向青年人的科研基金）。

（三）委托课题

委托课题又称横向课题，是指社会生产部门或单位为了解决在医疗、科研、生产与管理实际过程中遇到的具体理论难题或技术难题提出来的，通过委托科研单位、高等学校或个人给予研究解决，以期促进自身生产水平提高的课题，也可以是科研单位、高等学校或个人与生产企业联合进行的“横向联合课题”。

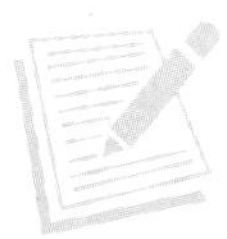

（四）个人自选课题

个人自选课题一般是指由研究人员个人独立或小组合作承担的课题，是个人根据自身长期的医学实践经验、业务专长、工作特点，发现某些有较好研究价值的课题，依靠自己已有的条件或者借用有关方面的力量开展科学研究，是作为国家课题或横向课题的预备性研究。

第二节　医学科研课题申请书的撰写

撰写课题申请书是课题申报过程中极为重要的一环，能充分反映科技工作者的学术水平、科研能力。一份成功的申请书不但需要文笔通顺、逻辑性强，而且应具备科学性、创新性和规范性。

一、申请书的格式

不同的科研项目对申请书格式的要求也有差异，但是基本包括：基本信息、立项依据、研究目标、研究内容、特色与创新、经费预算、附件等。以下以国家自然科学基金面上项目申请书为例，介绍撰写课题申请书的要点。

二、申请书的撰写

申请书应严格按照参考格式撰写，仔细阅读每一项要求，避免错填、漏填。

（一）申请书的封面

申请书封面内容包括项目类别、项目名称、申请者、依托单位、通信地址、申报日期。其中项目名称是项目学术思想的高度浓缩和集中体现，通常情况下项目名称的命名原则是将关键词进行有序和合乎逻辑的组合，要体现准确、简洁、清楚的原则，用最少的文字表达最重要和最清晰的信息，项目名称通常为 20 ～ 25 字。

（二）基本信息

基本信息包括申请者信息、依托单位信息、合作单位信息、摘要、关键词。其中，摘要是整个申请书内容的高度浓缩，要包括研究背景、科学问题、研究目标、研究基础、研究内容、技术方法、科学意义等，字数应控制在 400 字以内。关键词应按照逻辑关系和内涵进行排列，一般不超过 5 个，中英文保持一致。

（三）项目组主要参与者

主持人是指对项目的顶层设计、实施推动起主要作用的人员，同时在该项科研工作中具体承担任务，并有创造性贡献。项目组成员构成必须从科研项目的实际需要出发，分工明确，工作不互相重复，且具备一定数量的高级职称成员，一般总人数不超过 10 人。

（四）项目资金预算及说明

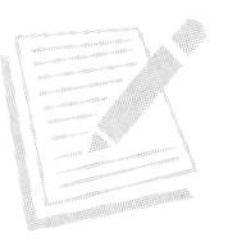

项目资金主要由直接经费和间接经费构成。项目资金预算要根据项目研究任务的需要，按照经费开支范围规定，科学、合理、真实地编制。对各项支出的主要用途和测算理由，申请人需进行详细说明。

（五）申请书正文

1. 立项依据与研究内容　是正文的核心，涵盖了课题研究过程的全部内容，一般以 4000 ～ 8000 字为宜。

（1）立项依据　是体现项目科学性、创新性的重要环节，项目评审者对项目科学问题的评价主要来自对立项依据的理解，故本部分内容的撰写尤为重要。立项依据主要围绕研究背景、科学问题的提出、科学假说的确立、科学意义及创新性进行描述。

（2）研究内容、研究目标及拟解决的关键科学问题　撰写研究内容要有层次、有逻辑、重点突出。研究目标应围绕着关键科学问题、研究方法、预解决的问题来撰写，既不能“大”，也不能“虚”，而要适中、简洁明了。拟解决的关键科学问题是项目申请书的核心所在，项目能否成功很大程度上取决于关键问题是否能解决。申请人应结合项目研究内容高度凝练关键科学问题。

（3）研究方案及可行性分析　拟采取的研究方案比项目的研究内容介绍更加具体，撰写时要做到条理清晰、层次分明、突出主干、图文并茂，让人一目了然。项目的可行性分析要有论点、论据和论证，且多从学术思路角度进行论证。

2. 项目的特色与创新之处　创新性是通过描述本研究与已有研究的区别，分析比较，提炼特色及创新性，是本项目的价值所在。包括理论创新、方法创新、材料（样品）创新等，直接把研究特色和创新点说出来即可，无须太多文字赘述。

3. 年度研究计划及预期研究结果　年度研究计划是指列出每年度拟开展的实验、数据分析、论文撰写、学术交流等工作。这要与项目的研究内容和研究方案一致，并且注意不同研究板块的先后顺序和合理分布。预期研究结果是对项目实施的效果预测，通常分成两部分描述，即研究结果及研究成果。前者即实验或临床观察结果，要与研究目标呼应，要体现合乎逻辑的推断和预测；后者即专利、论文、人才培养等。

4. 研究基础与工作条件　从研究基础、工作条件、正在承担的与本项目相关的科研项目情况、完成国家自然科学基金项目情况等四个方面进行撰写，描述申请人既往从事的与本项目相关的研究工作及成果。主要是用来判断申请人是否有足够的科学研究能力完成项目。

5. 附件　个人简历、文献查新检索报告、其他附件清单等。

第三节　医学科研课题的实施

研究目标确定之后，如何完成依赖于课题的实施。课题的实施包括课题方案的实施、课题管理、课题结题、成果登记与转化等。

一、课题方案的实施

课题方案的实施是开展课题研究的具体过程，由多个实验或试验组成，不同的研究之间存在先后顺序或逻辑关系，涉及不同的方法学、试剂及仪器设备，需要进行详尽的准备，以保障课题方案的顺利实施。

（一）实施方案细则的制定与落实

科学合理、先进可行的实施方案是确保研究顺利进行的关键。

1. 研究方案的具体化　根据研究目标将课题划分为若干个部分。如评价某经典方剂对某一疾

病的疗效及机制，可分为临床试验、动物实验、细胞模型、作用机制筛选及验证、有效组分鉴定等。每个实验应包括实验名称、材料、分组处理、检测指标与方法、经费预算、参加人员等。

2. 临床试验的注册　是在公开的临床试验注册机构登记足以反映试验进展的重要研究、管理信息，促进临床试验设计和实施的透明化，保证临床试验结果的真实性、完整性、科学性，减少一切人为或非人为偏差的注册制度。国际医学期刊编辑委员会（ICMJE）要求所有在人体实施的试验都应先注册后实施。中国临床试验注册中心（ChiCTR）代表我国参加国际临床试验注册平台。

3. 研究标准操作规程（SOP）的制定　SOP能够保证研究的规范和统一，保证结果的稳定和可重复性。

（二）质量控制

1. 临床研究的质量控制　临床试验的质控主要包括：定期校准仪器设备；所有人员均严格按照试验方案和SOP进行操作；数据记录应保证真实、及时、准确、完整；要经常自查数据记录的准确性、完整性，按照规定的方法更正错误；数据的统计处理应采用已经通过验证并可靠的统计软件，采用有效的质控措施输入数据。

2. 实验研究的质量控制　由于中医实验研究的特殊性，质量控制常涉及三个方面，一是实验所用干预手段——中药的质控；二是研究对象（动物、细胞等）的质控；三是实验材料的质控。在研究开始前，需要对中药材进行质控，依据法定标准进行检验，对指标成分进行含量测定，以保证实验原料的质量可靠和研究结果的可重复性。动物研究中，造模前动物的品系、周龄、体重等应该一致；造模结束后，动物的病变程度应该大致相近。细胞研究中，需要保证每次实验细胞的生长状态、密度及处理时间的一致性；同时需要保证研究所用试剂、仪器设备的一致性，如血清、抗体等。

（三）研究记录

研究记录是研究过程及结果的唯一原始记录，是科学研究过程的档案资料。

1. 原则与要求　①真实性：实事求是地记录研究过程中的一切具体事件；②及时性：应随时记录，当日完成；③准确性：须采用准确的术语，准确无误；④完整性：记录一切重要事实与现象，如试剂种类、来源、溶液配制的实际体积与酸碱度等。

2. 范围与方法　包括文字记录、数据与图片等。内容包括实验名称、目的、方案、时间、材料方法、观察指标、结果、分析等。研究记录不得随意删除、修改，如必须修改，须在修改处画一斜线，保证修改前的记录能够辨认，并由修改人签字，注明修改时间及原因。

3. 整理与保存　研究结束后，由项目负责人和记录人在记录后签名。研究结束之后按照科研档案管理的要求进行归档。

二、课题管理

科研课题管理是科研管理工作的基本内容，严格规范的研究过程，是产生高质量研究成果的基础。

（一）项目管理

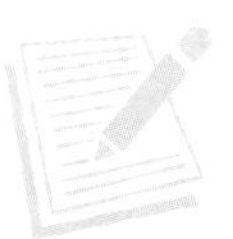

项目管理主要包括以下几个环节：①开题论证；②中期检查；③课题结题；④成果应用与推广。

（二）经费管理

科研经费管理贯穿项目申请、立项、实施、结题的每一个环节。科研项目经费须进入单位财务处的科技账户，实行专款专用，严格按预算执行，严禁挪用。

三、课题结题

科研项目完成后，要提交原始资料、总结报告、结题（验收）表、经费使用情况等，经单位科技管理部门审核后呈报上级相关部门。结题报告是研究者在研究结束后对研究过程和结果进行的客观、全面、实事求是的总结，是科研课题结题验收的主要依据。

四、成果登记与转化

科技成果指通过科学研究，经同行专家确认具有理论意义或实用价值的创造性结果，包括新理论、新发明、新见解、新药物、新方法、新技术、新器械、新工艺、新产品以及专利、论文和专著等。

（一）成果登记

课题负责人应对通过验收的国家和省、市等各级科技计划内的科技成果在本级科技成果登记系统进行成果登记。

（二）成果转化

成果转化是单位或科技人员对具有自主知识产权的科技成果进行的开发应用、推广直至形成新产品、新工艺、新材料，发展新产业的活动。

（三）科技奖励

科技奖励的种类有国家科学技术奖、省级科学技术奖、市级科学技术奖和社会力量设奖。

第四节　医学科研伦理与科研诚信

科研伦理与科研诚信是医学科学研究的基石。近年来，在党和政府的坚强领导和有力推动下，我国科研诚信建设在工作机制、制度规范、教育引导等多方面取得了显著成效。在科研实践中恪守伦理要求与诚信原则，是广大科研工作者应该遵循的基本准则。

一、医学科研伦理

医学科研伦理是指在进行医学研究过程中应当遵循的道德原则和行为规范。伦理审批是开展临床试验和涉及实验动物的科技活动的重要环节，研究开展前需要向科技伦理（审查）委员会申请伦理审查。

（一）涉及人的生命科学和医学研究

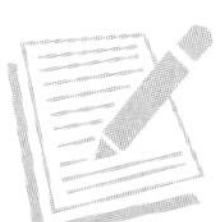

涉及人的生命科学和医学研究是指以人为受试者或者使用人的生物样本、信息数据开展的研究活动，不得违反国家相关法律法规，遵循国际公认的伦理准则，不得损害公共利益，并符合以

下基本要求。

1. 控制风险 研究的科学和社会利益不得超越对受试者人身安全与健康权益的考虑，并使受试者可能受到的风险最小化。

2. 知情同意 尊重和保障受试者或其监护人的知情权和参加研究的自主决定权，不允许使用欺骗、利诱、胁迫等手段使受试者或其监护人同意参加研究，允许受试者或其监护人在任何阶段无条件退出研究；受试者或其监护人必须签署知情同意书，避免以口头同意、第三方见证的方式代替受试者或其监护人亲自签署知情同意文件。

3. 公平公正 应当公平、合理地选择受试者，入选与排除标准具有明确的科学依据，公平合理分配研究受益、风险和负担。

4. 免费和补偿、赔偿 对受试者参加研究不得收取任何研究相关的费用，对于受试者在研究过程中因参与研究支出的合理费用应当给予适当补偿。受试者受到研究相关损害时，应当得到及时、免费的治疗，并依据法律法规及双方约定得到补偿或者赔偿。

5. 保护隐私权及个人信息 切实保护受试者的隐私权，如实将受试者个人信息的收集、储存、使用及保密措施情况告知受试者并得到许可，未经受试者授权不得将受试者个人信息向第三方透露。

6. 特殊保护 对涉及儿童、孕产妇、老年人、智力障碍者、精神障碍者等特定群体的受试者，应当予以特别保护；对涉及受精卵、胚胎、胎儿或者可能受辅助生殖技术影响的，应当予以特别关注。

（二）动物福利与伦理

建立实验动物福利伦理审查制度已是国际通用原则。

1. 实验动物管理与使用委员会 负责本机构实验动物福利伦理工作，在开展动物实验前依据实验动物福利伦理审查制度对实验动物的使用方案及动物实验方案中有关问题进行审查。

2. 动物福利的核心内容是“3R”原则 Replacement 代替：使用低等级动物代替高等级动物，或不使用动物而采用其他方法达到与动物实验相同的目的。Reduction 减少：指减少实验的次数和动物数量，同时保证数据信息的数量与精确度。Refinement 优化：指在必须使用动物时，通过改进条件、善待动物、提高动物福利等措施，尽量减少非人道程序的影响，避免或减轻给动物造成与实验目的无关的疼痛和紧张不安。

二、知识产权保护

知识产权是民事主体对智力劳动成果依法享有且专有所产生权利的统称，主要包括专利、商标、著作权等。

目前，很多科研成果产生过程中知识产权的保护意识淡薄，大部分以总结、科研报告或学术论文的形式呈现，不注重将相应的成果申报成知识产权。因此，在成果转化过程中往往存在很多纠纷的隐患，严重影响科研成果价值的体现。

三、科研诚信与学术不端

科研诚信主要指科技人员在科技活动中遵循追求真理、实事求是的科学精神，遵守相关法律法规、恪守科学道德准则、遵循科学共同体公认的行为规范。

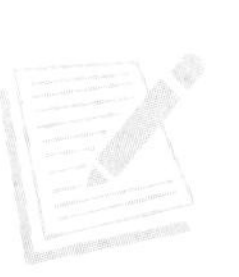

（一）常见科研失信行为

1. 抄袭、剽窃、侵占他人研究成果或项目申请书。

2. 编造研究过程，伪造、篡改研究数据、图表、结论、检测报告或用户使用报告。

3. 买卖、代写论文或项目申请书，虚构同行评议专家及评议意见。

4. 以故意提供虚假信息等弄虚作假的方式或采取贿赂、利益交换等不正当手段获得科研活动审批，获取科技计划项目（专项、基金等）、科研经费、奖励、荣誉、职务职称等。

5. 违反科研伦理规范。

6. 无实质学术贡献署名等违反论文、奖励、专利等署名规范的行为。

7. 重复发表，引用与论文内容无关的文献，要求作者非必要地引用特定文献等违反学术出版规范的行为。

8. 其他科研失信行为。

（二）科研失信行为的处理

1. 科研诚信诫勉谈话。

2. 一定范围内公开通报。

3. 暂停科技计划（专项、基金等）项目等财政性资金支持的科技活动，限期整改。

4. 终止或撤销利用科研失信行为获得的科技计划（专项、基金等）项目等财政性资金支持的科技活动，追回结余资金，追回已拨财政资金。

5. 一定期限禁止承担或参与科技计划（专项、基金等）项目等财政性资金支持的科技活动。

6. 撤销利用科研失信行为获得的相关学术奖励、荣誉等并追回奖金，撤销利用科研失信行为获得的职务职称。

7. 一定期限取消申请或申报科技奖励、科技人才称号和职务职称晋升等资格。

8. 取消已获得的院士等高层次专家称号，学会、协会、研究会等学术团体以及学术、学位委员会等学术工作机构的委员或成员资格。

9. 一定期限取消作为提名或推荐人、被提名或被推荐人、评审专家等资格。

10. 一定期限减招、暂停招收研究生直至取消研究生导师资格。

11. 暂缓授予学位。

12. 不授予学位或撤销学位。

13. 记入科研诚信严重失信行为数据库。

14. 其他处理。

上述措施可合并使用。

思考题

1. 医学科研课题包括哪些类型？

2. 研究记录都需要记录哪些内容？

3. 什么是知情同意原则？为何要求受试者签署知情同意书？

参考文献

［1］中医研究院．中医症状鉴别诊断学［M］．北京：人民卫生出版社，1984.

［2］陈平雁．诊断试验的评价指标及其应用［J］．中国卫生统计，1991，8（5）：53–57.

［3］Kaplan NM，Sproul LE，Mulcahy WS. Large prospective study of ramipril in patients with hypertension. CARE Investigators［J］. Clin Ther，1993，15（5）：810–818.

［4］王力倩，李仪奎，符胜光，等．血清药理学方法研究探索［J］．中药药理与临床，1997，13（3）：29–31.

［5］陈涤瑕，左绪磊．如何正确选择科研题目［J］．中华妇产科杂志，1997，32（1）：58–59.

［6］Greenberg RS，Daniels RS，Flanders WD，et al. Medical Epidemiology［M］. 3rd ed. New York：The McGraw–Hill Companies Inc，2001.

［7］Guyatt GH，Haynes B，Jaeschke RZ，et al. The philosophy of evidence–based medicine. In users' guides to the medical literature［M］. Chicago：AMA Press，2002.

［8］石岩，梅世昌．医学动物实验实用手册［M］．北京：中国农业出版社，2002.

［9］胡永华．实用流行病学［M］．北京：北京大学医学出版社，2002.

［10］郭艳．毒损心络与缺血性心脏病［J］．中医杂志，2002，43（11）：805–807.

［11］Robert H Friis，Thomas A Sellers. Epidemiology for Public Health Practice［M］. 3rd ed. California：Jones and Bartlett Publishers，2004.

［12］王键，胡建鹏．益气活血法治疗缺血性中风实验研究的思路与方法［J］．中医药学刊，2004，22（11）：1974–1976.

［13］李建生，余学庆，胡金亮，等．中医证候标准建立的思路与方法［J］．河南中医学院学报，2004，19（6）：4–6.

［14］全国科学技术名词审定委员会．中医药学名词［M］．北京：科学出版社，2005.

［15］贺石林，王键，王净净．中医科研设计与统计学［M］．长沙：湖南科学技术出版社，2005.

［16］Haynes RB，Sackett DL，Guuyatt GH，et al. Clinical Epidemiology：How to Do Clinical Practice Research［M］. 3rd ed. Philadelphia：Lippincott Williams & Wilkins，2005.

［17］赵耐青．临床医学研究设计和数据分析［M］．上海：复旦大学出版社，2005.

［18］刘平．中医药科研思路与方法［M］．上海：上海科学技术出版社，2006.

［19］孙蓉，张丽美，尹建伟，等．分子生物学技术在中药毒理学研究中的应用前景［J］．中国药物警戒，2006，3（6）：339–341.

［20］王家良．循证医学［M］．2版．北京：人民卫生出版社，2006.

［21］李姿慧，胡建鹏，王键．中医治则治法研究与探讨［J］．安徽中医学院学报，2007，26（6）：1-4.

［22］刘文兰，张炎，范晔．中医治则治法的研究现状及研究重点［J］．时珍国医国药，2007，18（4）：836-838.

［23］齐淑兰，李春梅，蔡德英．中医药科研论著写作中应注意的问题［J］．中医杂志，2007，48（8）：755-757.

［24］王永炎，严世芸．实用中医内科学［M］．2版．上海：上海科学技术出版社，2007.

［25］赵毅衡．“叙述转向”之后：广义叙述学的可能性与必要性［J］．江西社会科学，2008（9）：30-41.

［26］Guyatt G，Jaeschke R，Mcginn T. Users' guides to the medical literature：a manual for evidence-based clinical practice［M］. 2nd ed. Columbus：McGraw-Hill，2008.

［27］方积乾．卫生统计学［M］．6版．北京：人民卫生出版社，2008.

［28］朱文锋．证素辨证学［M］．北京：人民卫生出版社，2008.

［29］中华中医药学会．中医内科常见病诊疗指南．中医病症部分［M］．北京：中国中医药出版社，2008.

［30］金玫蕾．动物行为学在现代生命科学研究中的应用［J］．实验动物与比较医学，2008，28（1）：1-3.

［31］叶家欣，黄峻．医学科研与医学科研伦理的辩证思考［J］．医学与哲学（人文社会医学版），2008，29（5）：30-32.

［32］王显，胡大一．急性冠脉综合征“络风内动”假说临床研究［J］．中华中医药杂志，2008，23（3）：204-208.

［33］王至婉，李建生，王明航，等．基于文献的慢性阻塞性肺疾病急性加重期证候要素分布规律的研究［J］．中华中医药杂志，2008，23（4）：325-327.

［34］徐浩，史大卓，殷惠军，等．“瘀毒致变”与急性心血管事件：假说的提出与临床意义［J］．中国中西医结合杂志，2008，28（10）：934-938.

［35］孙丽平，冯晓纯，原晓风，等．王烈教授防治小儿哮喘病新论及系列方药研究［J］．中国临床医生，2009，37（7）：67-68.

［36］Guyatt HG，Oxman DA，Vist EG，等．GRADE：证据质量和推荐强度分级的共识［J］．中国循证医学杂志，2009，9（1）：8-11.

［37］田少雷，邵庆翔．药物临床试验与GCP实用指南［M］．北京：北京大学医学出版社，2009.

［38］吕德良，李雪迎，朱赛楠，等．目标值法在医疗器械非随机对照临床试验中的应用［J］．中国卫生统计，2009，26（3）：258-263.

［39］刘玉秀，成琪，刘丽霞．2010版CONSORT声明：平行组随机试验报告的新指南［J］．中国临床药理学与治疗学，2010，15（10）：1189-1193.

［40］王辉，陈静，商洪才．单病例随机对照试验设计在中医药临床研究的探索与实践［J］．中华中医药杂志，2010，25（11）：1823-1828.

［41］陈霄，杨志敏．健康管理的研究进展与展望［J］．医学信息学杂志，2010，31（4）：1-5.

［42］王至婉，李建生，李素云，等．慢性阻塞性肺疾病稳定期证素分布及组合规律［J］．南京中医药大学学报，2010，26（4）：252-254.

［43］虞舜，张稚蟹，杨丽娟，等．“瘀热”学说的历史依据与现实意义［J］．中国中医基础医学杂志，2010，16（4）：274-276.

［44］李建生，王明航，余学庆，等．慢性阻塞性肺疾病稳定期疗效满意度测评问卷的初步研制［J］．辽宁中医杂志，2011，38（7）：1251-1253.

［45］曹洪欣，王永炎．中医循证临床实践指南：中医内科［M］．北京：中国中医药出版社，2011.

［46］邓悦，吴宗贵，陈颖，等．痰瘀伏络是心血管疾病链的主要机制［J］．中医杂志，2011，52（20）：1733-1735.

［47］李建生，李彬，余学庆，等．活血化瘀方药治疗血瘀证慢性阻塞性肺疾病急性加重期的临床疗效评价［J］．中国中西医结合急救杂志，2011，18（1）：9-13.

［48］李建生，李彬，余学庆，等．清热化痰方药治疗慢性阻塞性肺疾病急性加重期痰热壅肺证 69 例临床观察［J］．中医杂志，2011，52（3）：203-207.

［49］李建生．正虚积损为慢性阻塞性肺疾病的主要病机［J］．中华中医药杂志，2011，26（8）：710-713.

［50］Law GR，Pascoe SW. Statistical Epidemiology［M］. Wallingford：CABI，2013.

［51］中华中医药学会内科分会肺系病专业委员会．慢性阻塞性肺疾病中医证候诊断标准（2011 版）［J］．中医杂志，2012，53（2）：177-178.

［52］Li SY，Li JS，Wang MH，et al. Effects of comprehensive therapy based on traditional Chinese medicine patterns in stable chronic obstructive pulmonary disease：a four-center，open-label，randomized，controlled study［J］. BMC Complement Altern Med，2012，12：197.

［53］刘虹．书写人文医学方法论研究新篇章——关于人文医学实证方法的几点思考［J］．医学与哲学（A），2012，33（9）：2-5.

［54］蔡柏蔷，何权瀛，高占成，等．成人支气管扩张症诊治专家共识（2012 版）［J］．中华危重症医学杂志（电子版），2012，5（5）：315-328.

［55］Rosinol L，Oriol A，Teruel AI，et al. Superiority of bortezomib，thalidomide，and dexamethasone（VTD）as induction pretransplantation therapy in multiple myeloma：a randomized phase 3 PETHEMA/GEM study［J］. Blood，2012，120（8）：1589-1596.

［56］刘涛，王净净．科研思路与方法［M］．北京：中国中医药出版社，2012.

［57］Li X，Xu X，Wang J，et al. A system-level investigation into the mechanisms of Chinese Traditional Medicine：Compound Danshen Formula for cardiovascular disease treatment［J］. PLoS One，2012，7（9）：e43918.

［58］刘平．中医药科研思路与方法［M］．北京：人民卫生出版社，2012.

［59］刘鸣．系统评价、Meta- 分析设计与实施方法［M］．北京：人民卫生出版社，2012.

［60］李建生，余学庆，王明航，等．中医治疗慢性阻塞性肺疾病研究的策略与实践［J］．中华中医药杂志，2012，27（6）：1607-1614.

［61］郭正梅，姚晨，阎小妍．临床试验复合终点评价指标的构建方法概述［J］．中国新药杂志，2013，22（23）：2789-2796.

［62］朱立国，王尚全，于杰，等．名老中医经验传承模式与实践探讨［J］．北京中医药，2013，32（12）：883-885.

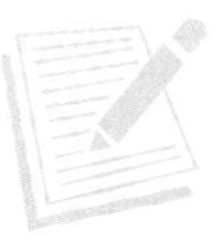

［63］刘平．中医药科研思路与方法［M］．上海：上海科学技术出版社，2013.

［64］李建生，余学庆，王至婉．病证结合模式下证候诊断标准建立的关键环节［J］．中医杂志，2013，54（15）：1261-1264.

［65］杨文明，李祥，王键，等．脑络欣通治疗脑梗死恢复期气虚血瘀证的临床研究［J］．中西医结合心脑血管病杂志，2013，12（11）：1424-1426.

［66］姚树桥，杨彦春．医学心理学［M］．北京：人民卫生出版社，2013.

［67］吴晔，杜晓曦．对多中心临床试验的质量控制要点分析［J］．中国临床药理学杂志，2013，29（9）：718-720.

［68］马骏，赵醒村．医学科研设计方法［M］．北京：北京大学医学出版社，2013.

［69］闫晓天，李雁．老中医治疗肿瘤临床经验中虫类药应用的中层理论构建：一项基于“扎根理论”的探索性研究［J］．上海中医药杂志，2014，48（5）：7-10.

［70］Liang X，Li H，Li S. A novel network pharmacology approach to analyse traditional herbal formulae：the Liu-Wei-Di-Huang pill as a case study［J］. Mol Biosyst，2014，10（5）：1014-1022.

［71］王家良．临床流行病学－临床科研设计、测量与评价［M］．4版．上海：上海科学技术出版社，2014.

［72］韦斯．临床流行病学：疾病结局的研究［M］．北京：北京大学医学出版社，2014.

［73］杨然，曹淼，裴军斌，等．急性冠脉综合征“络风内动”病机假说的临床流行病学研究［J］．中华中医药杂志，2014，29（1）：316-318.

［74］张海龙，李建生，王海峰，等．慢性阻塞性肺疾病急性加重危险窗证素分布规律［J］．中华中医药杂志，2014，29（10）：3094-3097.

［75］中华中医药学会介入心脏病学专家委员会．胸痹心痛络风内动证诊断专家共识［J］．中医杂志，2014，55（17）：1528-1530.

［76］王巍，陈玉文．浅议新药研发中药物临床试验方案的风险管理［J］．药学与临床研究，2015，23（5）：514-517.

［77］沈文娟，吴效科，王桂媛，等．中医临床试验研究方案设计常见问题及解决策略［J］．中医药学报，2015，43（4）：1-4.

［78］中医药与中西医结合临床研究方法指南［J］．中国中西医结合杂志，2015，35（8）：901-932.

［79］Li JS，Wang MH，Yu XQ，et al. Development and validation of a patient reported outcome instrument for chronic obstructive pulmonary diseases［J］. Chin J Integr Med，2015，21（9）：667-675.

［80］杨秋莉，王永炎．叙事医学与中医学的人文关怀［J］．现代中医临床，2015，22（2）：1-3.

［81］詹启敏，王杉．医学科学研究导论［M］．北京：人民卫生出版社，2015.

［82］张鑫，朱明峰，杜建强，等．中医数据挖掘算法研究进展［J］．江西中医药大学学报，2015，27（1）：11-113.

［83］刘涛，季光．科研思路与方法［M］．2版．北京：中国中医药出版社，2016.

［84］张伟，杨建军，万茹，等．临床试验设计的基本规范［J］．临床麻醉学杂志，2016，32（12）：1236-1238.

［85］侯政昆，刘凤斌，罗芳，等．中医临床试验思路与设计的思索［J］．中华中医药杂志，2016，31（6）：2217-2221.

［86］王拥军，冷向阳．中医骨伤科学临床研究［M］．2版．北京：人民卫生出版社，2016.

［87］姚沙，卢传坚，陈耀龙，等．中医（中西医结合）临床实践指南制修订方法——指南

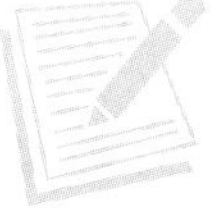

选题［J］. 中华中医药杂志，2016，31（2）：542–546.

［88］李慧，陈耀龙，王琪，等 . 中医（中西医结合）临床实践指南制修订方法——计划与注册［J］. 中华中医药杂志，2016，31（3）：903–906.

［89］王洋洋，陈耀龙，王小琴，等 . 中医（中西医结合）临床实践指南制修订方法——指南小组的形成与工作流程［J］. 中华中医药杂志，2016，31（4）：1313–1315.

［90］李慧，陈耀龙，韦当，等 . 中医（中西医结合）临床实践指南制修订方法——临床问题的构建［J］. 中华中医药杂志，2016，31（6）：2202–2205.

［91］李慧，陈耀龙，王琪，等 . 中医（中西医结合）临床实践指南制修订方法——证据获取与系统评价［J］. 中华中医药杂志，2016，31（6）：2206–2209.

［92］李慧，陈耀龙，谢秀丽，等 . 中医（中西医结合）临床实践指南制修订方法——证据质量分级［J］. 中华中医药杂志，2016，31（7）：2652–2656.

［93］李慧，陈耀龙，谢秀丽，等 . 中医（中西医结合）临床实践指南制修订方法——推荐意见与共识［J］. 中华中医药杂志，2016，31（7）：2657–2661.

［94］谢秀丽，陈耀龙，卢传坚，等 . 中医（中西医结合）临床实践指南制修订方法——外部评审［J］. 中华中医药杂志，2016，31（8）：3155–3157.

［95］李慧，谢秀丽，王洋洋，等 . 中医（中西医结合）临床实践指南制修订方法——实施与评价［J］. 中华中医药杂志，2016，31（12）：5119–5123.

［96］季光，赵宗江 . 科研思路与方法［M］. 2 版 . 北京：人民卫生出版社，2016.

［97］Guo Q，Mao X，Zhang Y，et al. Guizhi–Shaoyao–Zhimu decoction attenuates rheumatoid arthritis partially by reversing inflammation–immune system imbalance［J］. J Transl Med，2016，14（1）：165.

［98］吴焕林，吕渭辉，潘桂娟，等 . 中医痰证诊断标准［J］. 中国中西医结合杂志，2016，36（7）：776–780.

［99］中国中西医结合学会活血化瘀专业委员会 . 实用血瘀证诊断标准［J］. 中国中西医结合杂志，2016，36（10）：1163.

［100］中国中西医结合学会活血化瘀专业委员会 . 冠心病血瘀证诊断标准［J］. 中国中西医结合杂志，2016，36（10）：1162.

［101］严季澜，陈仁寿 . 中医文献学［M］. 北京：人民卫生出版社，2016.

［102］姚沙，卢传坚，陈耀龙，等 . 中医（中西医结合）临床实践指南制修订方法——指南的定义与分类［J］. 中华中医药杂志，2016，31（1）：165–168.

［103］李红梅，王显 . 络风内动模型构建的思路与方法［J］. 中医杂志，2016，57（15）：1281–1284.

［104］梁月华，李良 . 从寒热研究探讨中医与西医的共性和特性［M］. 北京：北京大学医学出版社，2016.

［105］刘晓明，张伟 . 论慢性阻塞性肺疾病合并肺纤维化的病因病机［J］. 中国中医基础医学杂志，2016，22（11）：1463–1464.

［106］李江 . 中医药科研思路与方法［M］. 北京：中国中医药出版社，2017.

［107］温雯，马跃海，朱竟赫，等 . 射干传统功效考证及其实验药理学验证［J］. 世界科学技术 – 中医药现代化，2017，1（5）：846–850.

［108］闫希军，吴廼峰，闫凯境，等 . 大健康与大健康观［J］. 医学与哲学（A），2017，38

（3）：9–12.

［109］赵军，宇文亚，谢雁鸣，等．促进中医临床诊疗指南科学规范的建议［J］．中医杂志，2017，58（21）：1822–1824.

［110］翟静波，商洪才，李江，等．单病例随机对照试验的统计分析方法［J］．中国循证医学杂志，2017，17（4）：494–496.

［111］李江，翟静波，商洪才，等．单病例随机对照试验的证据级别和报告规范［J］．中国循证医学杂志，2017，17（5）：612–615.

［112］詹思延．临床流行病学［M］．8版．北京：人民卫生出版社，2017.

［113］何鸣鸿，任胜利，刘灿，等．"科学基金申请书撰写与表达"专题序［J］．中国科学基金，2017，31（6）：523.

［114］胡雪琴，杨寅，崔蒙．关于中医药数据挖掘研究理念变迁的探讨［J］．中国中医药图书情报杂志，2017，41（1）：12–15.

［115］陈骥，唐路．中医治则治法术语的特点及英译探析［J］．中国中医基础医学杂志，2017，23（4）：564–567.

［116］马臻．申请国家自然科学基金：前期准备和项目申请书的撰写［J］．中国科学基金，2017，31（6），533–537.

［117］Zhang Q，Yu H，Qi J，et al. Natural formulas and the nature of formulas：Exploring potential therapeutic targets based on traditional Chinese herbal formulas［J］. PLoS One，2017，12（2）：e0171628.

［118］马臻．国家自然科学基金项目申请书修改点评［J］．科技导报，2017，35（12）：99.

［119］何玲，王键．新安医家验方脑络欣通改善缺血性中风作用机制研究的思路与方法［J］．中华中医药杂志，2017，32（5）：1921–1923.

［120］张声生，黄恒青，方文怡，等．脾胃湿热证中医诊疗专家共识意见（2017）［J］．中医杂志，2017，58（11）：987–990.

［121］中国临床试验生物统计学组（CCTS）．单组目标值临床试验的统计学考虑［J］．中国卫生统计，2017，34（3）：505–508.

［122］邱瑞瑾，张晓雨，商洪才．证候类中药新药临床疗效评价方法探索［J］．世界中医药，2017，12（6）：1230–1234.

［123］宋丹萍，马锦地，李建生，等．基于现代名老中医经验的肺胀病因病机及证素规律研究［J］．中国中医基础医学杂志，2017，23（8）：1092–1095.

［124］邢玉瑞．中医病因病机理论60年研究评述［J］．中医杂志，2017，58（15）：1261–1264.

［125］王丽，程凯亮．电子病历数据库在临床研究中的应用及偏倚控制［J］．协和医学杂志，2018，9（2）：177–182.

［126］王晓晖，陈静，李静，等．中国临床试验实施质量控制的发展与变革［J］．中国循证医学杂志，2018，18（8）：776–782.

［127］罗永明，饶毅．中药化学成分分析技术与方法［M］．北京：科学出版社，2018.

［128］张策，崔永萍，郭大玮．撰写国家自然科学基金申请书的技巧及要点［J］．中国科学基金，2018，32（6）：596–599.

［129］谢颖桢，王冬慧，孙娜．从王永炎院士验案谈叙事医学内涵与中医平行病历构建［J］．

现代中医临床，2018，25（6）：1-4.

［130］李康，贺佳 . 医学统计学［M］. 7 版 . 北京：人民卫生出版社，2018.

［131］刘艳飞，孙明月，姚贺之，等 . 大数据技术在中医药领域中的应用现状及思考［J］. 中国循证医学杂志，2018，18（11）：1180-1185.

［132］Zuo H，Zhang Q，Su S，et al. A network pharmacology-based approach to analyse potential targets of traditional herbal formulas：An example of Yu Ping Feng decoction［J］. Sci Rep，2018，8（1）：11418.

［133］赵国桢，冯硕，张霄潇，等 . 中医药临床实践指南：现状和思考［J］. 中国循证医学杂志，2018，18（12）：1386-1390.

［134］冯鑫，房德敏，周永梅 . 谱效关系分析在中药组方研究中的应用进展［J］. 中国中医基础医学杂志，2018，24（3）：422-427.

［135］中华中医药学会 . 冠状动脉粥样硬化性心脏病痰瘀互结证临床诊断标准［M］. 北京：中国中医药出版社，2018.

［136］王烈，冯晓纯，孙丽平 . 婴童薪传［M］. 长春 . 吉林科学技术出版社，2019.

［137］魏高文，魏歆然 . 医学科研方法与循证医学［M］. 北京：中国中医药出版社，2019.

［138］马英锋，夏铂 . 中医临床科研思路与方法［M］. 北京：中国中医药出版社，2019.

［139］王烈 . 婴童药录［M］. 长春：吉林科学技术出版社，2019.

［140］孙丽平 . 王烈国医大师全程防控小儿哮喘病的临床经验［J］. 中国中西医结合儿科学，2019，11（4）：277-279.

［141］刘虹 . 人文医学引论［J］. 医学与哲学，2019，40（7）：1-4.

［142］杨文娜，徐文华，徐香梅，等 . 基于系统药理学探究冠心Ⅱ号方治疗冠心病的作用机制［J］. 世界科学技术 - 中医药现代化，2019，21（11）：2328-2337.

［143］罗蔚，郑景辉，徐文华，等 . 基于系统药理学的麻黄细辛附子汤治疗缓慢型心律失常的作用机制研究［J］. 世界科学技术 - 中医药现代化，2019，21（11）：2338-2346.

［144］李琰，喻佳洁，陈雯雯，等 . 循证医学的科学观和人文观［J］. 中国循证医学杂志，2019，19（1）：114-118.

［145］杜治政 . 人文医学教学中若干问题的再认识［J］. 医学与哲学，2019，40（7）：5-9.

［146］牛煦然，尹树明，陈曦，等 . 基因编辑技术及其在疾病治疗中的研究进展［J］. 遗传，2019，41（7）：582-598.

［147］刘建平 . 循证中医药临床研究方法［M］. 2 版 . 北京：人民卫生出版社，2019.

［148］胡鸿毅 . 中医药科研思路与方法［M］. 2 版 . 北京：人民卫生出版社，2019.

［149］郭莉萍，王一方 . 叙事医学在我国的在地化发展［J］. 中国医学伦理学，2019，32（2）：147-152.

［150］李飞 . 北京协和医学院叙事医学课程教学经验探索［J］. 医学与哲学，2019，40（15）：51-53.

［151］廖星，谢雁鸣，张俊华，等 . 中医临床实践指南制修订中专家共识技术规范［J］. 中国中药杂志，2019，44（20）：4354-4359.

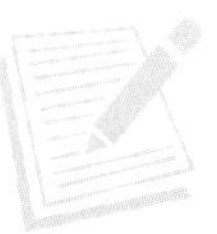

［152］李建生，余学庆 . 慢性阻塞性肺疾病中医分期分级防治策略［J］. 中医杂志，2019，60（22）：1895-1899.

［153］孙丽平，鹿飞飞 . 基于数据挖掘研究国医大师王烈治疗小儿哮喘发作期用药规律［J］.

中国中医基础医学杂志，2020，26（8）：1099–1101.

［154］王家良 . 临床流行病学 – 临床科研设计、测量与评价［M］. 5 版 . 上海：上海科学技术出版社，2021.

［155］陈民利，苗明三 . 实验动物学［M］. 北京：中国中医药出版社，2020.

［156］Li JS，Wang JJ，Xie Y，et al. Development and Validation of the Modified Patient-Reported Outcome Scale for Chronic Obstructive Pulmonary Disease（mCOPD-PRO）［J］. Int J Chron Obstruct Pulmon Dis，2020，15：661–669.

［157］王露露，李冰，王圳伊，等 . 基于“整体观”系统生物学技术在中药研究中的应用进展［J］. 中草药，2020，51（19）：5053–5064.

［158］樊代明 . 试论医学的正确实践（四）——医学人文与人文医学［J］. 医学争鸣，2020，11（4）：1–8.

［159］郭玉宇，夏誉轩 . 人文医学研究中的结构主义与后结构主义［J］. 医学与哲学，2020，41（16）：5–9.

［160］杨土保，胡国清 . 医学科学研究与设计［M］. 3 版 . 北京：人民卫生出版社，2020.

［161］李建生，王至婉，春柳，等 . 特发性肺纤维化中医证候诊断标准（2019 版）［J］. 中医杂志，2020，61（18）：1653–1656.

［162］夏媛媛，顾加栋 . 中西方人文医学思想的发展与比较［J］. 医学与哲学，2020，41（16）：15–19.

［163］陈志奎，宋鑫，高静，等 . 基于数据挖掘的中医诊疗研究进展［J］. 中华中医药学刊，2020，38（12）：1–9.

［164］傅强 . 医学与社会科学领域中基于研究设计的常用统计方法选择指南［J］. 医学与社会，2020，33（1）：1–7.

［165］罗荧荃，黄鹤英，张慧 . 叙事反思教育与全科医学哲学［J］. 中国全科医学，2020，23（1）：100–104.

［166］辛玉，杨昊昕，张秀文，等 . 叙事医学理念下中西医患共建临床试验方案设计探讨［J］. 中国中药杂志，2020，45（5）：1202–1208.

［167］王瑾茜，蔺晓源，刘侃，等 . 冠心病气虚血瘀证病证结合大鼠模型的建立研究［J］. 中国实验动物学报，2020，28（5）：602–609.

［168］中华中医药学会 . 基于病证结合的中医证临床诊断标准研制与应用规范：T/CACM 1336–2020［S］. 北京：中国标准出版社，2020.

［169］朱利明 . 叙事医学助力医患共同决策［J］. 医学与哲学，2020，41（2）：7–10.

［170］彭紫凝，邢玉凤，庞欣欣，等 . 病证结合动物模型研究进展［J］. 世界科学技术 – 中医药现代化，2020，22（7）：2211–2216.

［171］高敬书，马红丽，王宇，等 . 推动中医药临床研究国际化的思考与策略［J］. 中华中医药杂志，2020，35（11）：5390–5393.

［172］刘涛，商洪才 . 科研思路与方法［M］. 3 版 . 北京：中国中医药出版社，2021.

［173］郭义 . 实验针灸学［M］. 5 版 . 北京：中国中医药出版社，2021.

［174］邓强庭，武海东，张艺霖，等 . 中文医学期刊临床研究论文质量抽样评价分析与思考［J］. 中国科技期刊研究，2021，32（8）：966–974.

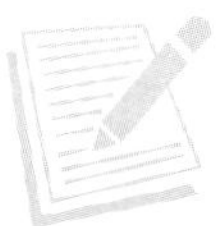

［175］杨福双，王烈，孙丽平 . 国医大师王烈治疗小儿哮喘学术思想撷撷［J］. 中华中医药

杂志，2021，36（11）：6477–6480.

［176］胡嘉元，李江，翟静波，等．中医药单病例随机对照试验报告规范（中医药 CENT）：CENT 声明的扩展、说明与详述［J］．中国循证医学杂志，2021，21（3）：338–346.

［177］张改君，苗静，郭丽颖，等．多组学联用在中药作用机制研究中的应用［J］．中草药，2021，52（10）：3112–3120.

［178］刘建平，高颖．中医真实世界研究［M］．北京：中国中医药出版社，2021.

［179］中国 2 型糖尿病防治指南（2020 年版）（上）［J］．中国实用内科杂志，2021，41（8）：668–695.

［180］曹璐靖，詹淑玉，姬翔宇，等．近五年中药提取物多成分药代动力学研究进展［J］．中国中药杂志，2021，46（13）：3270–3287.

［181］高蕊，张俊华．中医药临床疗效评价方法［M］．北京：中国中医药出版社，2021.

［182］王凤，张会永，李芹，等．肝郁证动物模型造模方法与模型评价研究进展［J］．中华中医药杂志，2021，36（2）：934–939.

［183］余万桂，钱锋．医学机能学实验指导［M］．南京：东南大学出版社，2021.

［184］孔伟浩，徐依桐，徐达峰，等．靶向垂钓技术在中药活性成分筛选中的研究进展［J］．中国现代应用药学，2021，38（18）：2288–2295.

［185］唐维我，张会永，李芹，等．肾阳虚证动物模型造模方法及模型评价［J］．世界科学技术 – 中医药现代化，2021，23（4）：1317–1324.

［186］吴小秋，何瑞锋，唐明慧，等．中医“治未病”理念的健康管理模式在糖调节受损及其高危人群的干预研究［J］．中国医学创新，2021，18（13）：170–174.

［187］郭仪，许斌，石岩，等．人工智能在辅助中医药诊治新冠肺炎中的应用及启示［J］．中华中医药学刊，2021，39（5）：236–238.

［188］刘翠翠，王奇升，田永奇，等．配体垂钓：一种从生物提取物中快速筛选活性化合物的方法［J］．药学学报，2021，56（4）：996–1005.

［189］王康，尹玉洁，李雅文，等．数据挖掘方法在中医医案研究中的应用［J］．世界中医药，2021，16（11）：1659–1664.

［190］许晴，李智，万梅绪，等．中药活性成分筛选新技术研究进展［J］．药物评价研究，2021，44（7）：1541–1547.

［191］孙康宁，孙琦，李新霞，等．基于卷积神经网络的中医面色提取识别研究［J］．中华中医药杂志，2021，36（7）：4286–4290.

［192］严若华，彭晓霞．医学研究统计分析框架及常用统计分析方法［J］．中华健康管理学杂志，2021，15（3）：308–312.

［193］郑洪新，杨柱．中医基础理论［M］．5 版．北京：中国中医药出版社，2021.

［194］刘红宁，严小军．中医病因病机理论与应用［M］．北京：中国中医药出版社，2021.

［195］谷晓红，于河，卜德超，等．应用混合方法构建名老中医道术传承研究与推广范式［J］．中医杂志，2022，63（15）：1406–1411.

［196］王瑞平．临床研究中混杂偏倚的识别和控制策略［J］．上海医药，2022，43（15）：30–34.

［197］潘晔，娄静，潘玉颖，等．中医药数据挖掘现状分析与创新探索［J］．中国中医药信息杂志，2022，29（5）：5–9.

［198］Hong L，Jiang H，Liu M，et al. Investigation of Naoluoxintong on the neural stem cells by facilitating proliferation and differentiation in vitro and on protecting neurons by up-regulating the expression of nestin in MCAO rats［J］. J Ethnopharmacol，2022，299：115684.

［199］李敏，李伦莘，胡贤飞，等．基于中药系统药理学研究达原饮防治新型冠状病毒肺炎的科学内涵［J］. 中华中医药学刊，2022，40（11）：16-19.

［200］李建生，谢洋，王佳佳，等．慢性阻塞性肺疾病患者疗效满意度问卷修订版研制与评价［J］. 中国全科医学，2022，25（22）：2796-2803.

［201］中华医学会临床流行病学和循证医学分会中医学组．新时代中医药临床研究方法论专家共识［J］. 协和医学杂志，2022，13（5）：783-788.

［202］乔雪，张亚群，果德安，等．中药药效物质研究方法及进展［J］. 中国科学：生命科学，2022，52（6）：908-919.

［203］于嘉莹，张会永，王凤，等．九种血瘀证动物模型造模方法研究进展与评述［J］. 世界科学技术－中医药现代化，2022，24（12）：4855-4864.

［204］邓常清，葛金文．中医药科研方法学［M］. 长沙：湖南科学技术出版社，2022.

［205］Li J，Chen R，Yu X，et al. Guidelines of integrated Chinese and western medicine for diagnosis and treatment of chronic obstructive pulmonary disease（2022）［J］. J Evid Based Med，2023，16（4）：565-580.

［206］代倩倩，王燕平，商洪才，等．从循证医学与转化医学谈中医药临床研究发展［J］. 生物医学转化，2022，3（3）：2-6.

［207］Zhuang J，Wu J，Fan L，et al. Observation on the Clinical Efficacy of Traditional Chinese Medicine Non-Drug Therapy in the Treatment of Insomnia：A Systematic Review and Meta-Analysis Based on Computer Artificial Intelligence System［J］. Comput Intell Neurosci，2022，2022：1081713.

［208］代欣玥，訾明杰，杨巧宁，等．基于文献的中医药临床研究结局指标现状分析及思考［J］. 中医杂志，2022，63（12）：1122-1127.

［209］施展，史楠楠，王燕平，等．中医药标准化工作述评［J］. 中国中医基础医学杂志，2022，28（2）：302-304.

［210］陶立元，冯玉婷，商洪才．近 20 年中医药临床研究创新发展［J］. 科技导报，2022，40（23）：24-29.

［211］Li PP，He L，Zhang LM，et al. Naoluo Xintong Decoction Ameliorates Cerebral Ischemia-Reperfusion Injury by Promoting Angiogenesis through Activating the HIF-1α/VEGF Signaling Pathway in Rats［J］. Evid Based Complement Alternat Med，2022，2022：9341466.

［212］陈薇，刘建平．中西医结合临床实践指南制定原则和流程［J］. 中国中西医结合杂志，2022，42（12）：1413-1417.

［213］秦雪梅，李佩佩，时潇，等．脑络欣通及其拆方对右侧大脑中动脉闭塞再灌注大鼠学习记忆能力及突触可塑性的影响［J］. 中医杂志，2022，63（12）：1163-1169.

［214］章新友，张亚明，刘梦玲，等．虚拟筛选技术在中药研究中的应用［J］. 中国新药杂志，2022，31（17）：1676-1683.

［215］李佩佩，时潇，王瑞，等．益气活血方对脑缺血再灌注大鼠学习记忆能力及海马突触可塑性的影响［J］. 中国病理生理杂志，2022，38（12）：2249-2257.

［216］Zhao G，Hong L，Liu M，et al. Isolation and Characterization of Natural Nanoparticles

in Naoluo Xintong Decoction and Their Brain Protection Research［J］. Molecules，2022，27（5）：1511.

［217］李建生，冯贞贞，谢洋，等 . 病证结合模式下中医证候疗效评价量表研制的实践与策略［J］. 中国全科医学，2022，25（20）：2513–2519.

［218］任家乐，韩晓露，杨珍，等 . 非化学修饰的药物靶点发现技术在中药研究中的应用［J］. 中草药，2022，53（17）：5513–5522.

［219］闫雨蒙，苏祥飞，赵春霞，等 . 中医临床诊疗指南制修订现状调研、分析与工作建议［J］. 中国全科医学，2023，26（11）：1299–1304.

［220］王烈，崔为 . 医之路始于足下——国医大师王烈访谈［J］. 中医药历史与文化，2023，2（1）：1–18.

［221］虞坚尔 . 中医儿科流派研究［M］. 北京：人民卫生出版社，2023.

［222］李文慧，朱陵群，王一帆，等 . 针刺治疗广泛性焦虑障碍的选穴及配伍规律研究［J］. 针灸临床杂志，2023，39（9）：54–61.

［223］王光耀，杨海霞，王兴华，等 . 中医基础理论研究的途径与方法［J］. 中华中医药杂志，2023，38（2）：691–694.

［224］Shi X，Wang L，Hu J，et al. Effect of Naoluoxintong formula（脑络欣通方）and its split prescriptions on cerebral vascular regeneration in rats with the cerebral ischemia–reperfusion［J］. J Tradit Chin Med，2023，43（6）：1140–1149.

［225］王思慈，李园，李萍，等 . 中医药治疗慢性萎缩性胃炎的多途径作用机制［J］. 中国实验方剂学杂志，2023，3（19）：193–202.

［226］袁露萍，方文秀，李梦颖，等 . 中药药效物质识别与作用靶点的表征确证技术研究进展［J］. 中草药，2023，54（10）：3370–3377.

［227］世界中医药学会联合会 . 中医证候诊断标准研制指南［J］. 中国循证医学杂志，2023，23（9）：993–998.

［228］李兰兰，吴茜，吕乾瑜，等 . 稳定型心绞痛的中医证候分布及用药规律研究［J］. 世界中医药，2023，18（20）：2977–2982.

［229］罗懋婧，柴倩云，冯玉婷，等 . 中医药临床研究证候标准化诊断的研究思路与方法［J］. 中医杂志，2023，64（24）：2505–2510.

［230］Tian Z，Wang D，Sun X，et al. Current status and trends of artificial intelligence research on the four traditional Chinese medicine diagnostic methods：a scientometric study［J］. Ann Transl Med，2023，11（3）：145.

［231］赵敏，冯懿，王梦爽，等 . 我国中医药标准化建设大数据报告［J］. 时珍国医国药，2023，34（11）：2804–2807.

［232］世界中医药学会联合会内科专业委员会 . 慢性阻塞性肺疾病中西医结合诊疗指南（2022 版）［J］. 中国循证医学杂志，2023，23（10）：1117–1128.

［233］陈仲林，何滏，冯钰，等 . 医药创新战略下临床试验伦理审查的角色与定位［J］. 中国医学伦理学，2023，36（2）：180–185.

［234］李元元，王彩虹，生宁，等 . 中药多成分药代动力学分析技术研究进展［J］. 质谱学报，2023，44（1）：1–12.

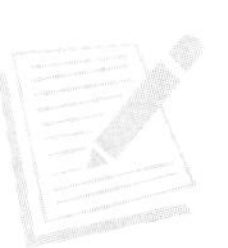

［235］乔波，刘婧，李丹丹，等 . 基于饮食劳倦伤脾理论的五种脾气虚证造模方法的比较

［J］. 中医杂志，2023，64（11）：1149–1156.

［236］庄铭，安佳丽，钟梦媛，等. 中医药临床疗效评价方法研究进展［J］. 中国中药杂志，2023，48（12）：3263–3268.

［237］杨进，谢敏，李正胜，等. 基于数据挖掘技术探讨袁金声治疗原发性高血压的用药规律［J］. 贵州中医药大学学报，2023，45（6）：69–77.

［238］沈洪兵，齐秀英. 流行病学［M］. 9 版. 北京：人民卫生出版社，2018.

［239］张家淮，贾小娟，王卫兵，等. 医学科技成果转化中的知识产权保护［J］. 医学教育管理，2023，9（S01）：131–134.

［240］钱海明，龚刚，袁利峰. 中医药数据挖掘系统的构建与应用［J］. 中医药管理杂志，2023，31（11）：182–185.

［241］孙思彤，王曼姝，王硕，等. 药物亲和靶蛋白稳定性筛选技术在中药成分靶点鉴定中的应用［J］. 沈阳药科大学学报，2023，40（9）：1236–1244.

［242］徐飚，赵根明，何纳. 流行病学原理［M］. 2 版. 上海：复旦大学出版社，2023.

［243］曾治宇，李青，张晓星，等. 医疗器械临床试验单组目标值法样本量计算不同方法的比较［J］. 中国食品药品监管，2023（10）：132–140.

［244］陈泽锴，黄良辉，张民权，等. 数据挖掘技术在中药领域中的应用及研究进展［J］. 江西科技师范大学学报，2023（6）：79–84.

［245］黄湘宁，王屹菲，俞赟丰，等. 基于文献的糖尿病肾病动物模型应用分析［J］. 中国实验方剂学杂志，2023，29（13）：188–196.

［246］中华人民共和国国家质量监督检验检疫总局，中国国家标准化管理委员会. 基于循证医学 PICO 模型的中医医案评价工具：T/HARACM 0007–2023［S］. 北京：中国标准出版社，2023.

［247］胡玉鹏，朱涛，邓湘金，等. 网状 Meta 分析证据缺失偏倚风险评价工具 ROB–MEN 中文解读［J］. 中国循证医学杂志，2024，24（4）：451–458.

［248］王俊文，岳广欣，赵辉，等. 2023 年中医诊断学研究进展［J］. 中国中医基础医学杂志，2024，30（3）：390–397.

［249］段园志，王微，王韶华，等. 基于数据挖掘分析名中医治疗胃痛组方用药规律［J］. 中国中医基础医学杂志，2024，30（5）：847–852.

［250］吕静静，张世雄，王彦刚，等. 基于多元统计方法的胃食管反流病患者中医证候的量化诊断研究［J］. 中国中西医结合消化杂志，2024，32（4）：335–340.

［251］彭红叶，鲁春丽，黄晓强，等. 多组学技术在中医药领域中的应用现状与前景分析［J］. 中医杂志，2024，65（8）：775–781.

［252］张佳乐，张逸雯，王孟秋，等. 中医证候诊断标准研制现状与思考［J］. 中华中医药杂志，2024，39（1）：33–38.

［253］徐杨，何芷绮，刘晓凤，等. 代谢组学在中药复方制剂领域的研究进展及面临的挑战［J］. 中草药，2024，55（4）：1354–1364.

［254］焦姣，隋振宇，范金，等. 近 6 年代谢组学在疾病诊断中的可视化分析［J］. 江西中医药大学学报，2024，36（1）：30–37.

［255］石淇允，许晓彤，卢敏，等. 关联规则的中医药防治骨质疏松数据库构建及聚类有效性研究［J］. 中国骨质疏松杂志，2024，30（4）：474–481.

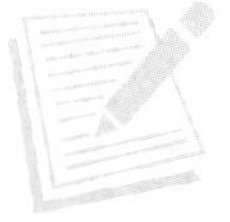

［256］冯泽永. 良法善规和美德合力护卫医学初心［J］. 医学与哲学，2024，45（3）：7–12.

［257］倪青，庞晴，杨亚男，等．2 型糖尿病中医防治指南［J］．环球中医药，2024，17（5）：973–982.

［258］余佯洋，徐丁丁，王子梅，等．基于叙事医学的人文医学实践教学体系建构——以《温暖的医学》课程为例［J］．医学与哲学，2024，45（1）：46–50.

［259］卢梦雄，薛红，张北华，等．脾虚证动物模型研究述评［J］．世界科学技术－中医药现代化，2024，26（3）：652–658.

［260］陈虞，王晨．医学科研管理工作探讨与思考［J］．中国医院，2024，28（3）：90–92.

［261］董晓颖，尹经霞，余丽，等．美国糖尿病协会 2024 版糖尿病诊疗标准更新要点解读［J］．现代医药卫生，2024，40（4）：541–547.

［262］展志宏，戴国华，张丛惠，等．人工智能在中医临床疗效评价中的应用现状及未来发展对策［J］．中华中医药杂志，2024，39（4）：1702–1706.

［263］李新龙．中医智能诊疗研究中的数据标准化瓶颈和处理策略［J］．中华中医药杂志，2024，39（3）：1123–1126.

［264］张秋菊，李能莲，王宇，等．中药药理学体外实验方法研究进展［J］．中国实验方剂学杂志，2024，30（20）：283–289.

［265］赵英杰，陈公俐．实验动物福利伦理审查制度研究［J］．锦州医科大学学报（社会科学版），2024，22（1）：41–45.

［266］Lam C，Patel P. Food，Drug，and Cosmetic Act［M］. Treasure Island（FL）：StatPearls Publishing，2024.